Die Heilkraft der Pflanzen

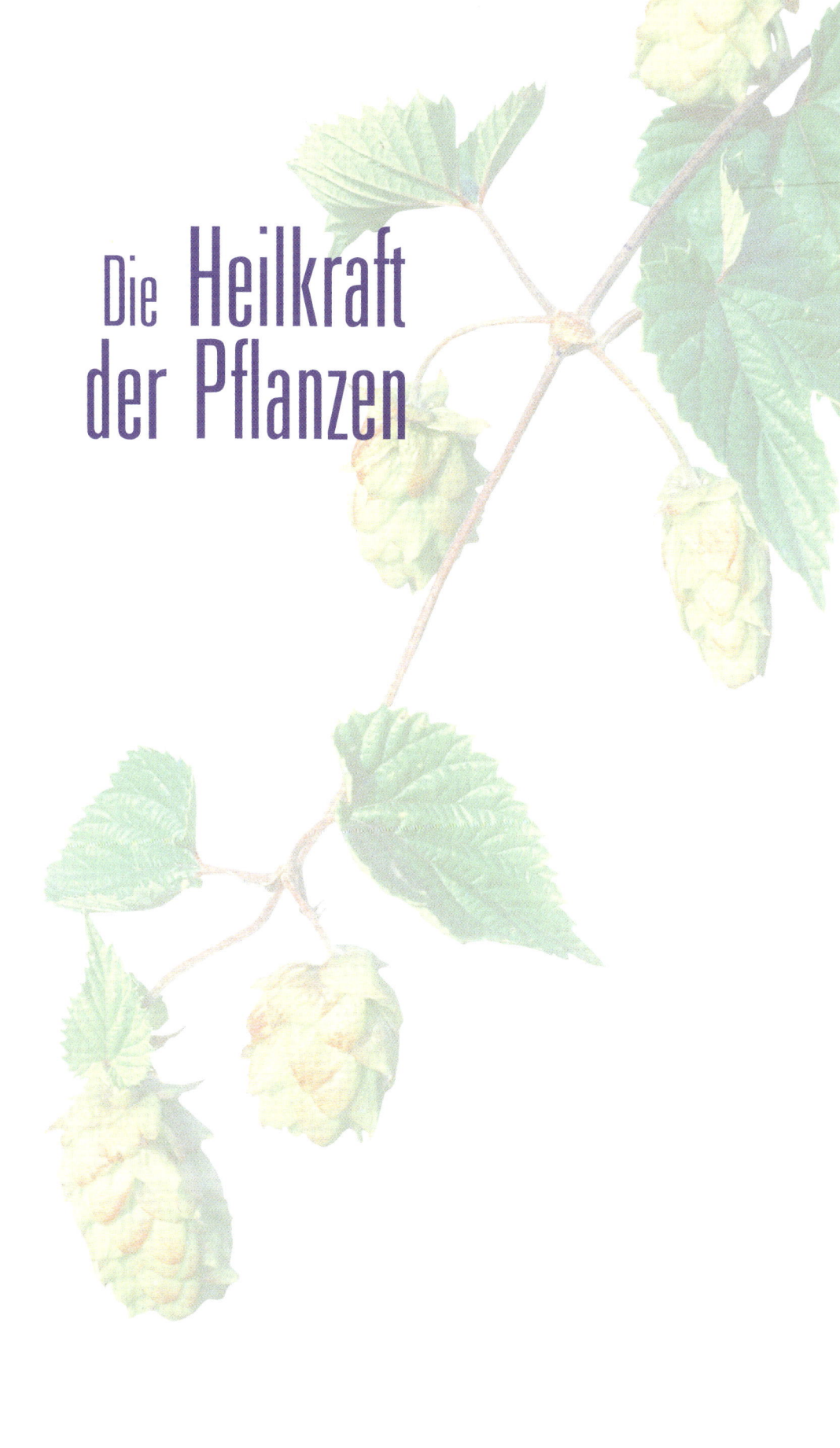

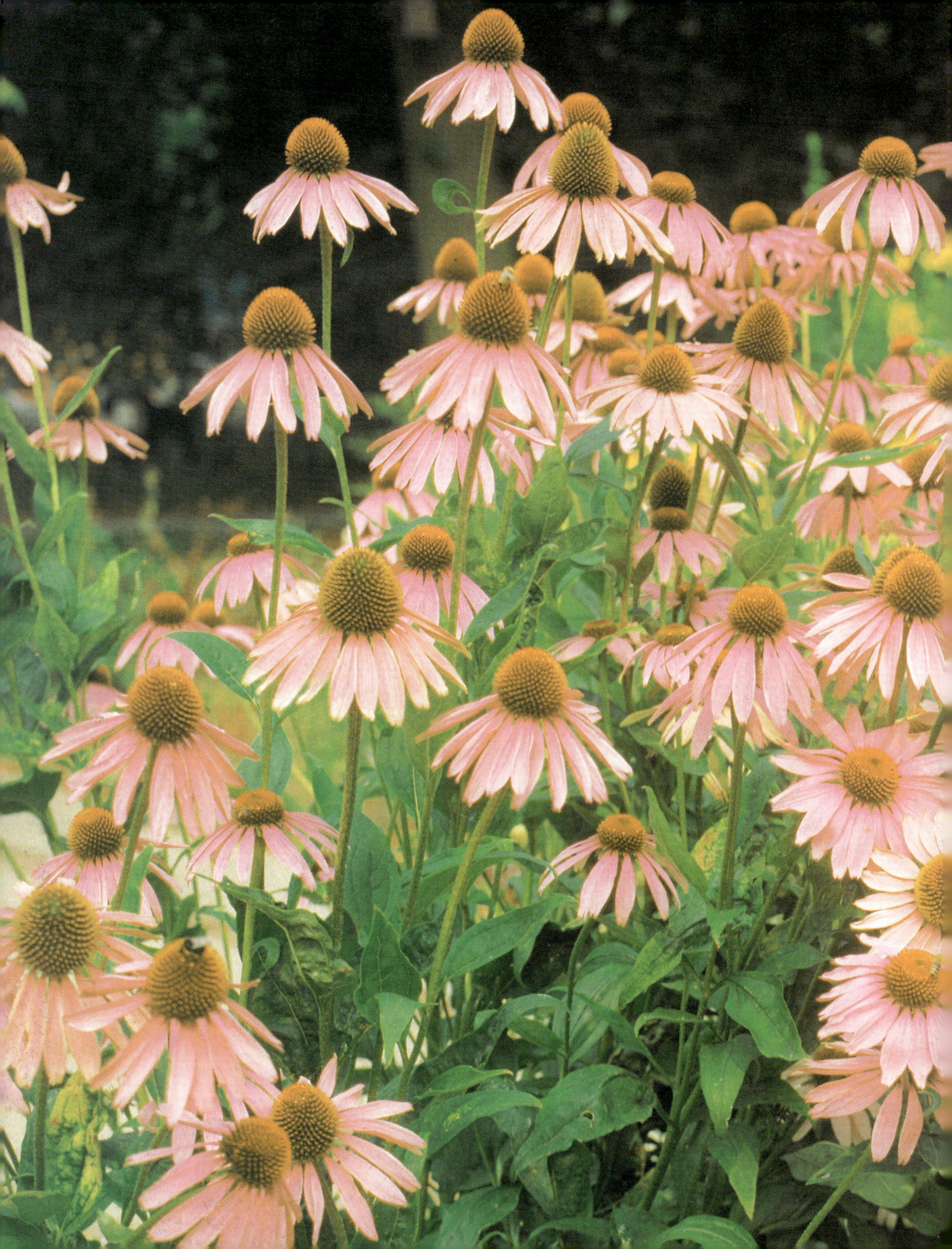

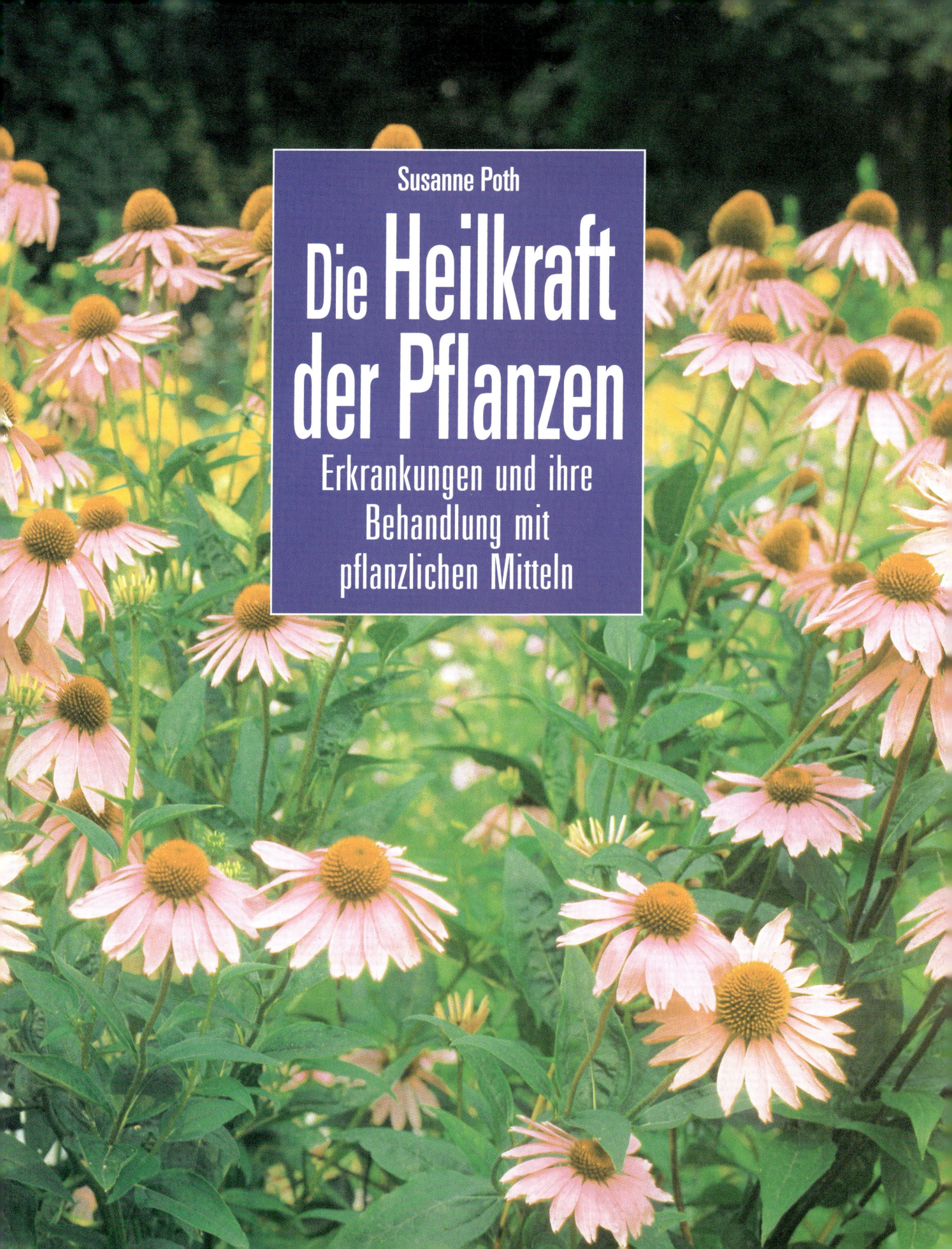

Die Heilkraft der Pflanzen

Susanne Poth

Erkrankungen und ihre Behandlung mit pflanzlichen Mitteln

Inhalt

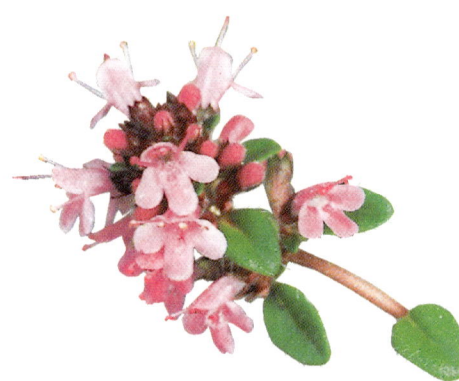

Vorwort 5

Einführung in die Pflanzenheilkunde 6
Was bedeutet Pflanzenheilkunde? 8
Schluß mit den Vorurteilen! 10
Was macht die Pflanze zum Heilmittel? 19
Von der Pflanze zum Arzneimittel 22
Zubereitung von pflanzlichen Arzneimitteln 24
Wann ist welche Arzneiform sinnvoll? 28
Qualität von pflanzlichen Arzneimitteln 30
Teemischungen – darf's ein bißchen mehr sein? 32
Arzneipflanzen selbst sammeln oder anpflanzen? 33
Sammeln, trocknen, lagern 34

Erkältungskrankheiten 36
Wie es zu Erkältungskrankheiten kommt 38
Behinderung der Atemwege 40
Halsschmerzen und Heiserkeit 46
Husten & Co 48
Erkältungsinfekte 67
Stärkung des Immunsystems 73

Magen-Darm- und Leberbeschwerden 76
Verdauungsprobleme 78
Appetitmangel 79
Verdauungsschwäche 86
Krämpfe im Verdauungstrakt 91
Blähungen 94
Magenschmerzen 96
Verstopfung 98
Durchfall 103
Leberbeschwerden 109

Herzbeschwerden und Gefäßerkrankungen 112
Herzmuskelschwäche 114
Arteriosklerose 120
Venöse Durchblutungsstörungen 126

Harnwegserkrankungen 132
Durchspülungstherapie 134
Erkrankungen der Prostata 146

Nervenleiden und Erschöpfungszustände 150
Abschalten lernen 152
Einschlafstörungen 153
Angstzustände und Depressionen 160
Geistige und körperliche Erschöpfung 164

Hormonell bedingte Beschwerden bei Frauen 170
Prämenstruelles Syndrom 172
Wechseljahrsbeschwerden 173

Rheumatische Erkrankungen 176
Muskelrheumatismus und Arthrose 178
Einreibungen bei Muskelrheumatismus 182

Äußerliche Anwendungen von Heilpflanzen 186
Entzündungen von Haut und Schleimhäuten 188
Herpes 189
Zahnschmerzen 189
Sportverletzungen 189

Die Heilpflanzen im Überblick 200
Literaturhinweise 203
Register 204

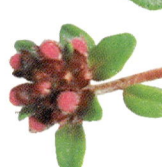

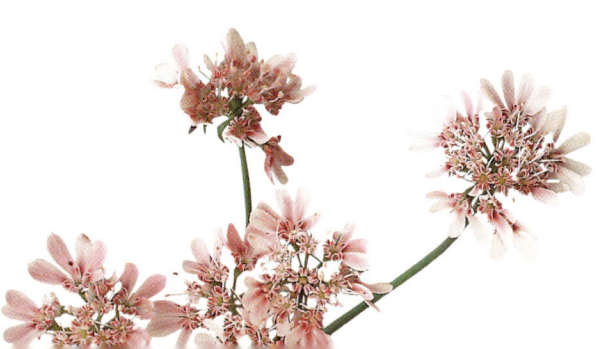

Vorwort

Traditionelle Heilpflanzenbücher bestehen zumeist aus einer alphabetischen Auflistung von Pflanzen und ihren Heilwirkungen. Hier ist es einmal anders. Dieses Buch geht von den verschiedenen Krankheitsbildern des Körpers aus und verweist dann auf pflanzliche Heilungsmöglichkeiten. Das hat den Vorteil, daß Sie ohne Vorkenntnisse der Pflanzen und ihrer Wirkstoffe die passende Naturmedizin für Ihre Beschwerden finden. So sind Sie nicht nur auf überlieferte Tips und Ratschläge angewiesen, sondern lernen auch Heilpflanzen kennen, die Ihnen bisher noch unbekannt waren. Darüber hinaus können Sie auch von „Exoten" profitieren, also Heilpflanzen, die bei uns noch wenig bekannt sind, in anderen Kulturen jedoch schon lange erfolgreich eingesetzt werden. Viele solcher Heilpflanzen sind inzwischen wissenschaftlich untersucht und übertreffen teilweise die Wirkung unserer heimischen Kräuter.

Sie werden merken, daß nicht alle landläufig bekannten Heilpflanzen in diesem Buch erwähnt werden. Das hat folgenden Hintergrund: Das Buch orientiert sich an der Beurteilung von Heilpflanzen durch eine Expertengruppe des Bundesinstitutes für Arzneimittel, die Kommission E (mehr dazu siehe Seite 10/11). Aus den positiv beurteilten Pflanzen traf ich eine Auswahl gut untersuchter Heilpflanzen, die auch aus meiner Erfahrung als Apothekerin für die Praxis relevant sind, um sie hier vorzustellen. Dieses Buch erhebt somit nicht den Anspruch, möglichst viele Heilpflanzen vorzustellen, sondern konzentriert sich auf geprüfte Pflanzentherapien und weist nur am Rande auf zwar noch gebräuchliche, nach den heutigen Erkenntnissen aber nicht mehr sinnvolle Anwendungen hin.

Für die Beratung danke ich Dr. Holger Poth, Dr. Eva Heller und Apotheker Timm Engelsing.

Apothekerin Susanne Poth

Einführung in die Pflanzenheilkunde

*Altbewährt und trotzdem
nicht von gestern:
Eine jahrtausende alte Lehre
wird mit den modernen
Kenntnissen der Wissenschaft
untersucht*

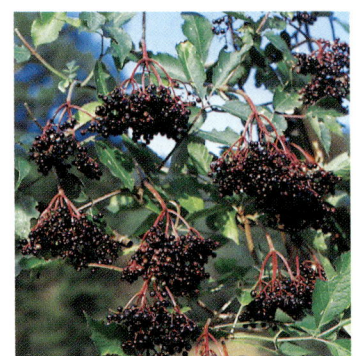

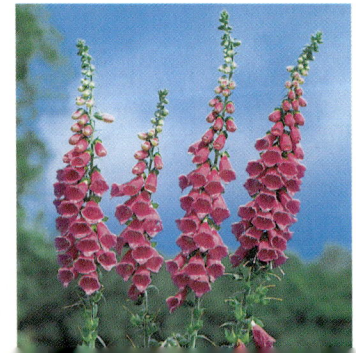

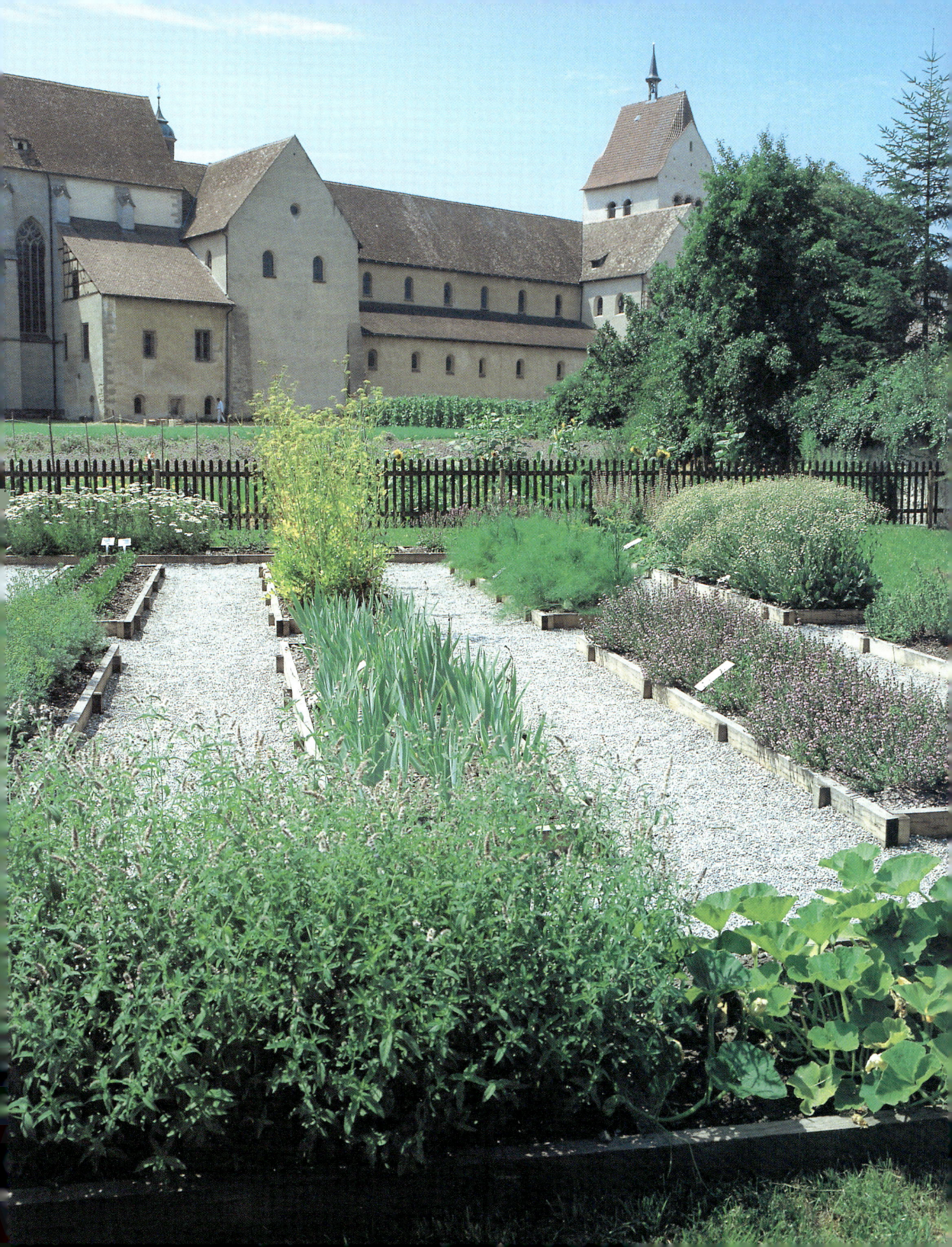

Was bedeutet Pflanzenheilkunde?

Leicht verwechselbar: pflanzliche, homöopathische und anthroposophische Arzneimittel

Die Pflanzenheilkunde oder, wie der Fachmann sagt, die Phytotherapie (Phyto = Pflanze; Therapie = Heilkunde), ist die Wissenschaft, die sich mit der Wirkung von pflanzlichen Arzneimitteln auf den kranken Menschen beschäftigt. Als Pflanzenheilmittel oder Phytopharmaka sind nur solche Medikamente anzusehen, die aus der gesamten Pflanze oder aus Pflanzenteilen gewonnen werden, egal ob sie als Tee, Tinktur oder Tablette vorliegen. Deutliche Grenzen sind hingegen zu Arzneimitteln zu ziehen, deren Inhaltsstoffe zwar pflanzlichen Ursprungs sind, die aber als Reinsubstanzen verwendet werden. Sie sind im strengen Sinne keine Phytopharmaka. Ein Beispiel dafür sind die herzkraftstärkenden Digitaliswirkstoffe des Fingerhuts, die zwar auch heute noch aus der Pflanze gewonnen werden, aber wegen ihrer besseren und damit sicheren Dosierbarkeit nur noch als isolierte Einzelwirkstoffe verwendet werden. Auch chemisch veränderte Naturstoffe gelten nicht als Phytopharmaka, wie zum Beispiel das Heroin, das aus Morphin, einem Inhaltsstoff des Schlafmohns, hergestellt wird.

Grenzen sind weiterhin zur Homöopathie und zur Anthroposophie zu ziehen, die gerne der Pflanzenheilkunde gleichgesetzt werden. Das Wirkprinzip der Pflanzenheilkunde entspricht dem der synthetischen Medikamente. Die in den Pflanzen enthaltenen Wirkstoffe heilen nach dem allopathischen (allo = anders) Prinzip. Das heißt, Auslöser oder Symptome einer Erkrankung werden durch die Wirkstoffe bekämpft. So gibt es fiebersenkende und blutdrucksenkende Arzneimittel oder solche gegen Durchfall oder Schlaflosigkeit. Für diese Medikamente gilt, ob pflanzlich oder synthetisch: Die Dosis bestimmt die Wirkung.

Die homöopathische und die anthroposophische Medizin hat ihre eigene Sicht von Krankheiten und Heilmitteln. Die Homöopathie verwendet unter anderem zwar pflanzliches Ausgangsmaterial, heilt aber nach dem Prinzip: Similia similibus curentur, also Ähnliches werde durch Ähnliches ge-

Was bedeutet Pflanzenheilkunde?

heilt. Dieses Therapieprinzip geht auf den Arzt Samuel Hahnemann (1755–1843), den Begründer der Lehre, zurück. Er beobachtete die Wirkung bestimmter Pflanzen und Mineralien auf den menschlichen Körper und stellte dabei fest, daß sie in hochverdünnter Form solche Krankheiten heilen, die sie in konzentrierter Form auslösen würden. Ein einfaches Beispiel dafür ist das Coffein aus dem Kaffee. Jeder weiß, daß Coffein ein Muntermacher ist, und so wird es in der klassischen Phytotherapie auch eingesetzt (siehe Seite 164). Nicht so in der Homöopathie. Hier wird Coffea bei bestimmten Formen der Schlaflosigkeit eingesetzt. Allerdings in hochverdünnter Form. Der Körper soll dadurch angeregt werden, sich selbst zu heilen. Dabei wird ein weiterer Unterschied zur Phytotherapie augenfällig. In der Homöopathie gilt nämlich: Je höher ein Wirkstoff verdünnt ist, desto stärker ist seine Potenz, also seine Heilkraft.

Auch die anthroposophische Medizin bedient sich der Heilkraft von Pflanzen, sowohl in konzentrierter Form als klassisches Heilpflanzenpräparat, als auch in homöopathischen Verdünnungen. Grundprinzip der anthroposophischen Medizin ist es, den Menschen als Ganzes zu sehen und zu behandeln. Beim gesunden Menschen befinden sich sowohl die körperlichen als auch die seelischen Kräfte im Gleichgewicht. Beim Kranken sind die Kräfte gestört. Auf der Suche nach dem passenden Medikament betrachtet der anthroposophische Therapeut den kranken Menschen und verordnet nach Bedarf Arznei mit aufbauenden oder abbauenden Kräften. Dabei gilt zu beachten, daß der medizinische Aspekt nur ein Teil der anthroposophischen Lehre nach Rudolf Steiner ist.

Ginsengwurzeln

Einführung in die Pflanzenheilkunde

Schluß mit den Vorurteilen!

Die Phytotherapie hat Gegner und Anhänger. Von einigen Menschen wird sie zu Unrecht belächelt, von anderen als Allheilmethode in den Himmel gehoben – ebenso zu Unrecht. Wie andere Heilmittel haben auch Pflanzen Möglichkeiten und Grenzen, die im Sinne unserer Gesundheit genutzt und gewahrt werden sollten. Wer mit Vorurteilen oder Aberglauben jongliert, treibt die Heilpflanzentherapie in eine Ecke, in die sie nicht gehört. Dieser allgemeine Teil soll Ihnen helfen, die Wirkung von Heilpflanzen richtig einzuschätzen, um ihre Kraft sinnvoll nutzen zu können.

Vorurteil Nummer 1: Pflanzenkraft – nur ein Placeboeffekt

Viele Gegner der Phytotherapie glauben, daß Heilpflanzen nur über den Placeboeffekt wirken, also über die eingebildete Wirkung eines Scheinmedikamentes. Sie beurteilen die Pflanzenheilkunde als eine durch moderne Medikamente längst überholte Therapieform, der die wissenschaftlichen Grundlagen fehlen. Das ist falsch! Zwar basiert die Phytotherapie auf der Erfahrungsmedizin vieler Jahrhunderte, doch dies reicht heute nicht mehr aus, um vor den Hütern der Arzneimittelgesetze zu bestehen.

Ausgelöst durch den Contergan-Skandal Anfang der sechziger Jahre, trat 1976 ein neues Arzneimittelgesetz in Kraft, das für alle Arzneimittel, egal ob synthetisch hergestellt oder pflanzlich, den Nachweis der Wirksamkeit als auch der Unbedenklichkeit fordert. (Für anthroposophische und homöopathische Arzneimittel muß dieser Wirksamkeitsnachweis nicht erbracht werden.) Zur Beurteilung der Heilpflan-

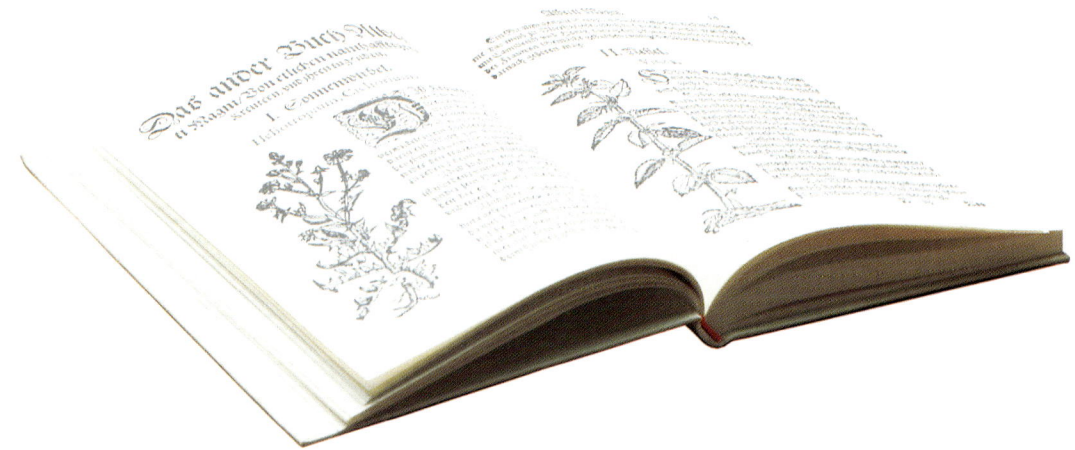

zen wurde vom Bundesgesundheitsamt (heute Bundesinstitut für Arzneimittel) die Kommission E gegründet. Es handelt sich dabei um eine Gruppe von Wissenschaftlern, die sich ausschließlich mit der Beurteilung von Heilpflanzen beschäftigt. Die Experten prüfen vorgelegte Forschungsergebnisse und Studien und erstellen daraus eine Art Steckbrief für die Pflanze, Monographie genannt. Diese enthält Informationen über Wirkungen, Nebenwirkungen, Anwendungsempfehlungen, Gegenanzeigen, Wechselwirkungen mit anderen Medikamenten sowie die empfohlene Dosierung der Heilpflanzen.

Je nach Ergebnis der Prüfung verteilen die Fachleute Positiv-, Null- oder Negativmonographien. Eine Positivmonographie bedeutet, daß die angegebene Wirkung bestätigt werden kann und bei einer Behandlung allenfalls geringe, vertretbare Nebenwirkungen auftreten. Eine Negativmonographie dagegen erhalten alle Pflanzen, bei denen nicht vertretbare Nebenwirkungen auftreten.

Pflanzen, für die die volksmedizinisch beschriebene Wirkung nicht belegt werden kann, bei denen aber auch keine schädlichen Wirkungen auftreten, bekommen Nullmonographien. Sie können ohne Bedenken nach wie vor zur Verbesserung von Aussehen, Geruch und Geschmack zum Beispiel in Teemischungen verwendet werden.

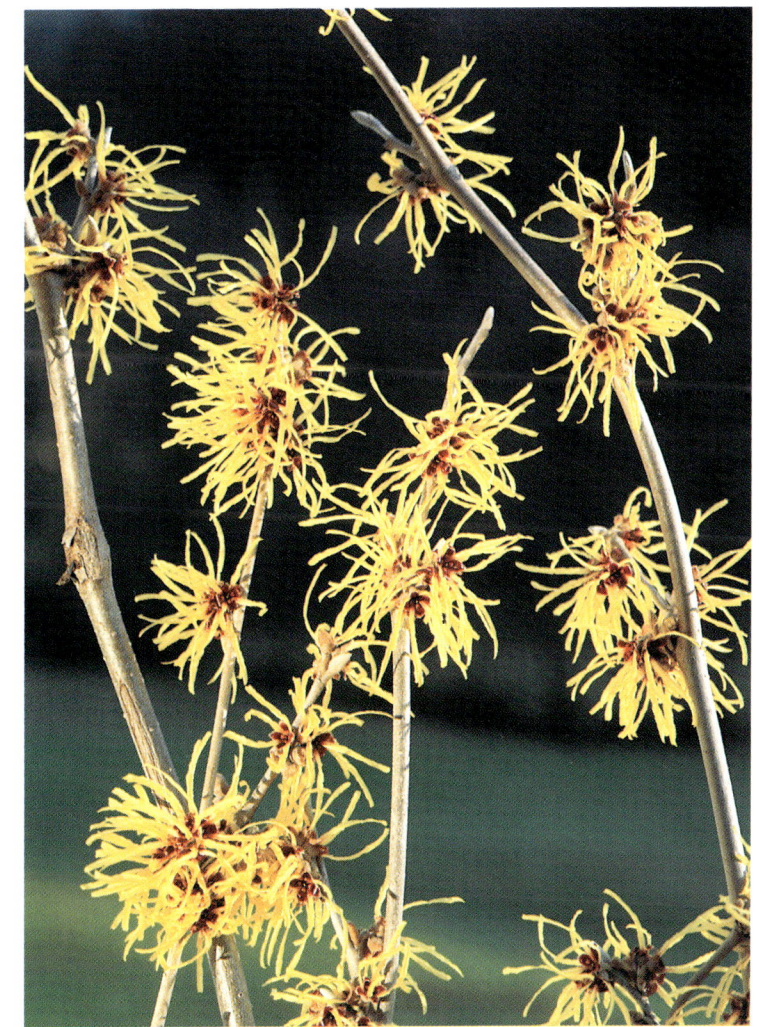

Zaubernuß

Einführung in die Pflanzenheilkunde

Beispiele für negativ monographierte Heilpflanzen

Heilpflanze	Grund
Augentrost	wegen der hohen Keimzahl sollten Heilpflanzen aus hygienischen Gründen nicht am Auge angewendet werden
Beifuß	abtreibende Wirkungen wurden beschrieben, allergische Reaktionen möglich
Borretschblüten und -kraut	enthalten Pyrrolizidinalkaloide, die leberschädigend und womöglich auch krebserregend wirken, zum Dauergebrauch nicht geeignet; als Gewürz bestehen keine Bedenken
Blauer Eisenhut	Vergiftungserscheinungen können bereits bei therapeutischen Mengen auftreten
Heidelbeerblätter*	chronische Vergiftung bei Dauergebrauch von hohen Dosen
Huflattichblüten, -kraut, -wurzel**	enthalten Pyrrolizidinalkaloide, die leberschädigend und womöglich auch krebserregend wirken, zum Dauergebrauch nicht geeignet
Hundszungenkraut	enthält Pyrrolizidinalkaloide, die leberschädigend und womöglich auch krebserregend wirken, zum Dauergebrauch nicht geeignet

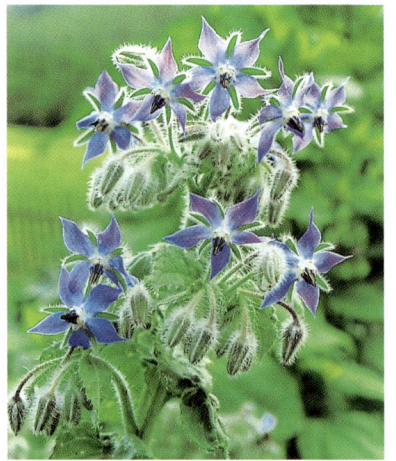

Borretsch

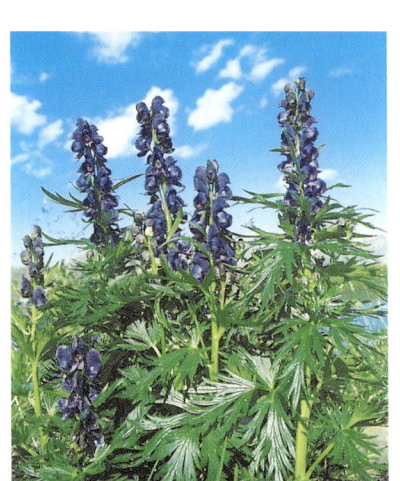

Blauer Eisenhut

* Die Heidelbeerfrüchte wurden positiv beurteilt
** Die Blätter des Huflattich wurden positiv bewertet, da ihre Wirkung in der Hustentherapie von großer Bedeutung ist. Insofern besteht nach Meinung der Experten ein positives Nutzen-Risiko-Verhältnis

Beispiele für negativ monographierte Heilpflanzen
(Fortsetzung)

Heilpflanze	Grund
Krappwurzel	enthält Substanzen (Lucidin), die im Verdacht stehen, Krebs auszulösen; auch zum Färben von Ostereiern nicht geeignet
Küchenschellenkraut	Reizerscheinungen an Haut- und Schleimhäuten, innerlich bei hohen Dosen Nierenreizung, wirkt abtreibend und fruchtschädigend
Majorankraut, -öl	im Tierversuch krebsauslösende Wirkung; als Salbe nicht bei Kleinkindern und Säuglingen anwenden
Petersilienfrüchte	abtreibende Wirkung, nierenschädigend, kann zu Herzrhythmusstörungen führen; in hohen Dosen Schädigung von Leber und Magen-Darm-Trakt sowie Blutbildveränderungen
Seifenkraut	in höherer Dosierung Haut- und Schleimhautreizung
Wurmfarn	zahlreiche Vergiftungen bei innerer Anwendung

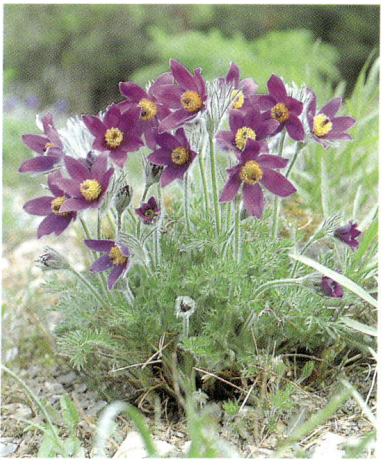

Küchenschelle

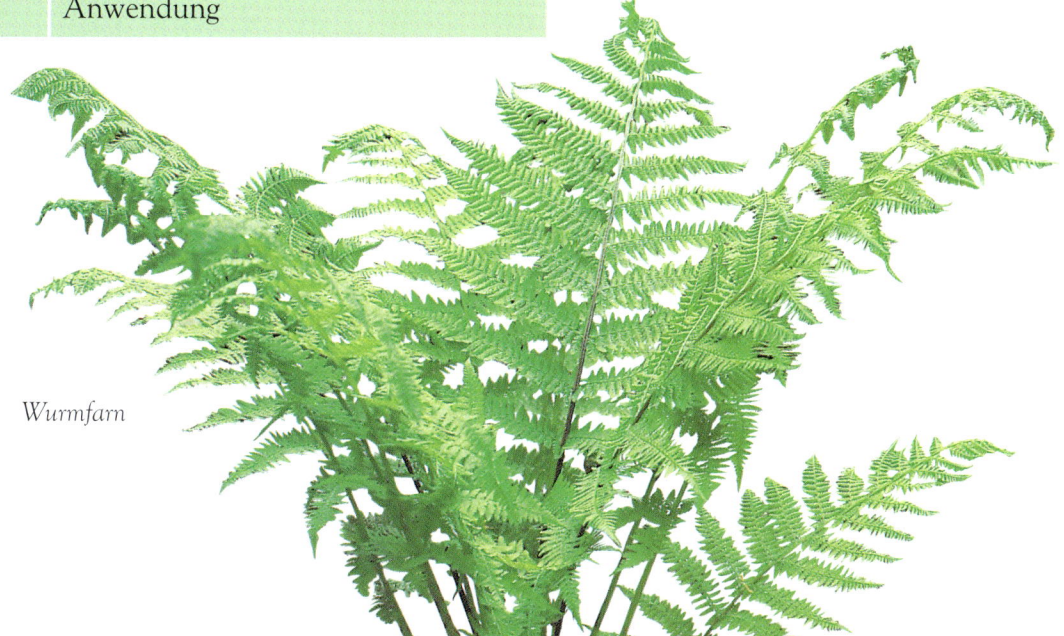

Wurmfarn

Einführung in die Pflanzenheilkunde

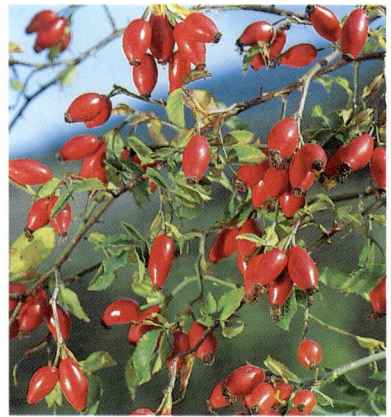
Hagebutten

Beispiele für Nullmonographien

Heilpflanze	Grund
Eisenkraut Erdbeerblätter Hagebutte Hibiskusblüten Himbeerblätter Kornblume Schlehdornblüten Stockmalvenblüten	Wirksamkeit konnte nicht belegt werden, aber als Geschmacks- und Schmuckdroge zulässig

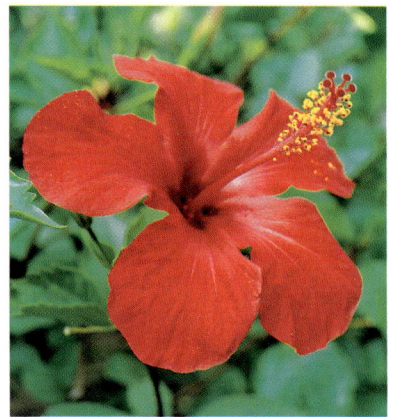
Hibiskus

Um die Wirkung von Heilpflanzen richtig einschätzen zu können, werden neben tierexperimentellen Untersuchungen und den Erfahrungsberichten der Ärzte aus ihren Praxen bei immer mehr pflanzlichen Arzneimitteln auch Studien mit Patienten durchgeführt. Wissenschaftlich anerkannt sind solche Untersuchungsergebnisse nur, wenn die Studie an einer ausreichend hohen Patientenzahl, doppelblind und im Vergleich zu einem Placebo durchgeführt werden. In solchen Doppelblindstudien wissen weder Patient noch Arzt (deshalb doppelblind), ob das eingenommene Präparat den Wirkstoff enthält oder wirkstofflos, also ein Placebo ist. So kann das Untersuchungsergebnis nicht durch eingebildete Effekte verfälscht werden.

Nach einem bestimmten Zeitraum wird das echte Medikament mit dem Placebo vertauscht, so daß die Patienten, die vorher das Scheinmedikament einnahmen, nun das wirkstoffhaltige Medikament bekommen, und umgekehrt.

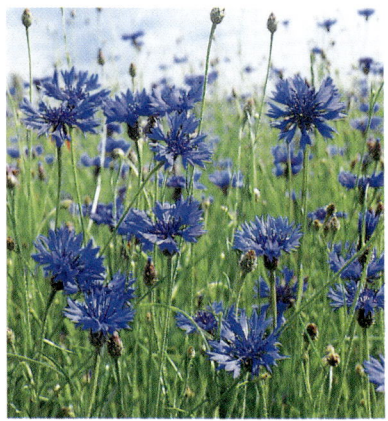
Kornblumen

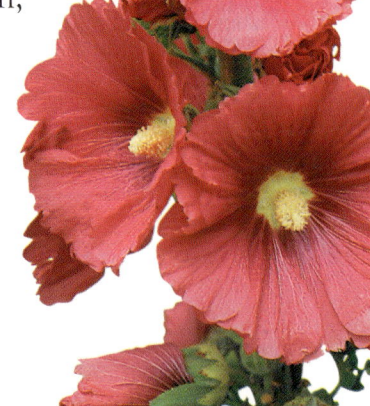
Stockmalve

Vorurteil Nummer 2: Pflanzen heilen ohne Nebenwirkungen

In der Tat können die meisten pflanzlichen Arzneimittel bedenkenlos über einen längeren Zeitraum eingenommen werden. Wer aber glaubt, daß die Heilpflanzenkunde generell für eine nebenwirkungsfreie Therapie steht, vergißt, daß die Natur selbst die stärksten Gifte produziert. Aber wie schon Paracelsus sagte, macht auch hier die Dosis das Gift. So kann ein Gift in der richtigen Dosierung auch heilen. Die Herbstzeitlose zum Beispiel enthält den hochgiftigen Wirkstoff Colchicin. Richtig dosiert hilft Colchicin aber bei akuten Gichtanfällen. Giftig ist auch der Fingerhut. Therapeutisch eingesetzt erhöhen die Wirkstoffe des Fingerhutes die Herzkraft und konnten in ihrer Bedeutung bis heute nicht durch synthetische Arzneistoffe ersetzt werden. Zur Sicherheit der Patienten stehen solche Medikamente unter strenger Verschreibungspflicht durch den Arzt.

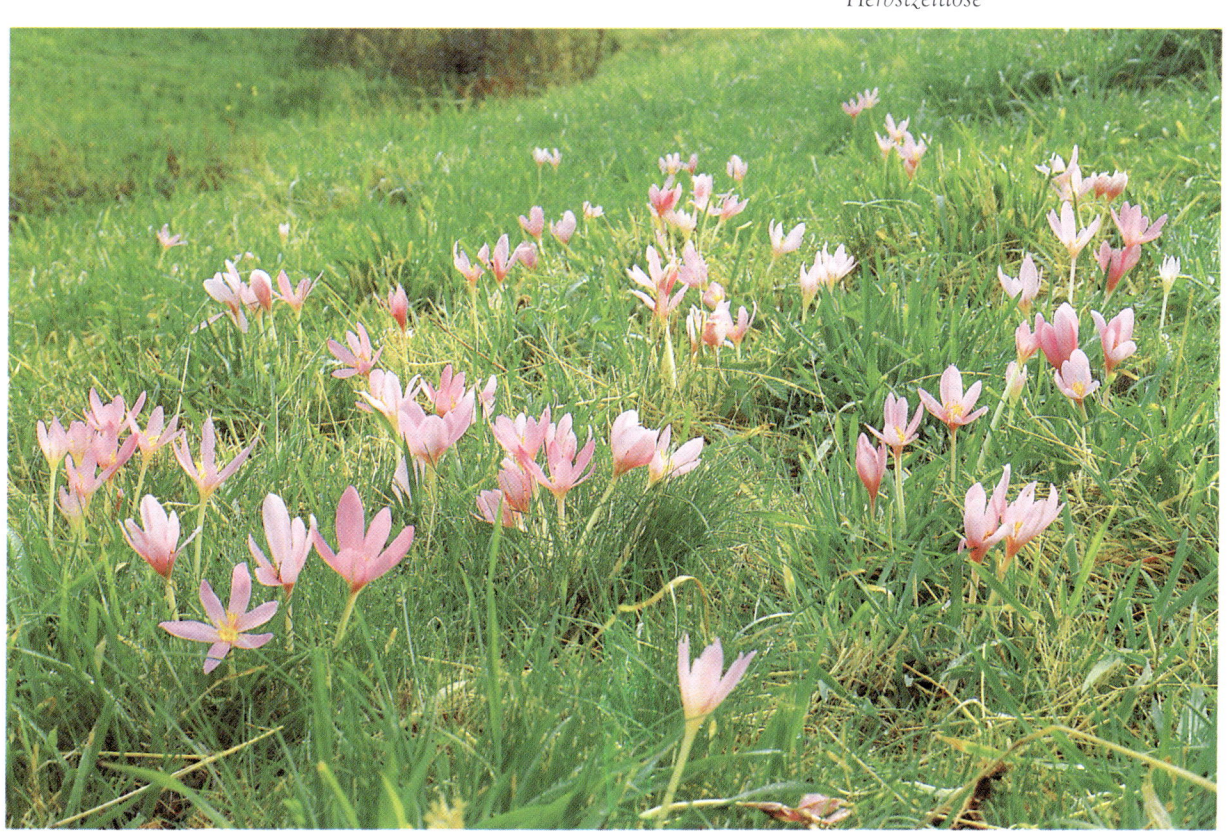

Herbstzeitlose

Einführung in die Pflanzenheilkunde

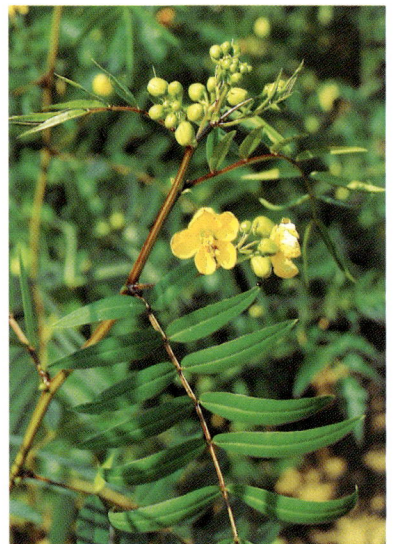

Senna

Vorurteil Nummer 3: Gegen alles ist ein Kraut gewachsen

Auf der anderen Seite können auch freiverkäufliche, vermeintlich ungefährliche Naturarzneimittel bei dauerhaftem Gebrauch unerwünschte Wirkungen zeigen. So können zum Beispiel Arnikablüten zu Hautausschlägen und Bläschenbildung führen.

Falsch ist auch anzunehmen, daß pflanzliche Arzneimittel immer weniger Nebenwirkungen aufweisen als vergleichbare synthetische Substanzen. Am Beispiel Abführmittel wird das deutlich. Unter dem Deckmantel des Naturstoffes verbergen sich hier sehr umstrittene pflanzliche Arzneimittel. Die Rede ist von Sennesblättern, Sennesfrüchten, Faulbaumrinde, Aloe und der Rhabarberwurzel. Sie wirken stark darmreizend, führen bei Dauergebrauch zu Mineralienverlust und sorgen somit für eine Verschlechterung der Darmbewegung. Wie in einem Teufelskreis wird der Stuhlgang durch die Einnahme solcher Abführmittel erst recht behindert. Aber damit noch nicht genug. Die Experten streiten sich zur Zeit noch, ob der Dauergebrauch nicht sogar zu Darmkrebs führen kann. Zwar sind auch synthetische Abführmittel nicht zum Dauergebrauch vorgesehen, die Nebenwirkungen jedoch geringer.

Achten Sie deshalb, wie bei jedem anderen Medikament auch, auf die bei den einzelnen Heilpflanzen angegebenen Nebenwirkungen, Wechselwirkungen mit anderen Arzneimitteln oder Gegenanzeigen (das sind Fälle, bei denen Sie auf die Einnahme verzichten sollen). Im Zweifelsfall: „Fragen Sie Ihren Arzt oder Apotheker".

Dem ist leider nicht so – zumindest nach dem aktuellen Kenntnisstand der Phytotherapie. Deshalb werden Sie die eine oder andere Erkrankung, wie beispielsweise den Diabetes oder Krebs, in diesem Buch vermissen. Auch sind pflanzliche Arzneimittel nicht automatisch besser als synthetische Arzneimittel. Deshalb ist abzuwägen, welche Heilmittel sinnvoll sind. Scheuen Sie sich diesbezüglich nicht, Arzt oder Apotheker um Rat zu fragen!

Wo liegen nun die Möglichkeiten und Grenzen der Pflanzenheilkunde? Die Domäne der Heilpflanzentherapie siedelt eindeutig bei den sogenannten Befindlichkeitsstörungen. Damit sind meist dauerhafte Beschwerden gemeint, die den Patienten zwar gesundheitlich mehr oder weniger stark beeinträchtigen, aber keine schnelle Abhilfe verlangen. Das kann zum Beispiel bei Schlafstörungen, leichten Depressionen, klimakterischen Beschwerden oder Prostatavergrößerung der Fall sein. Hier oder bei leichteren akuten Erkältungskrankheiten sind pflanzliche Heilmittel eine meist nebenwirkungsfreie Alternative zu synthetischen Arzneimitteln.

Eine wichtige Rolle spielen Heilpflanzen auch als ergänzende Therapiemöglichkeit sowohl zu diätetischen Maßnahmen als auch zu synthetischen Medikamenten. Beispiele: Knoblauch bei Stoffwechsel- und Gefäßerkrankungen, die Durchspülungstherapie bei Harnwegsinfektionen und Hustentees bei Atemwegserkrankungen.

Es gibt sogar Krankheiten, die nahezu ausschließlich mit Pflanzenheilmitteln behandelt werden, weil es gar keine nennenswerten synthetischen Alternativen gibt. Das sind zum Beispiel Lebererkrankungen durch Knollenblätterpilzvergiftung. Hier werden immer Mariendistelpräparate genommen. Auch zum Einsatz pflanzlicher Immunstimmulantien bei chronischen und immer wieder auftretenden Infektionen der Atem- und der Harnwege gibt es keine synthetische Konkurrenz. Das gleiche gilt auch für die Behandlung von leichten, funktionellen Herzbeschwerden mit Weißdorn.

Schließlich müssen aber auch die Grenzen der Phytotherapie aufgezeigt werden. So ist es beispielsweise falsch, Diabetes, starken Bluthochdruck, Asthma oder Psychosen mit pflanzlichen Heilmitteln zu behandeln. Außerdem sind Phytotherapeutika keine Notfallmedikamente. Zu glauben, daß durch natürliche Arzneimittel kein Schaden entstehen könne, ist ein Irrtum, denn die Behandlung mit synthetischen Medikamenten wird so verzögert oder sogar verhindert.

Vor jeder Art von Selbstbehandlung sollte der Patient ernsthafte Erkrankungen ausschließen. Fragen Sie im Zweifelsfall Ihren Arzt oder Apotheker

Einführung in die Pflanzenheilkunde

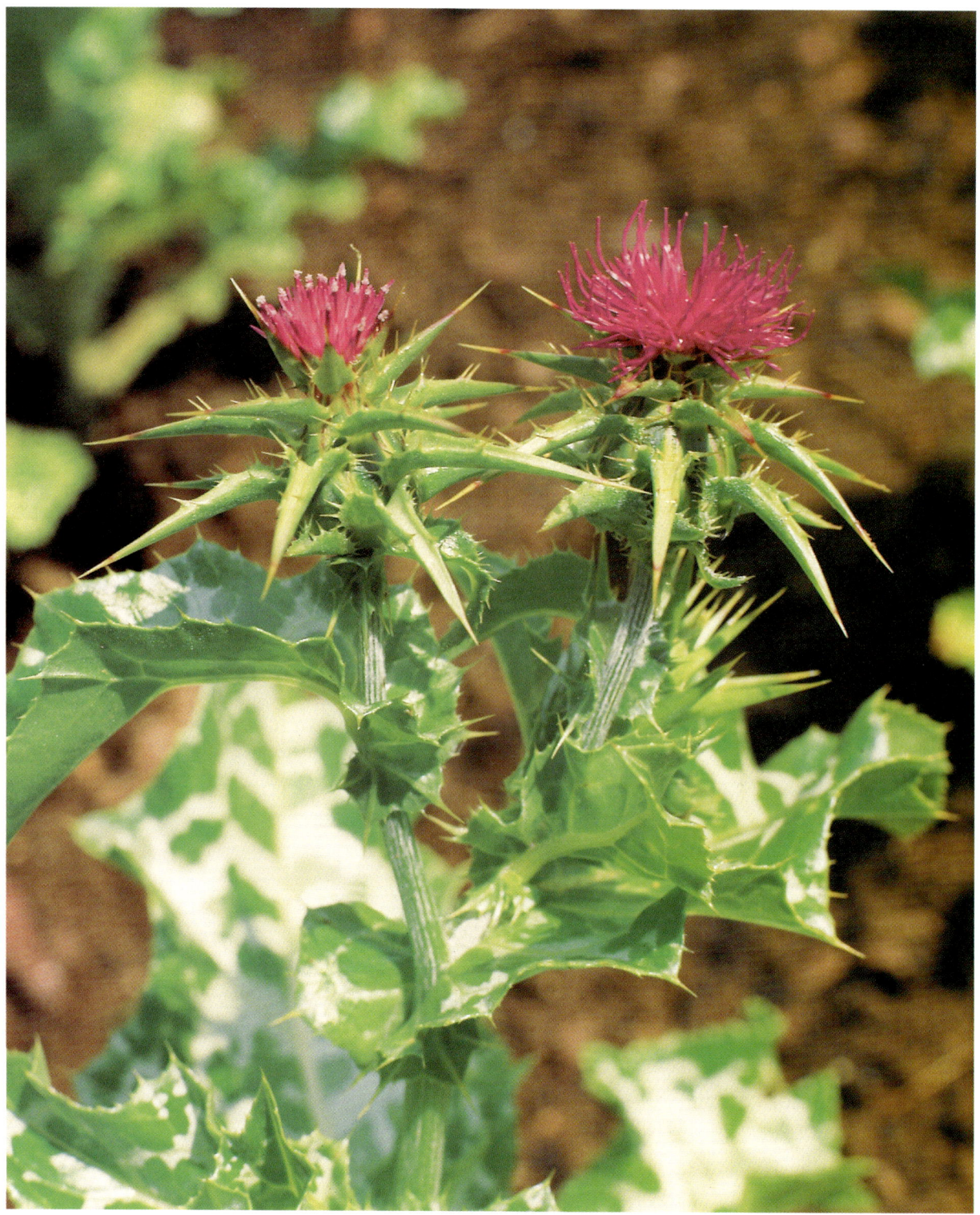

Einführung in die Pflanzenheilkunde

Teemischungen – darf's ein bißchen mehr sein?

Teemischungen sind bei den meisten Verbrauchern besonders beliebt. Da sie aus vielen verschiedenen Zutaten zusammengesetzt sind, glaubt man gern ein Arkanum (Wunder- oder Allheilmittel) gegen zahlreiche Beschwerden in den Händen zu haben. Meist ist das Gegenteil der Fall. Denn bei 10 und mehr Bestandteilen sind die Wirkstoffe der einzelnen Pflanze meist hoffnungslos unterdosiert und zeigen deshalb auch keine Wirkung. Verabschieden Sie sich also von langen Teemischungen, gute Arzneitees kommen mit wenigen, wirkungsvollen Zutaten aus. Zwei bis vier Heilpflanzen bieten den Grundstock einer Rezeptur, die dann noch durch geschmacksverbessernde Drogen oder Schmuckdrogen, die die Mischung ansehnlicher machen, ergänzt werden können.

Apotheken hatten schon immer viele Tees vorrätig

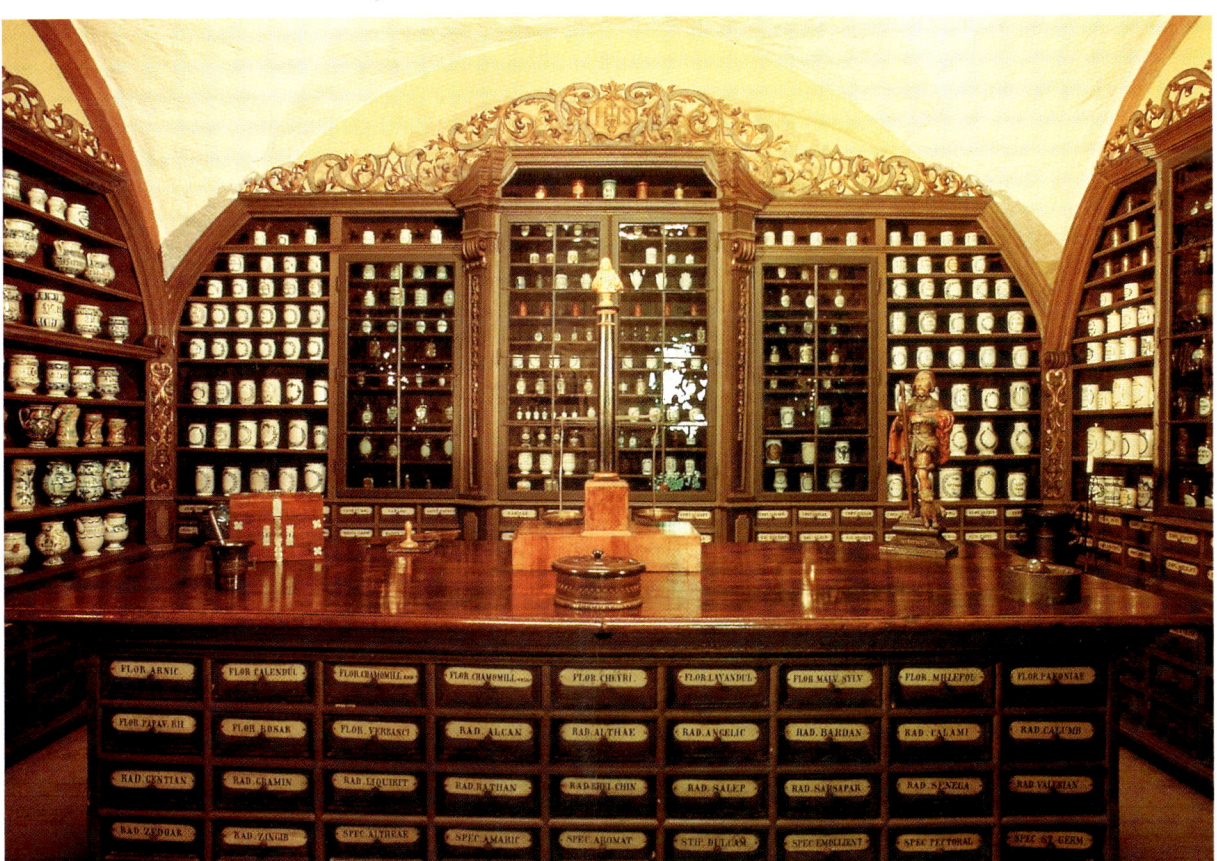

Qualität von pflanzlichen Arzneimitteln

Ist die Pflanzenkraft zu Tabletten und Tropfen verarbeitet, ist es nur dann möglich, die Angaben auf den Verpackungen und somit die Qualität der Präparate zu vergleichen, wenn es sich um standardisierte Arzneimittel handelt (siehe Seite 22/23). Standardisierte Präparate garantieren den für die Therapie wichtigen, gleichbleibenden Wirkstoffgehalt, deshalb sollten Sie beim Kauf darauf achten. Ein Beispiel kann das verdeutlichen: Die Aussage, daß ein Dragee 100 Gramm Knoblauchtrockenpulver enthält, sagt noch nichts darüber aus, wie hoch der Wirkstoffanteil des Pulvers ist. Es sollten auch der prozentuale Anteil des Wirkstoffes Alliin beziehungsweise Allicin angegeben werden.

Ringelblumen

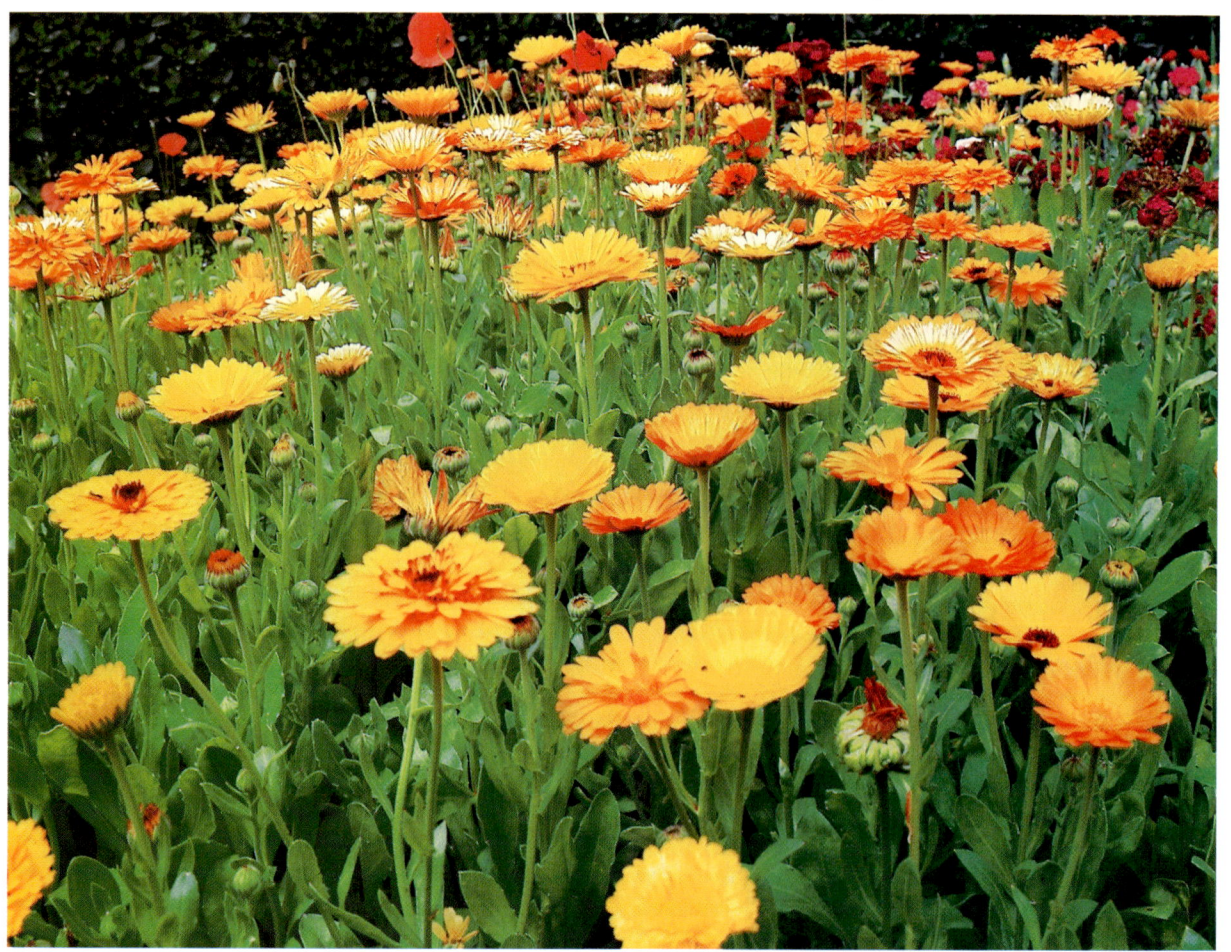

Qualität von pflanzlichen Arzneimitteln

Entscheidend für die Wirkung pflanzlicher Arzneimittel ist ihre Qualität. Denn nur, wenn ausreichend Wirkstoff in der Teedroge oder dem Pflanzenpräparat vorhanden ist, kann auch eine phytotherapeutische Wirkung ausgelöst werden.

Wie aber soll der Laie erkennen, ob er es mit einem guten oder mit einem minderwertigen Kamillentee zu tun hat, schließlich spielen ja nicht Aussehen und Geschmack die entscheidende Rolle. Der Verbraucher ist also auf das Gütesiegel von Fachleuten angewiesen.

Arzneitees aus der Apotheke haben ein solches „Gütesiegel". Sie müssen nämlich den Bestimmungen der Arzneibücher entsprechen, die zum Beispiel bestimmte Mindestanforderungen bezüglich der Wirkstoffmenge stellen. Nach den angegebenen Richtlinien muß der Apotheker oder ein von ihm beauftragtes Labor die Qualität der Drogen und ihren Wirkstoffgehalt überprüfen, bevor er sie verkauft.

Tees aus Reformhäusern und Lebensmittelgeschäften entsprechen nicht unbedingt diesen Bestimmungen, da sie nur nach dem Lebensmittelgesetz geprüft werden. Die Ware ist meist als Haus- oder Erfrischungstee einzustufen und nicht als Arzneitee. Am Beispiel Kamillentee läßt sich der Unterschied zwischen einem Lebensmittel und einem Arzneimittel verdeutlichen: Kamillentee von Arzneibuchqualität besteht nur aus Köpfchen, denn sie enthalten die heilenden Wirkstoffe (ätherische Öle und Flavonoide). Ein Kamillehaustee hingegen darf das gesamte Kamillekraut enthalten, also auch Blätter und Stengel, die kaum Wirkstoffe haben. Bei Pfefferminzteebeuteln zum Beispiel ohne Arzneibuchqualität findet man neben fremden Minzearten meist auch einen ziemlich hohen Stengelanteil. So wird der Gehalt der wertvollen ätherischen Öle insgesamt verdünnt.

Bei Kräutertees können außerhalb der Apotheke beispielsweise auch Apfel- oder Kakaoschalen beigemischt werden.

Tee ist nicht gleich Tee: Nicht alle entsprechen den strengen Regeln der Arzneibücher

Eine wichtige Maßnahme bei Erkältungen, besonders bei Nasennebenhöhleninfektionen ist das Inhalieren mit ätherischen Ölen – auch Ärzte schätzen die Methode immer mehr. Übrigens sind die alkoholischen Extrakte oder das reine ätherische Öl besser geeignet als eine Teezubereitung, da sich das Öl nur zu einem geringen Teil mit Wasser aus den Pflanzenzellen herauslösen läßt.

Die Angaben darüber, welche Arzneiform bei welcher Erkrankung die richtige ist, sind im speziellen Teil unter den einzelnen Krankheiten und Heilpflanzen zu finden.

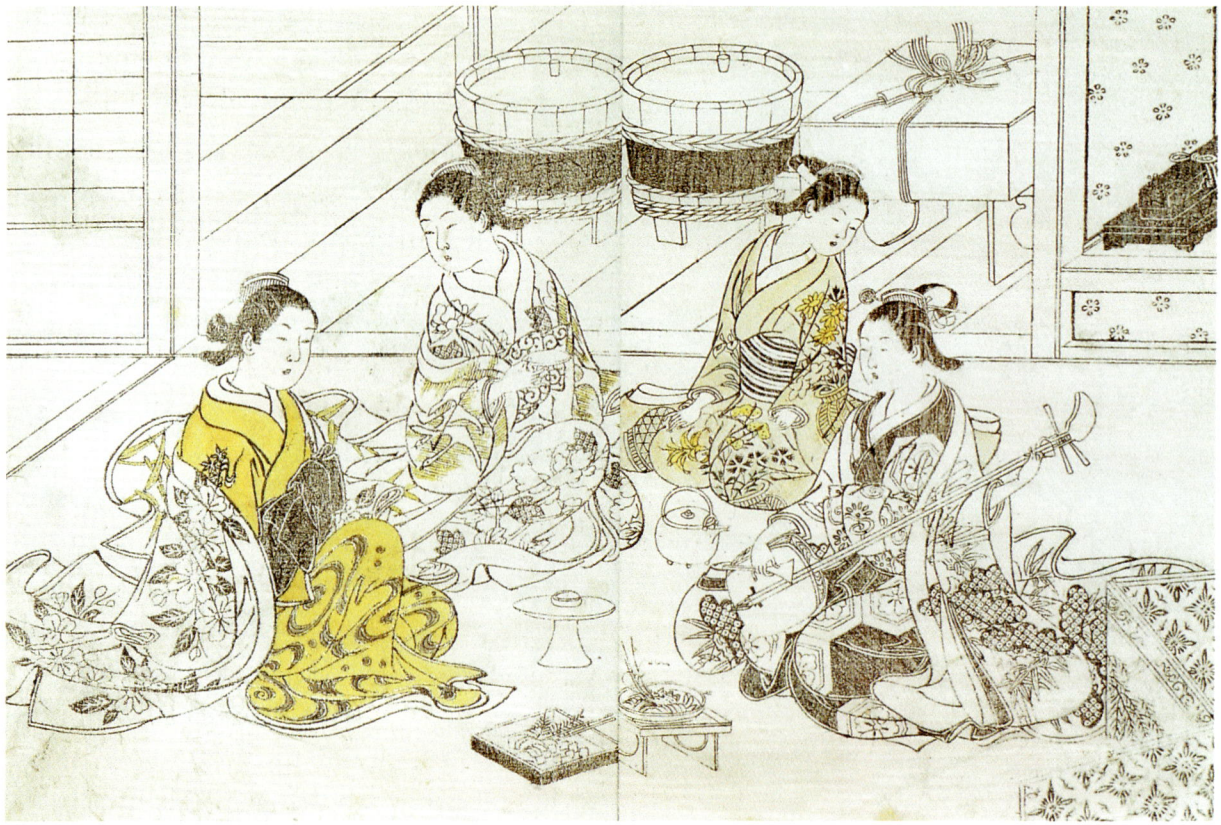

Japan, Holzschnitt: Nishikawa Sukenobu (1671–1751): „Drei Oiran (Freudenmädchen) und Samisenspielerin beim Teetrinken"; nach hinten Blick in das Badehaus mit zwei Badezubern

Einführung in die Pflanzenheilkunde

Wann ist welche Arzneiform sinnvoll?

Wann der Patient welche Arzneiform bevorzugen sollte, hängt in vielen Fällen vom Beschwerdebild und der Arzneipflanze ab. Bei Husten, Schnupfen oder Harnwegsinfektionen, bei denen die ausreichende Flüssigkeitszufuhr eine wichtige Rolle spielt, sollte der Patient Teegetränken den Vorzug geben. Genauso kann sich ein Tee bei Befindlichkeitsstörungen im Verdauungstrakt besonders günstig auswirken. Nicht zu unterschätzen ist auch die psychologische Komponente zum Beispiel von Beruhigungstees. Zwingt doch schon die Teezubereitung einmal mit der Arbeit innezuhalten.

Aber nicht alle Pflanzen sind zur Teezubereitung geeignet, entweder weil die Wirkstoffe durch das kochende Wasser zerstört werden oder weil sie sich nicht gut in Wasser lösen – so gehen oft wertvolle Substanzen verloren. Mit Alkohol hingegen lassen sich die meisten Wirkstoffe sehr gut extrahieren.

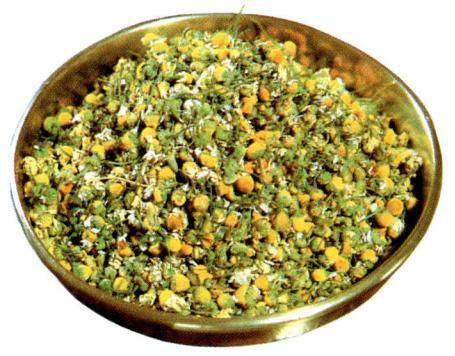

Getrocknete Kamille

Ein wesentliches Argument, fertige Dragees, Tropfen usw. statt Tees zu verwenden, ist ihre genaue Dosierbarkeit und die bequeme Anwendung. Abgesehen davon spricht auch der üble Geschmack und die Magenverträglichkeit mancher Heilpflanze nicht unbedingt dafür, sie als Tee zu genießen. Oder hätten Sie Freude an einem Knoblauchtee? Deshalb werden aus einer Reihe von Pflanzenextrakten auch Tabletten oder Kapseln hergestellt, die sich erst im Darm auflösen.

Und schließlich gibt es noch die Möglichkeit der äußerlichen Anwendung: Immer wenn Entspannung gefragt ist, sei es für die Nerven oder für die Muskeln, sollten Sie sich ein Wannenbad mit dem Zusatz von Heilkräutern gönnen. Sie sind aber generell nur für Menschen geeignet, die eine gute körperliche Konstitution haben, da sie den Kreislauf stark belasten. Teilbäder oder Umschläge sind bei Hautkrankheiten oder Hämorrhoiden empfehlenswert.

ten, wenn man über einer Schüssel mit heißem Wasser und einem Handtuch über dem Kopf inhaliert. Besser sind die in der Apotheke für wenig Geld (etwa 10 Mark) erhältlichen Plastikinhalatoren, sofern sie mit einem Wärmeschutzmantel aus Styropor isoliert sind. Optimal sind elektrische Dampfvernebler, die allerdings etwa 400 Mark kosten. Plastikinhalatoren und Dampfvernebler haben durch die angeschlossene Atemmaske noch zwei weitere Vorteile: Zum einen gelangen die Wirkstoffe direkt in die Atemwege, zum anderen bleiben Augen und Frisur vom ätherischen Öl und dem Dampf verschont.

Gurgeln

Bei Halsschmerzen oder Entzündungen im Mund gurgelt oder spült man mit dem verdünnten Extrakt oder dem ungesüßten Teeauszug. Angenehm ist eine warme Lösung. Damit spült oder gurgelt der Kranke 5mal für jeweils mindestens 1 Minute.

Umschläge und Tupfer

Taucht man einen Mullappen in die Teezubereitung oder den verdünnten Extrakt, kann man ihn für Umschläge verwenden, die dann mit einem Handtuch umwickelt werden. Mit einem getränkten Tupfer können auch einzelne Körperstellen behandelt werden.

Von der Anwendung solcher Tupfer am Auge und allgemein von Heilpflanzenzubereitungen am Auge wird heute abgeraten, da Heilpflanzen zum einen oft Allergien auslösen und zum anderen nicht keimfrei sind, wie es die Anwendung am Auge voraussetzt.

Kräutersäckchen

Für ein Kräutersäckchen füllen Sie etwa 500 Gramm der Droge so in ein kleines Leinensäckchen, daß der Sack zwar gut gefüllt, aber nicht prall ist, und verschließen ihn. Überziehen Sie den Beutel mit einem Kissenbezug, und legen Sie ihn unter Ihren Kopf. Die Körperwärme und der Druck sorgen dafür, daß die ätherischen Öle langsam aufsteigen. Je nach Inhalt kann das Leinensäckchen auch für 5 Minuten in kochendes Wasser gelegt und dann gut abgetropft, auf eine schmerzende Körperstelle gelegt werden.

Einführung in die Pflanzenheilkunde

Weitere Zubereitungsmöglichkeiten

Wannen- und Teilbäder

Für Wannenbäder können Sie fertige Badezusätze aus der Apotheke oder einen selbst hergestellten wässrigen Auszug verwenden. (Die Zubereitung ist bei den einzelnen Heilpflanzen angegeben.) Geben Sie den Zusatz in etwa 38 °C heißes Wasser, und baden Sie 10 bis 15 Minuten darin. Anschließend sollten Sie im Bett eine halbe Stunde ruhen. Teilbäder werden zweckmäßigerweise in kleinen Plastikwannen oder im Bidet mit entsprechend weniger Badezusatz durchgeführt.

Inhalieren

Um wirkungsvoll inhalieren zu können, sollten Sie einiges beachten, damit die wertvollen Wirkstoffe auch wirklich die Bronchien und Nasennebenhöhlen erreichen:

Geben Sie etwa 5 Tropfen eines ätherischen Öls oder den Extrakt nach Angaben des Hersteller auf 1 Liter heißes Wasser. Inhalieren Sie etwa 10 Minuten, und achten Sie darauf, daß die Wassertemperatur während dieser Zeit etwa bei 80 °C bleibt. Solche Temperaturen sind so lange nicht zu hal-

Beim Baden werden ätherische Öle sowohl über die Atemwege als auch über die Haut aufgenommen. Aber Vorsicht: Vollbäder sind nur für kreislaufstabile Menschen geeignet

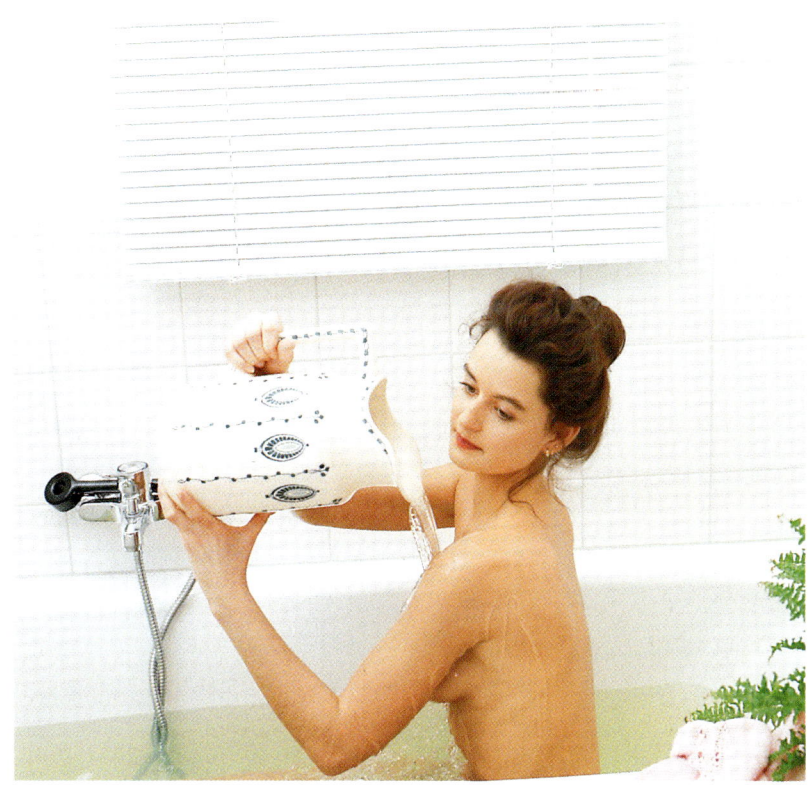

Zubereitung von pflanzlichen Arzneimitteln

nach 5 bis 10 Minuten kann abgeseiht werden. Hölzer, Rinden oder Wurzeln sind hingegen sehr schwer zugänglich. Deshalb werden sie mit dem Wasser zum Kochen gebracht. (Hier ist es besonders wichtig, daß die Bestandteile fein zerschnitten sind.) Nun soll die Abkochung noch 5 bis 10 Minuten lang ziehen und wird dann abgeseiht.

Pflanzen, die Schleimstoffe enthalten wie Eibisch, werden nur mit kaltem Wasser extrahiert. Man läßt die Droge mehrere Stunden quellen und seiht dann ab. Da Drogenmaterial nie frei von Bakterien ist, sollte der Kaltauszug aus hygienischen Gründen vor dem Trinken kurz aufgekocht werden.

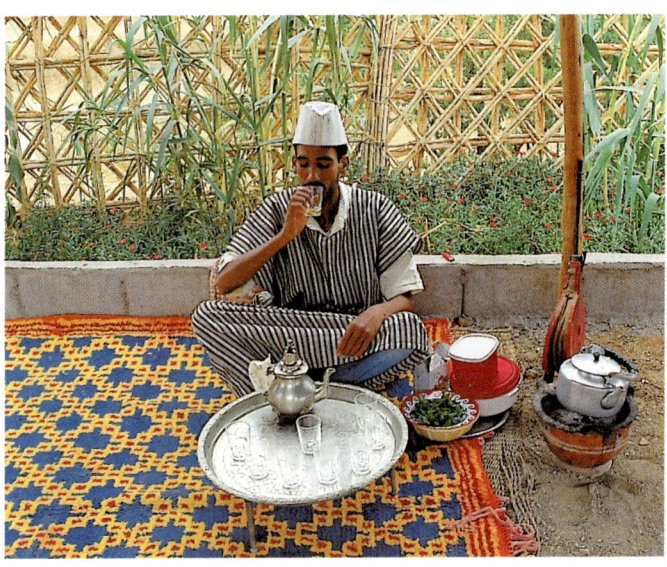

Teetrinker in Marokko

Filterbeutel haben gegenüber losen Tees den Vorteil, daß sie einfach zu handhaben sind, zum Beispiel auch am Arbeitsplatz. Praktisch ist auch, daß die richtige Dosis bereits in Beuteln vorgepackt ist. Der Inhalt des Teebeutels ist meist sehr fein geschnitten. Das hat Vor- und Nachteile. Günstig ist, daß durch die feine Zerkleinerung die Inhaltsstoffe durch Wasser gut auszuschwemmen sind. Aber: Die ätherischen Öle verduften meist schon beim Lagern. Achten Sie beim Teebeutelkauf unbedingt auf die Bezeichnung Arzneitee.

Noch einfacher ist die Zubereitung von Instant-Tees. Man kann sie auf Reisen auch mal in sehr heißem Wasser aus der Leitung auflösen. Als wesentlichen Vorteil enthalten sie auch Wirkstoffe, die nicht wasserlöslich sind, da sie meist mit Alkohol aus der Pflanze extrahiert wurden (siehe Seite 22/23). Ätherische Öle, die beim Trocknen des Extraktes verloren gehen, können dem fertigen Pulver in winzigen Mikrokapseln beigefügt werden. Aber Vorsicht, einige Fertigtees sind stark zuckerhaltig, sind also für Diabetiker und Kleinkinder nicht geeignet.

Teebeutel und Instant-Tees

Tees sollten immer frisch zubereitet und sofort getrunken werden

Einführung in die Pflanzenheilkunde

Zubereitung von pflanzlichen Arzneimitteln

Die Teezubereitung ist ein Kapitel für sich

Sowohl die Drogen als auch die fertigen Pflanzenauszüge lassen sich auf verschiedene Art und Weise anwenden. Neben dem klassischen Teeaufguß sind Voll- und Teilbäder, Inhalationen, Spülungen, Umschläge und Kräutersäckchen gebräuchlich.

Natürlich kann jedes Kind einen Tee kochen, aber Arzneitees sind nun einmal etwas besonderes, eben Medizin, zu deren Herstellung ein wenig Know-how gehört. Es fängt bereits mit so einfachen Definitionen an wie Teelöffel, Eßlöffel oder Tasse. Ein Löffel gleicht nicht dem anderen, wie auch nicht alle Eier gleich groß sind. Moderne Designer-Löffel fassen deutlich weniger Volumen als das geerbte Stück von Großmutter – berücksichtigen Sie das bei der Dosierung von Arzneitees. Falls die Löffel Ihres Haushaltes in die ein oder andere Richtung stark abweichen, besorgen Sie sich besser in der Apotheke einen Dosierlöffel.

Mit 1 Tasse Wasser sind 150 Milliliter gemeint. Eine Kaffeetasse ist also zu wenig. Ideal sind spezielle Teehumpen mit Siebeinsatz und Deckel. Der hat zwei wesentliche Vorteile: Der Tee bleibt erstens länger heiß, und zweitens gehen leicht flüchtige Wirkstoffe wie ätherische Öle nicht verloren. Die sammeln sich nämlich unter dem Deckel, und man kann sie, nachdem der Tee gezogen ist, mit dem Schwitzwasser zurück in die Tasse gießen. Eine aufgelegte Untertasse erfüllt aber den gleichen Zweck.

Die Angaben zur Dosierung entnehmen Sie den einzelnen Heilpflanzenbeschreibungen im zweiten Teil des Buches. Für Kinder unter 14 Jahren sollten Sie die Angaben, falls nichts anderes angegeben, halbieren, bei Kleinkindern bitte vierteln.

Wie nun der Tee zubereitet wird und wie lange er ziehen muß, hängt von der Droge, also dem getrockneten Pflanzenteil selbst, ab. Blätter, Blüten oder Kraut lassen sich relativ leicht erschließen und werden deshalb nur mit kochendem Wasser übergossen, deshalb auch der Name Aufguß. Bereits

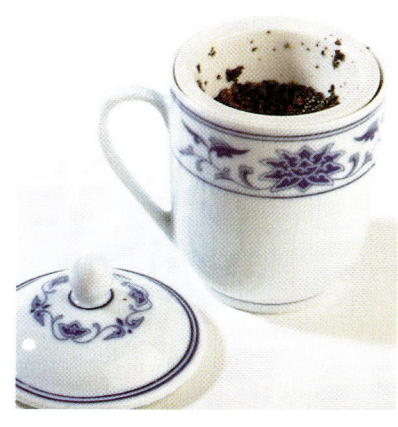

Von der Pflanze zum Arzneimittel

Die feingeschnittenen und getrockneten Pflanzenteile können direkt zur Teeherstellung verwendet werden (siehe Seite 24/25). Der weitaus größere Teil wird aber weiterverarbeitet, zum Beispiel zu Tinkturen. Dazu wird die Droge mit Alkohol vermischt und wieder abgesiebt. Durch Eindampfen erhält man konzentrierte Lösungen. Diese Extrakte können zu Pulver eingedampft und dann zum Beispiel zu Tabletten gepreßt, in Kapseln gefüllt oder zu tassenfertigen Tees verarbeitet werden.

Je nach Ausgangsmaterial und Herstellungsverfahren enthalten die Pflanzenauszüge ganz unterschiedliche Mengen an Wirkstoffen. Damit die daraus hergestellten Arzneimittel einen gleichbleibenden Gehalt besitzen, werden sie standardisiert. Das heißt, man bestimmt die Menge einer gewählten Leitsubstanz im Extrakt und mischt mit höher oder niedriger konzentrierten Lösungen, bis die gewünschte Wirkstoffkonzentration entsteht. Standardisierte Präparate garantieren eine bestimmte Wirkstoffmenge und somit eine sichere Dosierung des Pflanzenarzneimittels. Außerdem können so verschiedene Pflanzenpräparate verglichen werden.

Lindenblüten werden getrocknet

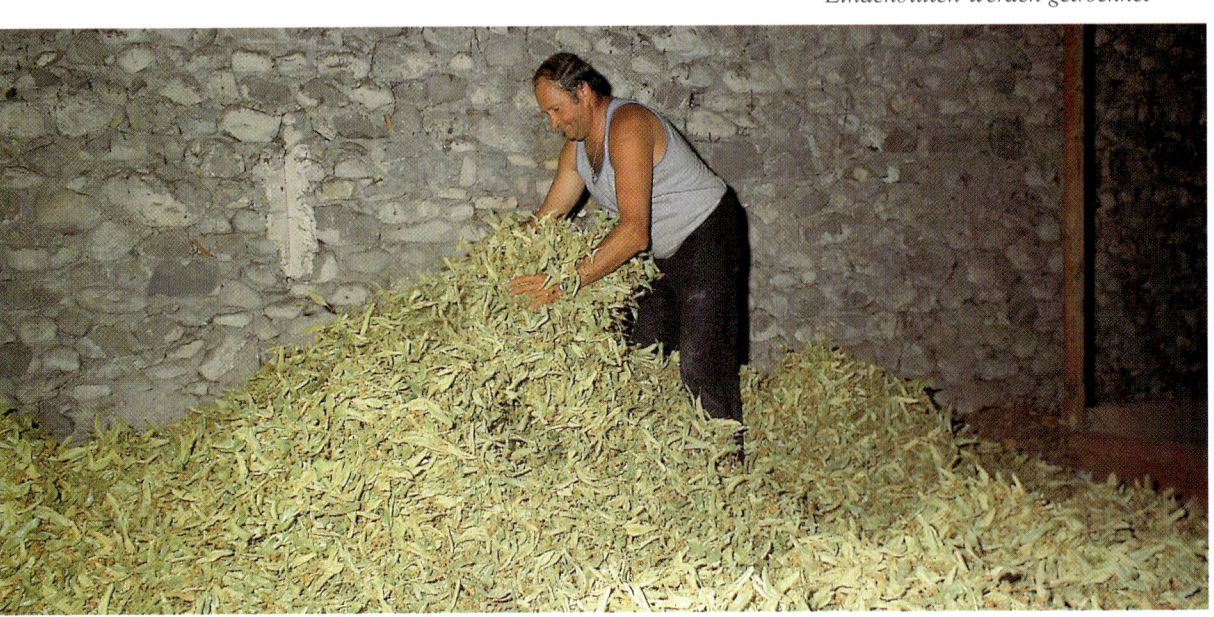

Einführung in die Pflanzenheilkunde

Von der Pflanze zum Arzneimittel

Auch wenn sich der Wirkstoff oft in der gesamten Pflanze nachweisen läßt, ist er meist sehr ungleichmäßig verteilt. In der Heilpflanzenkunde sammelt man den Teil der Pflanze, in dem der Wirkstoff besonders hoch ist. Das können die Wurzeln (zum Beispiel Rhabarberwurzel), die Blätter (zum Beispiel Pfefferminzblätter), die Blüten (zum Beispiel Kamillenblüten), der Samen (zum Beispiel Leinsamen), die Früchte (zum Beispiel Fenchelfrüchte), die Rinde (zum Beispiel Weidenrinde) oder jedes andere Pflanzenteil sein. Wenn alle oberirdischen, unverholzten Pflanzenteile zusammengenommen werden, spricht der Fachmann von Kraut. Im Johanniskraut finden sich dann Blätter, Stengel, Blüten und Samen wieder. Genauso kann man aber auch wie bei der Myrrhe nur die Harze einer Pflanze verwenden.

Frische Pflanzenteile werden nur in seltenen Fällen als Heilmittel genutzt. Zum Beispiel, wenn die Inhaltsstoffe so empfindlich sind, daß sie sich bereits beim Trocknen zersetzen, wie bei den Blättern des Katstrauches, die frisch als Genußmittel gekaut werden, beim Trocknen aber ihre Wirkung verlieren. Auch um Pflanzensäfte zu erhalten, weicht man die frische Pflanze in Wasser ein und preßt den Saft anschließend ab.

Ausgangsstoffe für Arzneimittel kann die frische oder die getrocknete Heilpflanze sein

Zur Herstellung homöopathischer Essenzen verwendet man ebenfalls nach Möglichkeit die frischen Gesamtpflanzen unter Zugabe von Alkohol. Aus dieser Urtinktur werden dann die homöopathischen Verdünnungen hergestellt.

Der Großteil der geernteten Heilpflanzen aber wird erst einmal zerkleinert und schonend getrocknet, damit die Wirkstoffe nicht zerstört werden; dadurch erhält man die Drogen. (Der Begriff hat nichts mit Rauschmitteln zu tun, sondern es ist die offizielle Bezeichnung für die getrockneten Pflanzenteile.) Der Wasserentzug hat zwei entscheidende Vorteile: Zum einen wird das Pflanzenmaterial weniger anfällig gegen Fäulnisbakterien und Pilze, zum anderen wird es leichter und ist deshalb besser zu transportieren.

Die gelbe Farbe (flavus heißt gelb) vieler Flavonoide, die früher zum Färben von Stoffen verwendet wurde, hat dieser Gruppe den Namen gegeben.

Schleimstoffe

Schleimstoffe bestehen aus Zuckermolekülen, die sich zu langen Ketten zusammengesetzt haben und in Wasser zu einer gallertartigen Masse aufquellen. Sie zeigen entzündungshemmende und schleimhautschützende Eigenschaften bei Husten (zum Beispiel Eibisch und Isländisch Moos), werden aber auch wie Leinsamen zum Abführen und bei Entzündung der Magenschleimhaut eingesetzt.

Fette Öle

Mit den fetten Ölen haben die ätherischen Öle nur die Konsistenz gemeinsam, beide sind etwas dickflüssig, ölig. Die fetten Öle sind für die Pflanze eine Speicherform von Energiereserven. Typisch also, daß man sie hauptsächlich in den Samen findet, da sie bis zur Keimung meist eine lange Hungerstrecke hinter sich bringen müssen. Fette Öle sind zum Beispiel in Leinsamen, Rizinus- und Erdnußsamen.

Gerber in der Altstadt von Fés

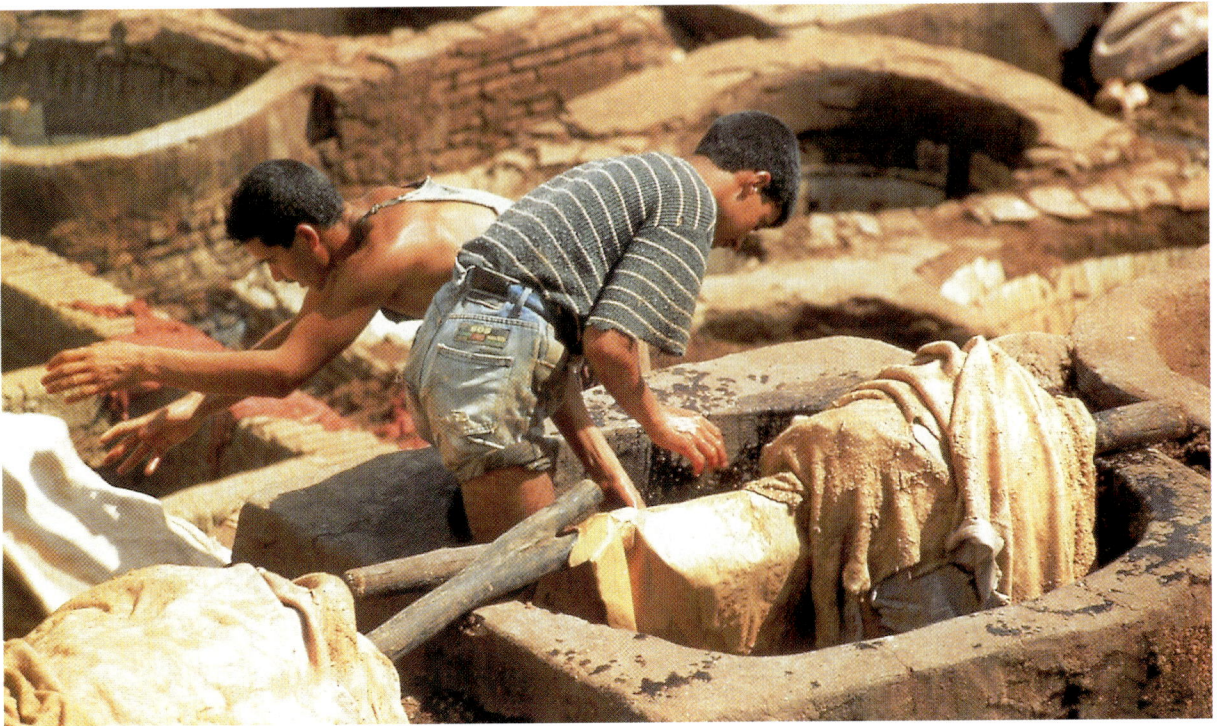

Ätherische Öle

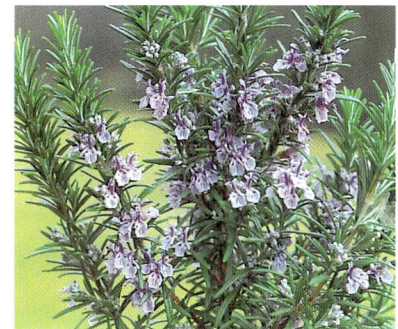

Rosmarin

Den ätherischen Ölen ist gemeinsam, daß sie sich alle leicht verflüchtigen und dabei einen charakteristischen, meist intensiven Duft verbreiten. Sie schützen Pflanzen vor Bakterien, Pilzen oder Viren und werden auch in der Heilpflanzentherapie gegen diese Mikroorganismen eingesetzt: So zum Beispiel der Salbei gegen Halsschmerzen oder Kamille zum Inhalieren bei Schnupfen. Aber ätherische Öle können noch mehr: Sie wirken wie Fenchel entblähend oder schleimlösend, wie Kamille entkrampfend, wie Rosmarin durchblutungsfördernd, wie Pomeranzenschale appetitanregend oder wie Baldrian und Melisse beruhigend. Chemisch gesehen setzen sich ätherische Öle aus vielen Einzelbestandteilen, wie Terpenen, Sesquiterpenen und Phenylpropanen, zusammen.

Bitterstoffe

Bitterstoffe reizen die Geschmacksknospen des Zungengrundes und regen über einen Reflex die Verdauungsdrüsen zur Produktion und Ausschüttung von Verdauungssäften an. Deshalb werden sie medizinisch zum Appetitanregen oder bei Verdauungsschwierigkeiten eingesetzt. Bekannte Vertreter sind Enzian und Wermut und ihre Verdauungsschnäpse.

Gerbstoffe

Der Begriff kommt aus der Lederherstellung. Die Stoffe gerben die Felle, indem sie die Hautfasern zu Leder vernetzen. In therapeutischen Mengen überziehen Gerbstoffe Haut und Schleimhäute mit einer Art Schutzschicht, durch die Bakterien nicht eindringen können. Man spricht von einer adstringierenden (zusammenziehenden) Wirkung, die gegen Durchfall sowie bei Haut- und Schleimhautverletzungen genutzt wird. Besonders hohe Gerbstoffmengen befinden sich in Hamamelisblättern, Walnußblättern und in der Eichenrinde.

Flavonoide

Die sehr verbreiteten Pflanzeninhaltsstoffe werden auch ebenso vielseitig eingesetzt. Ihr Wirkspektrum reicht von entzündungshemmend, harntreibend, leberschützend, gefäßschützend, herzwirksam bis krampflösend. Dabei ist allen Mitgliedern dieser Gruppe von Pflanzeninhaltsstoffen ein ähnliches chemisches Grundgerüst gemeinsam, das durch verschiedene Seitengruppen und Zuckerreste variiert wird.

Was macht die Pflanze zum Heilmittel?

Erst ihre Wirkstoffe machen die Pflanzen zum Heilmittel, und die stellen Pflanzen nicht mühsam her, um unsere Wehwehchen zu heilen, sondern um sich selbst zu schützen. Die meisten dieser komplizierten Verbindungen sind Abwehrstoffe gegen Freßfeinde und Krankheitserreger. Da die Pflanze sonst keine Möglichkeiten der Verteidigung hat, ist es verständlich, daß einige Waffen tödlich sind.

Alkaloide

Eine höchst wirksame Gruppe der Pflanzeninhaltsstoffe sind die Alkaloide. Berühmte Vertreter sind Morphin und Codein aus dem Schlafmohn, Atropin aus der Tollkirsche sowie Nikotin und Coffein. Alkaloide haben eine ganz unterschiedliche und meist sehr starke Wirkung auf den Körper.

Herzglykoside

Ebenfalls hochwirksam sind die Herzglykoside, die therapeutisch beim Altersherz dazu eingesetzt werden, die Kontraktionskraft des Herzens zu erhöhen. Gefährlich sind sie deshalb, weil sie bereits bei geringer Überdosierung zum Herzstillstand führen. Chemisch gesehen bestehen Herzglykoside aus zwei Teilen: dem Glykosid, das sich aus verschiedenen Zuckern zusammensetzt, und dem herzwirksamen Grundgerüst (Aglykon). Wichtige Vertreter dieser Wirkstoffgruppe sind Fingerhut, Maiglöckchen, Oleander.

Anthraglykoside

Zu zu den stark wirksamen Inhaltsstoffen von Pflanzen gehören auch die Anthraglykoside. Wie die Herzglykoside bestehen sie aus einem Zuckerrest und aus dem wirksamen Aglykon, das als starkes Abführmittel gilt. Zu dieser Gruppe gehören Senna, Aloe und Faulbaum.

Saponine

Die Gruppe der Saponine erhielt ihren Namen wegen ihrer seifenartigen Eigenschaften: Schüttelt man sie zusammen mit Wasser, fangen sie an zu schäumen. Auch Saponine bestehen aus einem Grundgerüst und einer Zuckerkette. Sie werden zum Beispiel zum Hustenlösen verwendet. Bei Überdosierung kommt es zu Übelkeit und Erbrechen. Beispiele für saponinhaltige Pflanzen sind Efeu, Süßholz und Schlüsselblume, aber auch der asiatische Ginseng, der als Stärkungsmittel eingesetzt wird.

Arzneipflanzen selbst sammeln oder anpflanzen?

Das Sammeln oder Anpflanzen von Heilpflanzen spielt heute kaum noch eine Rolle, zumal viele der heute verwendeten Pflanzen bei uns gar nicht heimisch sind und schon allein deshalb kaum selbst gesammelt werden können. Aber auch vom Sammeln heimischer Pflanzen – zumal, wenn sie als Arzneitees eingesetzt werden sollen – möchte ich aus folgenden Gründen eher abraten.

- Die Kenntnisse und Möglichkeiten zum eindeutigen Bestimmen und zur fachgerechten Weiterverarbeitung der Heilpflanzen fehlen den meisten Menschen. (Durch Unkenntnis kann es zu Vergiftungen kommen; Pflanzen, die unter Naturschutz stehen, werden gepflückt; falsche Verarbeitung zerstört die Wirkstoffe oder hat mikrobiellen Befall zur Folge.)
- Die Ausbeute beim Sammeln ist heute bei vielen Heilpflanzen sehr gering (zum Beispiel findet man kaum noch echte Kamille).
- Umweltgifte wie Schwermetalle, Insektizide und Herbizide schlagen sich in den Pflanzen nieder und sind vom Sammler nicht zu bestimmen.
- Der Wirkstoffgehalt der Pflanzen ist von Standort und Wetter abhängig, so daß man weder beim Eigenanbau noch bei gesammelten Kräutern sagen kann, ob die Pflanzeninhaltsstoffe in ausreichend hoher Menge vorhanden sind, um die gewünschte Heilwirkung tatsächlich zu erzielen.
- Und nicht zuletzt können auch Kräuterkundige kaum voraussagen, gegen welches Wehwehchen sie sich wappnen müssen – und bei längerer Lagerung verlieren viele Pflanzen ihre Heilkraft, und die Arbeit war umsonst.

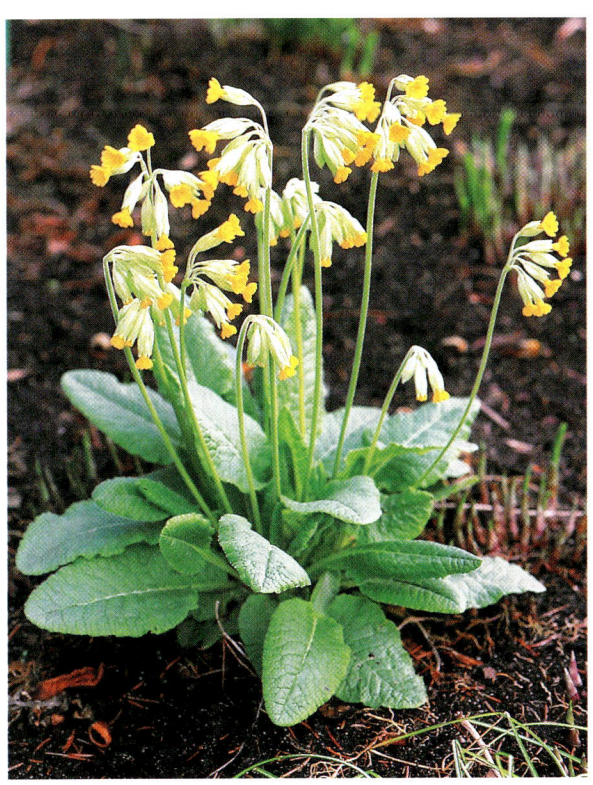

Schlüsselblume

Einführung in die Pflanzenheilkunde

Sammeln, trocknen, lagern

Die Qualität von Arzneitees muß beim Sammeln, Trocknen und Lagern sichergestellt werden, da eine spätere Überprüfung für den Laien nicht mehr möglich ist

Wer aber die Gelegenheit hat, das ein oder andere Kraut im heimischen Garten zu ziehen und/oder sich beim Sammeln völlig sicher ist, daß er keiner Verwechslung unterliegt, für den sollen hier kurz die wesentlichen Punkte beim Sammeln und Weiterverarbeiten genannt werden.

⇨ Suchen Sie Ihre Pflanzen nicht in der Nähe von landwirtschaftlichen Flächen, befahrenen Straßen oder belasteten Böden, da Sie zurückgebliebene Gifte nicht bestimmen können.

⇨ Heilpflanzen sollten in den Monaten gesammelt werden, in denen ihr Wirkstoffgehalt am höchsten ist. Diese Sammelzeit ist für jede Pflanze und auch für die einzelnen Pflanzenteile spezifisch und wird im speziellen Teil jeweils angegeben. Wählen Sie zum Sammeln die frühen Nachmittagsstunden eines Sonnentages, weil die Pflanze dann schon recht trocken ist.

⇨ Breiten Sie die Pflanzenteile sofort an einem trockenen, gut durchlüfteten Ort aus, der aber vor direkter Sonneneinstrahlung geschützt ist. Hölzer und Wurzeln sollten kleingeschnitten werden. Je nach Pflanzenteil und Luftfeuchtigkeit dauert der Trockenprozeß 1 bis 3 Wochen. Die Pflanzen müssen schnell völlig getrocknet werden, weil die Wirkstoffe sonst weiter abgebaut werden. Noch feuchte Teile schimmeln außerdem leicht. Eventuell kann mit einer Heizquelle (Backofen), die aber 50 °C nicht überschreiten soll, nachgeholfen werden. Völlig trockene Teile sind spröde und brechen beim Biegen.

⇨ Wenn Sie verschiedene Pflanzen gleichzeitig trocknen, achten Sie darauf, daß es nicht zu Vermischungen und Verwechslungen kommt.

⇨ Die völlig trockenen Pflanzen werden vor Licht, hohen Temperaturen und Feuchtigkeit geschützt in gut verschließbaren Behältern, zum Beispiel aus Weißblech oder braunem Glas, aufbewahrt. Bei empfindlichen Pflanzenteilen, wie zum Beispiel den Wollblumenblüten, gibt man ein Trockengelsäckchen dazu, das die Feuchtigkeit bindet. Verwenden Sie keine Plastikverpackungen aus PVC oder Polyethylen, da sie die ätherischen Öle binden. Auch Holz und Papier sind ungeeignet. Für kleine Mengen und vorübergehender Lagerzeit ist ein Papierbeutel mit Pergamineinsatz geeignet.

- ⇨ Die Haltbarkeit der Wirkstoffe in den einzelnen Heilpflanzen ist sehr unterschiedlich. Vereinfachend kann man festhalten, daß Drogen mit ätherischen Ölen nicht länger als 1 Jahr aufbewahrt werden sollen, alle anderen Pflanzen höchstens 2 bis 3 Jahre. Diese Einteilung kann aber wirklich nur als grobes Schema gelten, da die Haltbarkeit stark von den Lagerbedingungen abhängt.
- ⇨ Die Drogen werden erst kurz vor ihrer Verwendung zerkleinert, da sie sonst viele ihrer flüchtigen Wirkstoffe verlieren. Blätter, Blüten und Kraut werden grob geschnitten, Hölzer, Rinden, Wurzeln fein geschnitten oder grob gepulvert. Früchte und Samen werden im Mörser angestoßen, Saponindrogen und Bärentraubenblätter fein geschnitten bis gepulvert.

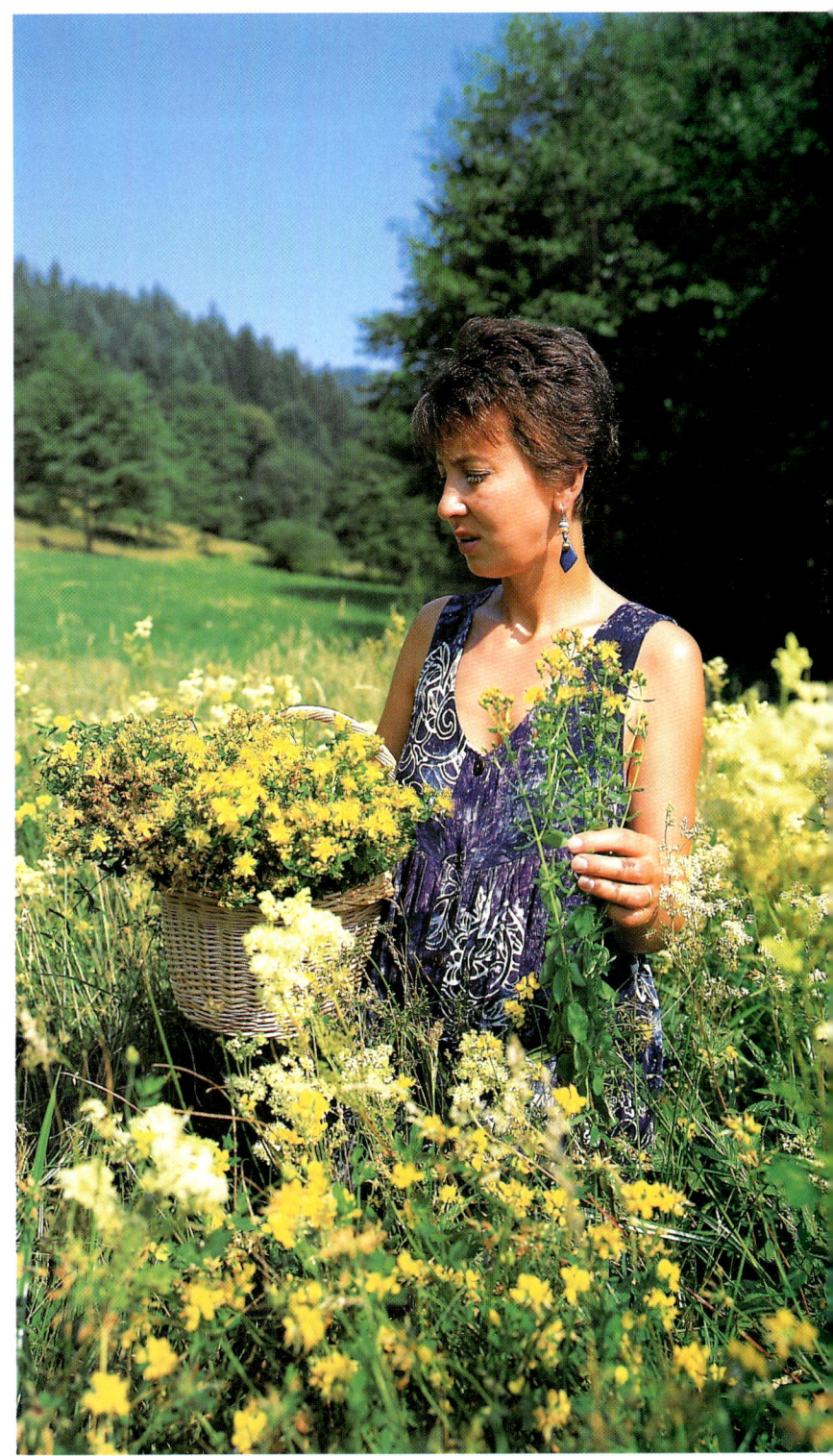

Johanniskraut wird gesammelt

Erkältungs- krankheiten

Bei Husten, Schnupfen, Heiserkeit sowie bei Infekt- anfälligkeit können Sie auf die Heilkraft der Pflanzen vertrauen

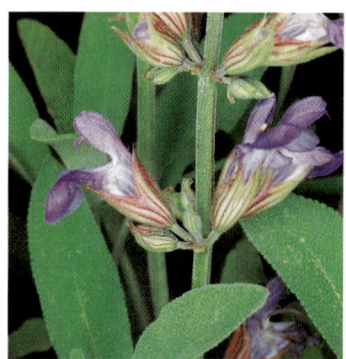

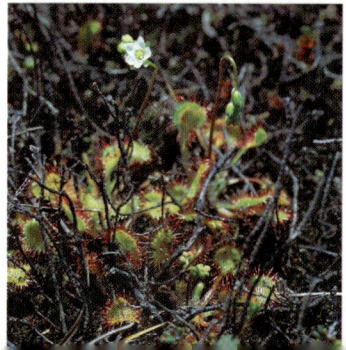

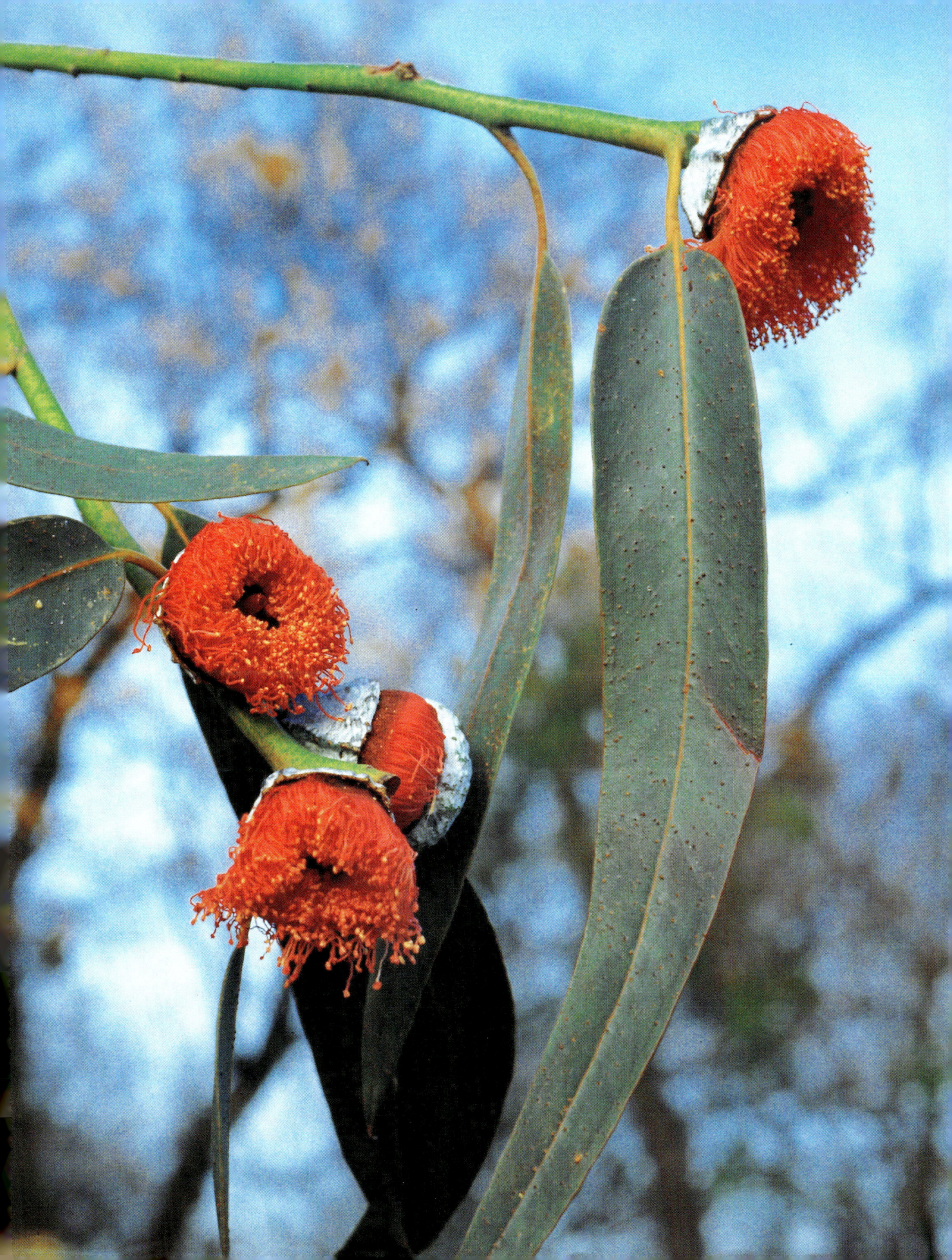

Erkältungskrankheiten

Wie es zu Erkältungskrankheiten kommt

Kein Winter und dank der Klimaanlagen auch kaum ein Sommer ohne eine Erkältung – dabei kann man noch zufrieden sein, wenn es bei einer Attacke pro Saison bleibt. Nicht wenige Menschen klagen darüber, daß sie häufig und zum Teil sehr lange (der Arzt spricht von chronisch) erkältet sind. Gerade auch bei Kindergartenkindern sind dauernde Erkältungen keine Seltenheit, da das Immunsystem noch nicht vollständig ausgebildet ist.

Wie kommt es zu einer Erkältung, und warum spricht man immer von Erkältung, obwohl doch erwiesenermaßen Bakterien und Viren die Auslöser von Husten, Schnupfen und Heiserkeit sind?

Genaugenommen ist Kälte nur *eine* mögliche Ursache für die Symptome. Niedrige Temperaturen sorgen dafür, daß der Körper – besonders Haut und Schleimhäute – schlechter durchblutet wird, und die körpereigenen Abwehrstoffe, die sonst mit den meisten Feinden leicht fertig werden, nur schlecht herbeitransportiert werden können. Viren und Bakterien, die immer an und um uns sind, können dann nahezu ungehindert in den Körper eindringen und sich vermehren – wir haben ihnen wenig entgegenzusetzen.

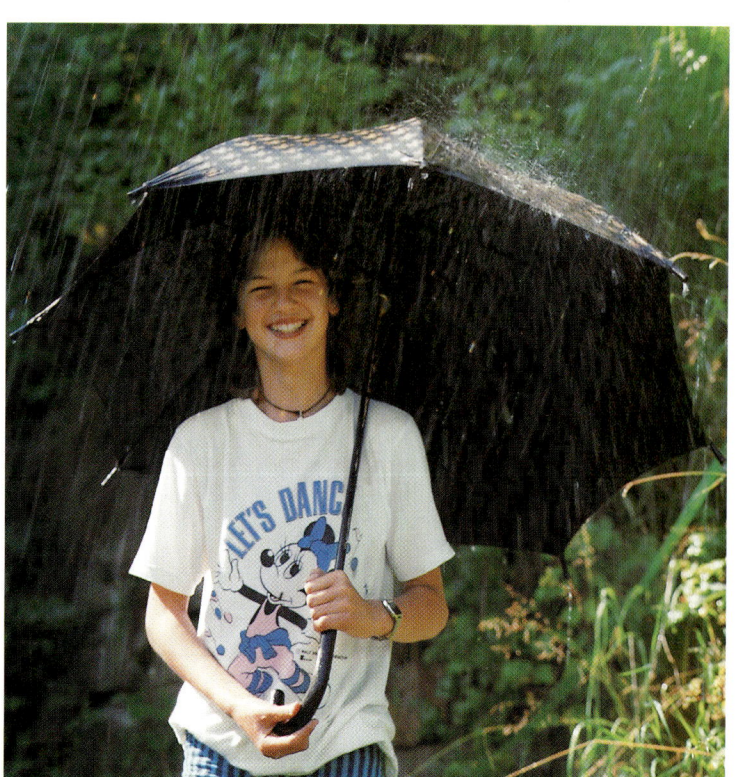

Ob der Körper im Winter richtig durchgefroren ist, oder ob wir im Sommer schwitzen und uns einen Zug holen, spielt dabei keine Rolle. Kurzes Kaltduschen hingegen, besonders nach dem Saunabad, kann uns nichts anhaben, im Gegenteil: Die Durchblutung und die Körperabwehr werden erst richtig angeregt.

Wie es zu Erkältungskrankheiten kommt

Alles, was unser körpereigenes Abwehrsystem, also unser Immunsystem, lahmlegt, kann zu einer Erkältung führen: körperliche oder seelische Überlastung, einseitige Ernährung oder Körpergifte wie Nikotin. Obwohl man dann vielleicht besser sagen sollte: Ich bin „erstreßt", „ermüdet", „erraucht" oder „entvitaminisiert". Der Verständlichkeit wegen soll es aber beim alten Ausdruck bleiben. Die Folgen sind sowieso die gleichen: Schnupfen, Husten, Hals- und Kopfschmerzen, die uns außer Gefecht setzen. Dazu kommen Fieber, Abgeschlagenheit, Gliederschmerzen und Appetitlosigkeit.

Trotzdem noch lange kein Grund, gleich scharfe Geschütze aufzufahren. Erkältungskrankheiten sind mit die wichtigsten Einsatzgebiete vieler Heilpflanzen. Nicht nur als Tee, sondern auch als Saft, Tropfen oder Bonbon helfen sie gegen die unangenehmen Symptome. Heiße Tees haben neben der Heilpflanzenwirkung noch den Effekt, daß sie den Körper mit der Flüssigkeit versorgen, die durch Schwitzen sowie über Bronchial- und Nasenschleim verlorengeht. Das ist sehr wichtig, damit die strapazierten Schleimhäute feucht bleiben, denn nur sie bieten einen wirksamen Schutz gegen Infektionen. Außerdem werden die Schleimhäute durch die warme Flüssigkeit besser durchblutet. Bettruhe und Wadenwickel (siehe Seite 68) unterstützen die Wirkung der Heilpflanze und helfen, schneller wieder auf die Beine zu kommen.

Treten keine Komplikationen wie Mittelohrentzündung, Mandelentzündung oder Lungenentzündung auf, bekommen Erwachsene die Symptome einer Erkältung meist auch ohne einen Arzt in den Griff. Anders ist das bei der echten Virusgrippe, die sich vom grippalen Infekt besonders durch hohes, längeranhaltendes Fieber unterscheidet. Sie kann, da sie den Körper sehr schwächt, bei Kleinkindern und älteren Menschen lebensbedrohlich sein. Eine ärztliche Behandlung ist unbedingt erforderlich. Menschen ab 60, deren Immunsystem angeschlagen ist, sollten durch eine jährliche Impfung zwischen August und November der Grippe vorbeugen.

Nicht immer ist die Kälte schuld an der Erkältung

Bei Komplikationen oder Verdacht auf eine Virusgrippe stets den Arzt aufsuchen

Behinderung der Atemwege

Effektiver und bequemer inhalieren Sie mit Inhalationsgeräten, die auf den Seiten 26/27 näher erläutert werden

Keine Erkältung ohne Schnupfen – eines der lästigsten Symptome, da sich die verstopfte Nase oft auf den gesamten Oberkopfbereich auswirkt und so zu einem schlechten Allgemeinbefinden führt. Auch wenn gegen die Schnupfenviren selbst kein Kraut gewachsen ist, befreit die Inhalation ätherischer Öle die Atemwege und verhilft meist rasch zu einem klaren Kopf. Zum Beispiel als Kneippscher Kopfdampf, benannt nach dem berühmten Wörishofener Pfarrer Dr. Sebastian Kneipp, bei dem man ätherische Öle auf sehr heißes Wasser tropft und den abgedeckten Kopf darüberhält (siehe Seite 26/27). Der fein vernebelte Dampf transportiert dann die ätherischen Öle selbst in die feinsten Gänge der Luftwege von dem Nasenbereich über die Stirnhöhle bis in die Bronchien. Die antibakterielle Wirkung der Öle verkürzt nicht nur den Krankheitsverlauf, sondern lindert auch rasch alle Symptome.

Ätherische Öle werden übrigens auch als Badezusatz in der Wanne oder als Brustsalben wirksam. Sie werden dann nicht nur über die Nase aufgenommen, sondern gelangen auch durch die Haut in den Organismus. Sogar im Blut können sie nachgewiesen werden.

Ideal zum Inhalieren sind die ätherischen Öle der Echten Kamille, die antibakteriell und entzündungshemmend wirkt. Solch eine Behandlung mit Kamille ist bei chronischen Erkrankungen auch als ergänzende Therapie zu Antibiotika empfehlenswert. Auch die ätherischen Öle von Pfefferminze (siehe Seite 43), Fichte (siehe Seite 44), Kiefer (siehe Seite 45), Eukalyptus (siehe Seite 54) und Kampfer (siehe Seite 55) lassen die Patienten meist rasch wieder frei atmen. Deshalb werden sie auch Nasentropfen, -salben oder Inhalierstiften beigegeben. Zwar wirken die ätherischen Öle nicht wirklich schleimhautabschwellend, doch stimulieren sie über Kälterezeptoren in der Nase das Gehirn, und der Patient hat den Eindruck, besser Luft zu bekommen und somit freier atmen zu können.

Bitte denken Sie aber daran, daß Salben, die stark riechende ätherische Öle, wie Menthol, Kampfer oder auch Eukalyptusöl, enthalten, bei Säuglingen und Kleinkindern niemals direkt in der Nase oder im Gesichtsbereich aufgetragen werden dürfen, sondern nur handbreit auf Brust- oder Rücken. Bei Kleinkindern und Säuglingen stellen starke Gerüche, wie zum Beispiel auch Zigarettenrauch oder eiskalte Luft, einen Reiz dar, der zum reflexartigen Atemstillstand führen kann, dem Kratschmer-Reflex. Auch sogenannte säuglingsgerechte Salben und Inhalate, die weder Menthol noch Kampfer enthalten, gehören grundsätzlich nicht in den Gesichtsbereich von Kleinkindern.

Starke Gerüche, wie die von ätherischen Ölen und Zigarettenrauch, und eiskalte Luft können bei Kleinkindern zu reflexartigem Atemstillstand führen

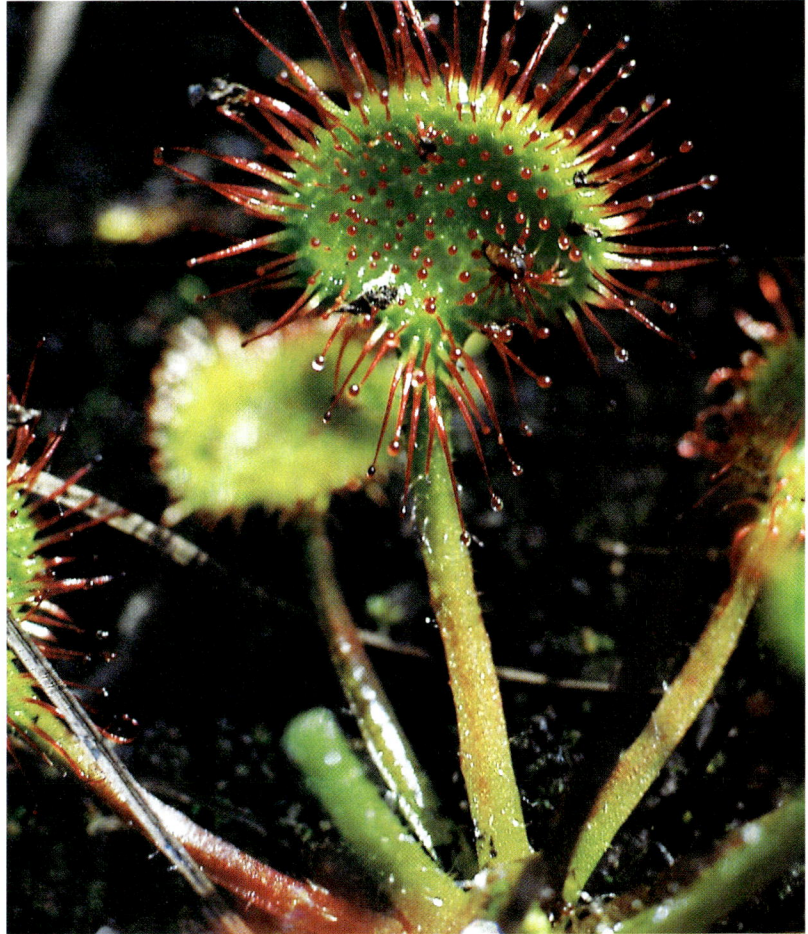

Sonnentau

Erkältungskrankheiten

Echte Kamille

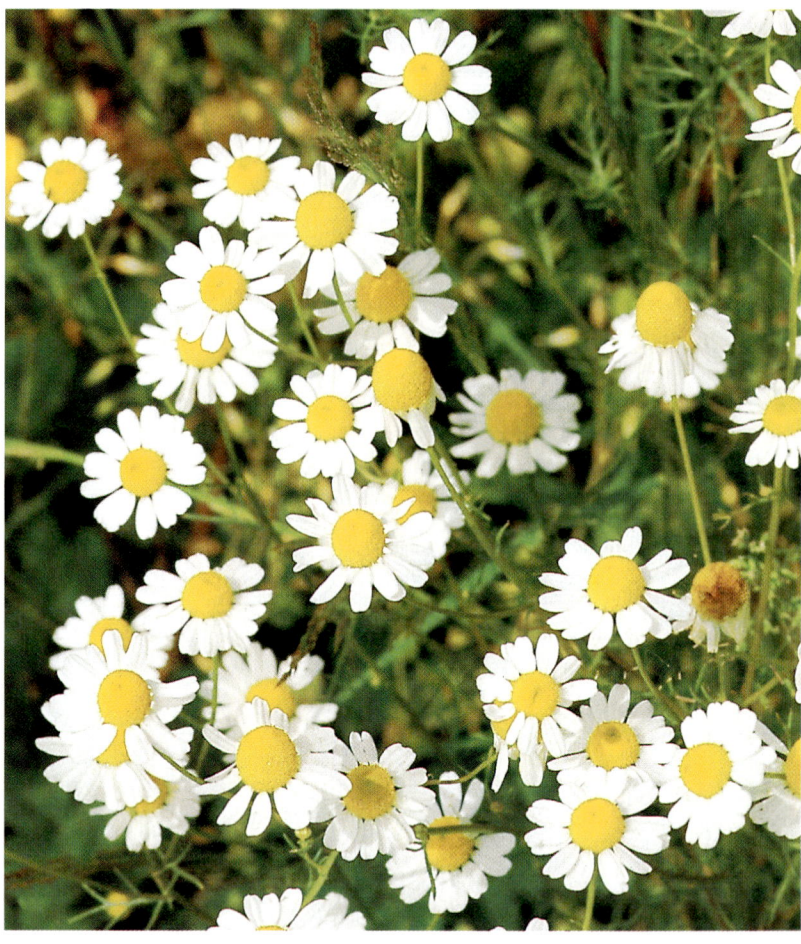

Andere Namen
Deutsche Kamille, Mutterkraut, Mägdeblum

Botanischer Name
Matricaria recutita

Pflanzenfamilie
Korbblütengewächse/Asteraceae

Beschreibung der Pflanze
Aufrechte, krautige Pflanze mit verzweigtem Stengel und doppelt gefiederten Blättern. Die Blütenköpfchen bestehen aus gelben Scheibenblüten, umgeben von weißen Zungenblüten, die bei den älteren Blüten nach unten klappen. Charakteristisch ist der hohle Blütenboden

Vorkommen
Europa, Mittelasien, Amerika, Australien; auf Feldern, Wiesen und an Wegrändern

Verwendete Pflanzenteile
Blütenköpfchen

Blütezeit
Mai und September

Sammelzeit
Während der Blüte im Mai

Wirkstoffe
Ätherische Öle (hauptsächlich Bisabolol und Matricin), Flavonoide

Wirkung
Innerlich: Entzündungshemmend, krampflösend (auch bei Magen-Darm-Erkrankungen, siehe Seite 97)
Äußerlich: Wundheilend, antibakteriell (siehe Seite 198)

Nebenwirkungen
Nicht bekannt; Kamille sollte wegen möglicher Bindehautreizung nicht am Auge angewandt werden

Übliche Darreichungsformen
Tees, Extraktkonzentrat, Badezusatz, Mundspray

Inhalation
2 Eßlöffel Blüten mit ½ Liter heißem Wasser übergießen und sofort inhalieren, evtl. nach 5 Minuten ½ Liter heißes Wasser nachgießen; mehrmals täglich inhalieren

Badezusatz
50 Gramm getrocknete Blüten mit 1 Liter heißem Wasser aufgießen, abdecken, nach 15 Minuten abseihen und ins Bad geben

Teezubereitung
1 Eßlöffel Blüten mit 1 Tasse kochendem Wasser übergießen und abgedeckt 5–10 Minuten ziehen lassen, abseihen

Tagesdosis
3–4mal täglich 1 Tasse trinken

Behinderung der Atemwege

Pfefferminze und japanische Minze

Anderer Name
Katzenkraut

Botanischer Name
Mentha piperita und *Mentha arvensis*

Pflanzenfamilie
Lippenblütengewächse/Lamiaceae

Beschreibung der Pflanze
Die Pfefferminze ist eine aufrechte Pflanze mit 4kantigem, zum Teil rötlichen Stengel. Die Blätter wachsen gegenständig und haben einen gesägten Rand. Die kleinen lila Blüten stehen in entständigen Scheinähren

Vorkommen
In nahezu allen gemäßigten Klimazonen der Erde; auf feuchten, humusreichen Böden

Verwendete Pflanzenteile
Blätter

Blütezeit
Juni – Juli

Sammelzeit
Zu Beginn der Blüte

Wirkstoffe
Ätherisches Öl, überwiegend Menthol und Menthon

Wirkung
Verbessert die Nasenatmung, schleimlösend an der Bronchialschleimhaut, krampflösend an der glatten Muskulatur des Magen-Darm-Traktes, entblähend, gallenflußanregend (siehe Seite 91)

Nebenwirkungen
Für Pfefferminztee sind keine unerwünschten Wirkungen bekannt; Minzöl oder Menthol dürfen allerdings nicht in Gesicht und speziell in der Nase von Säuglingen und Kleinkindern angewandt werden

Übliche Darreichungsformen
Tees, Inhalate, Bonbons, Inhalations- und Kühlsalben, Inhalierstifte

Teezubereitung
1 Teelöffel Blätter mit 1 Tasse kochendem Wasser übergießen, 5 Minuten ziehen lassen, abseihen

Tagesdosis
3mal täglich 1 Tasse trinken

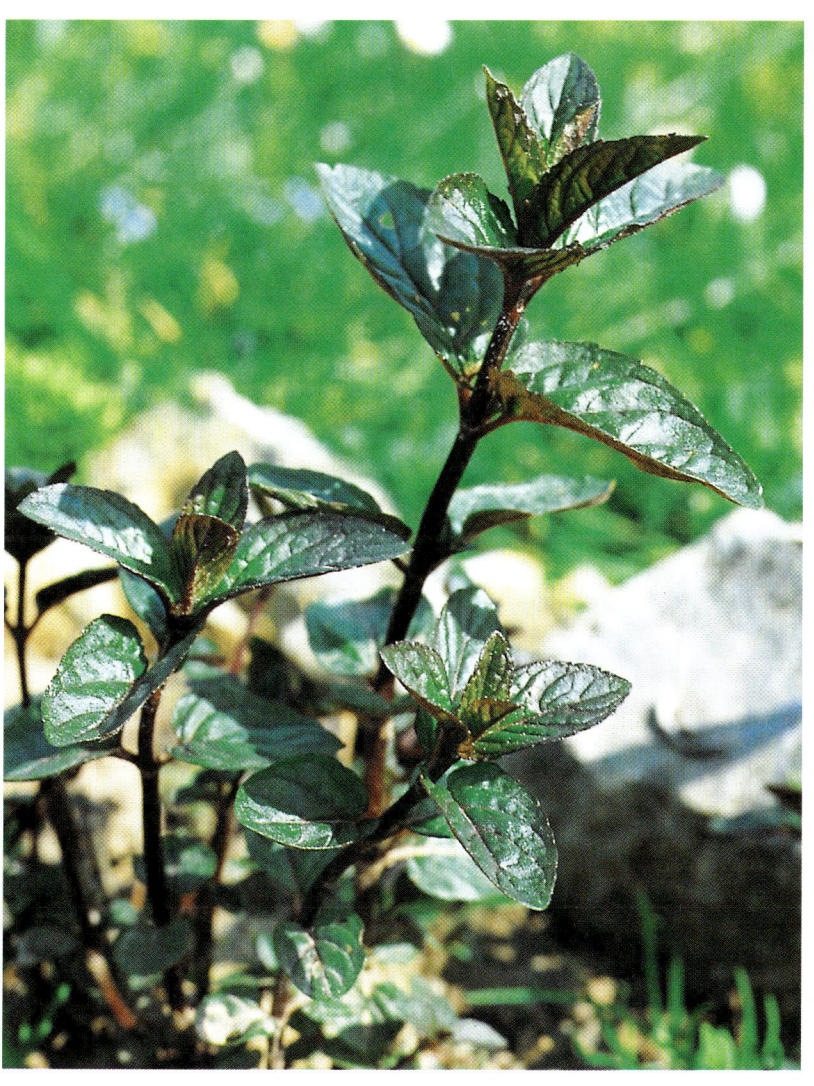

Erkältungskrankheiten

Fichte

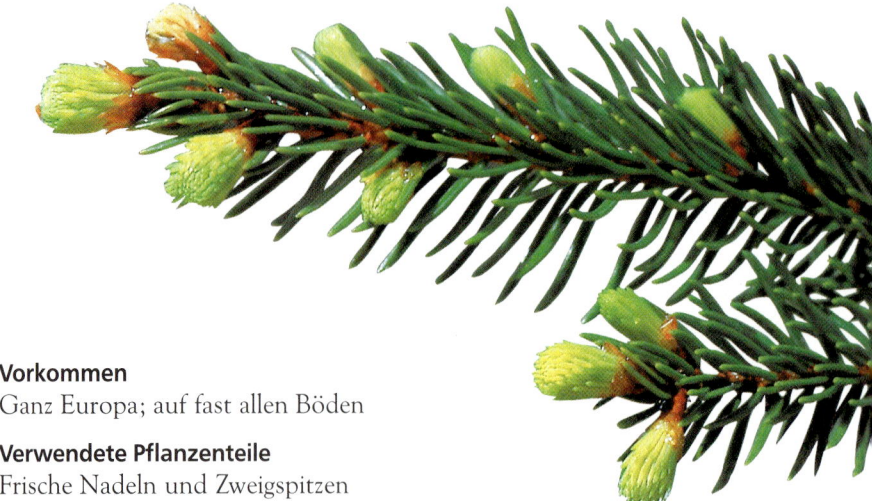

Botanischer Name
Picea abies

Pflanzenfamilie
Kieferngewächse/Pinaceae

Beschreibung der Pflanze
Der etwa 30 Meter hohe Nadelbaum mit dem kräftigen Stamm hat weitausladende Zweige, die sich nach oben hin zu einer spitzen Krone verjüngen. Auffallend sind die weiblichen Blüten, die Zapfen, die zunächst aufrecht stehen, später hängen. Zwischen den braunen Schuppen liegen die beflügelten Samen, die vom Wind wegtransportiert werden, wenn sie reif sind

Vorkommen
Ganz Europa; auf fast allen Böden

Verwendete Pflanzenteile
Frische Nadeln und Zweigspitzen

Blütezeit
Mai

Sammelzeit
April

Wirkstoffe
Ätherisches Öl

Wirkung
Verbesserung der Nasenatmung, schleimlösend, antibakteriell, äußerlich: durchblutungsfördernd

Nebenwirkungen
Reizerscheinung an Haut und Schleimhaut, möglicherweise Verstärkung eines Bronchienkrampfes, deshalb sollte das ätherische Öl nicht bei Asthma oder Keuchhusten angewandt werden

Übliche Darreichungsformen
Salben, Lösungen, Inhalate, Badezusatz

Tagesdosis
3mal täglich 4 Tropfen des ätherischen Öls, auf etwas Zucker oder in Wasser einnehmen

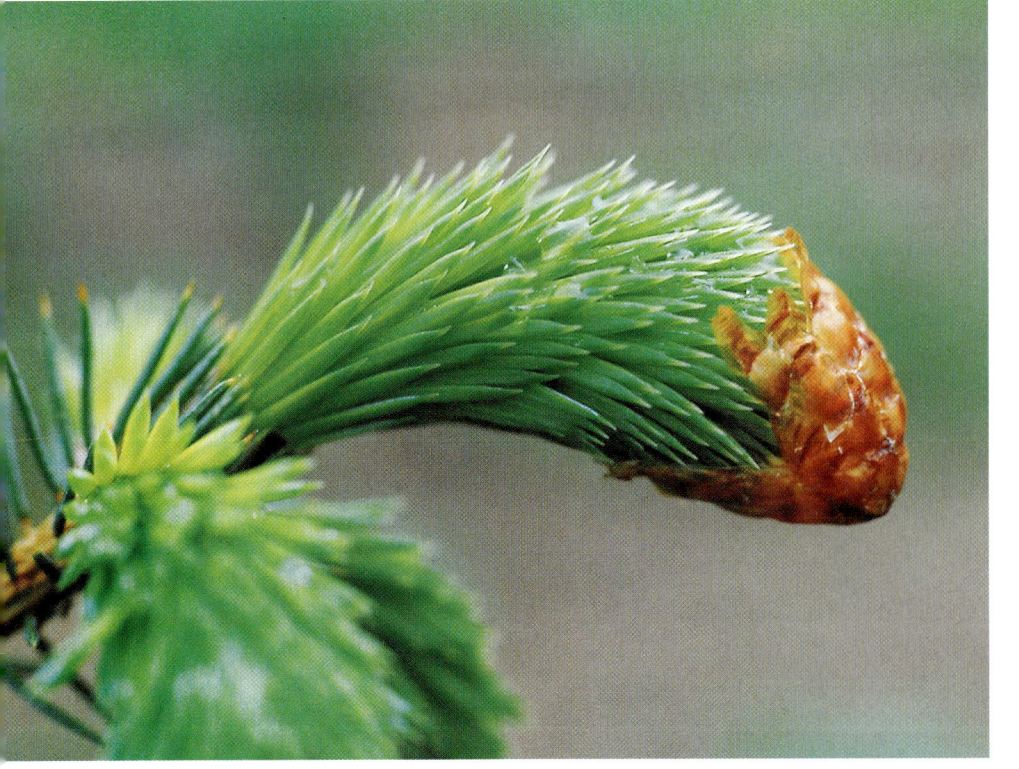

Behinderung der Atemwege

Kiefer

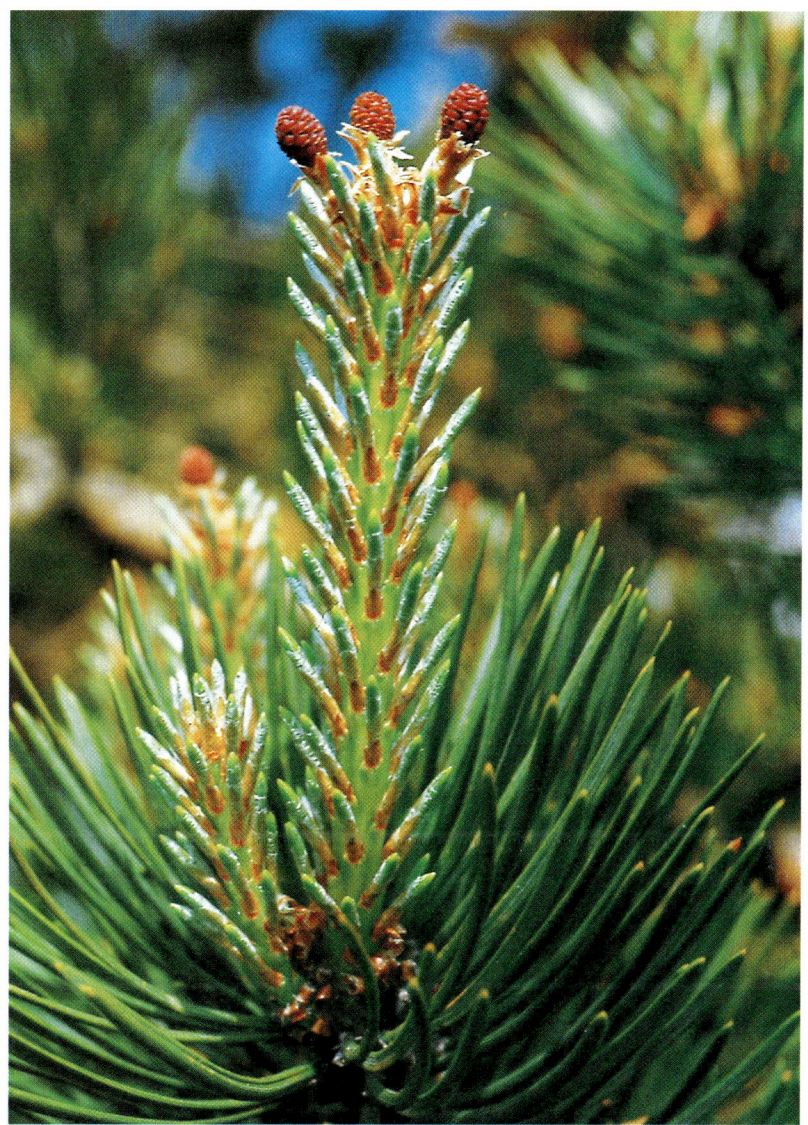

Anderer Name
Föhre

Botanischer Name
Pinus sylvestris

Pflanzenfamilie
Kieferngewächse/Pinaceae

Beschreibung der Pflanze
Der etwa 40 Meter hohe Baum hat lange Nadeln, die paarweise an den Kurztrieben stehen. Die männlichen Blüten sind schwefelgelb, aus den weiblichen Blüten werden die verholzten Zapfen

Vorkommen
Europa, Sibirien und generell in sehr nördlichen Breiten

Verwendete Pflanzenteile
Junge Triebe

Blütezeit
Mai

Sammelzeit
April – Mai

Wirkstoffe
Ätherisches Öl, Harze

Wirkung
Verbessert die Nasenatmung, schleimlösend, antibakteriell, äußerlich: Durchblutung der Haut

Nebenwirkungen
Nur beim reinen Öl können Reizungen der Haut- und Schleimhäute auftreten. Das reine Öl sollte nicht bei Bronchialasthma oder Keuchhusten angewandt werden, da es zu Krämpfen führen kann

Übliche Darreichungsformen
Brustsalben, Inhalate, auch Tees

Teezubereitung
1 Teelöffel Nadeln mit 1 Tasse kochendem Wasser übergießen, 5 Minuten abgedeckt ziehen lassen, abseihen

Tagesdosis
3mal täglich 1 Tasse trinken

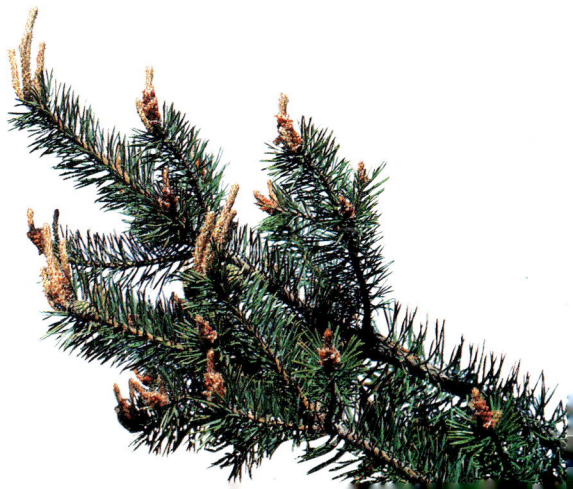

Erkältungskrankheiten

Halsschmerzen und Heiserkeit

Fast immer gehören Halsschmerzen und Heiserkeit zu den Vorläufern von Erkältungen. Man wacht morgens auf, und die Schluckbeschwerden sind da – meist als Ankündigung einer ganzen Kette lästiger Symptome. Typisch, daß Halsschmerzen über Nacht auftreten, weil dann die Schleimhäute leicht austrocknen. Das kann an überhitzten Schlafräumen liegen oder daran, daß der Betroffene wegen einer verstopften Nase mit offenem Mund schläft.

Wichtig ist jetzt, daß Sie die Schleimhäute feucht halten, zum Beispiel durch das Lutschen von Bonbons und durch reichliches Trinken. Desinfizierend wirkt das Gurgeln und Spülen mit Salbei. Weitere Arzneipflanzen, die ätherische Öle oder Gerbstoffe enthalten und zur Behandlung infizierter Schleimhäute geeignet sind, finden Sie auf den Seiten 188 ff.

Gänsefingerkraut enthält Gerbstoffe und kann zur Desinfektion der Mundschleimhaut eingesetzt werden

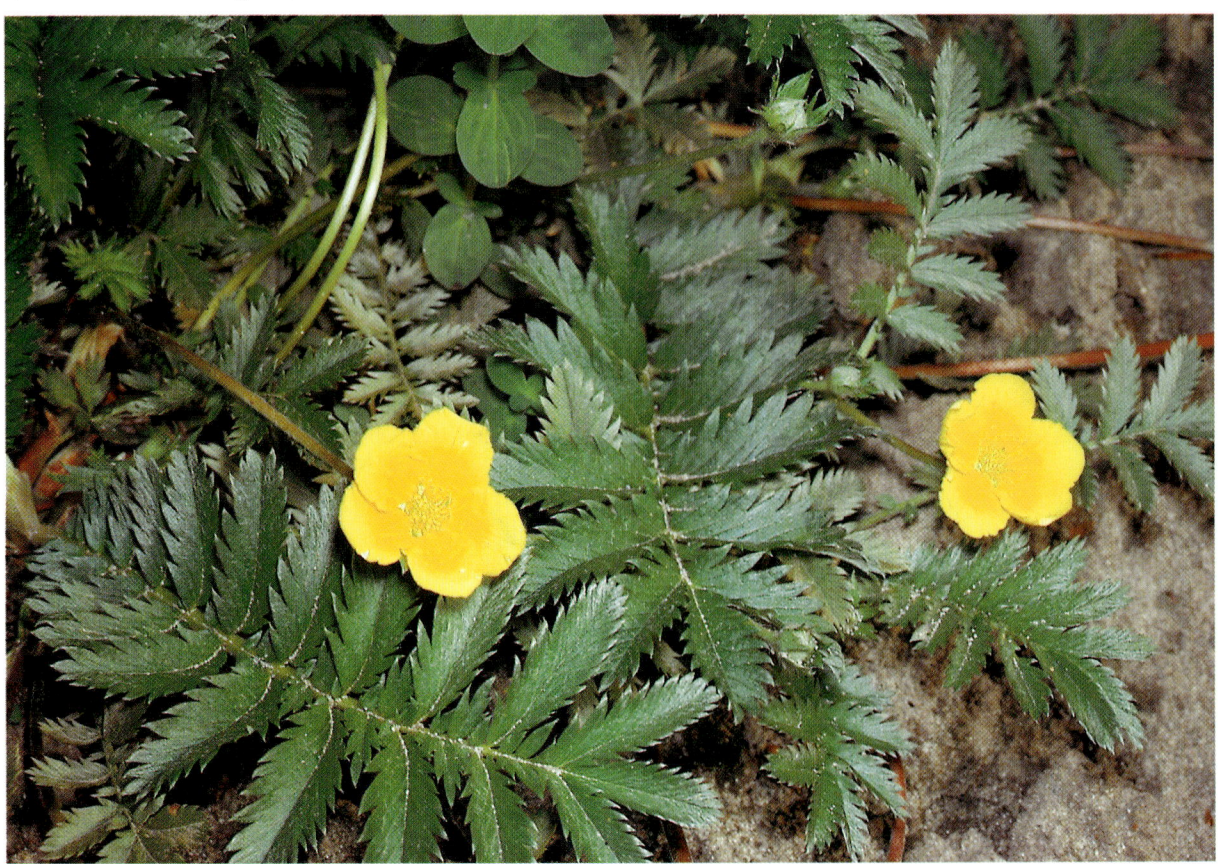

Halsschmerzen und Heiserkeit

Salbei

Anderer Name
Muskatellerkraut

Botanischer Name
Salvia officinalis

Pflanzenfamilie
Lippenblütengewächse/Lamiaceae

Beschreibung der Pflanze
Die etwa 80 Zentimeter hohe, strauchartige, stark verzweigte Pflanze hat gegenständliche, länglich-lanzettliche Blätter mit feingekerbtem Rand und filziger Behaarung. Die blau-violetten Blüten, deren Krone wie Unter- und Oberlippe wirken, stehen in Scheinquirlen

Vorkommen
Mittelmeergebiet; bei uns in Gärten auf sonnigen trockenen Böden

Verwendete Pflanzenteile
Blätter

Blütezeit
Mai – Juni

Sammelzeit
Kurz vor der Blüte

Wirkstoffe
Ätherisches Öl (Thujon), Gerbstoffe, Bitterstoffe

Wirkung
Antibakteriell, viren- und pilzhemmend, zusammenziehend; hemmt die Schweißdrüsensekretion

Nebenwirkungen
Nur bei längerer Einnahme von alkoholischen Extrakten und des ätherischen Öls können Schwindel, Herzrasen oder Krämpfe auftreten

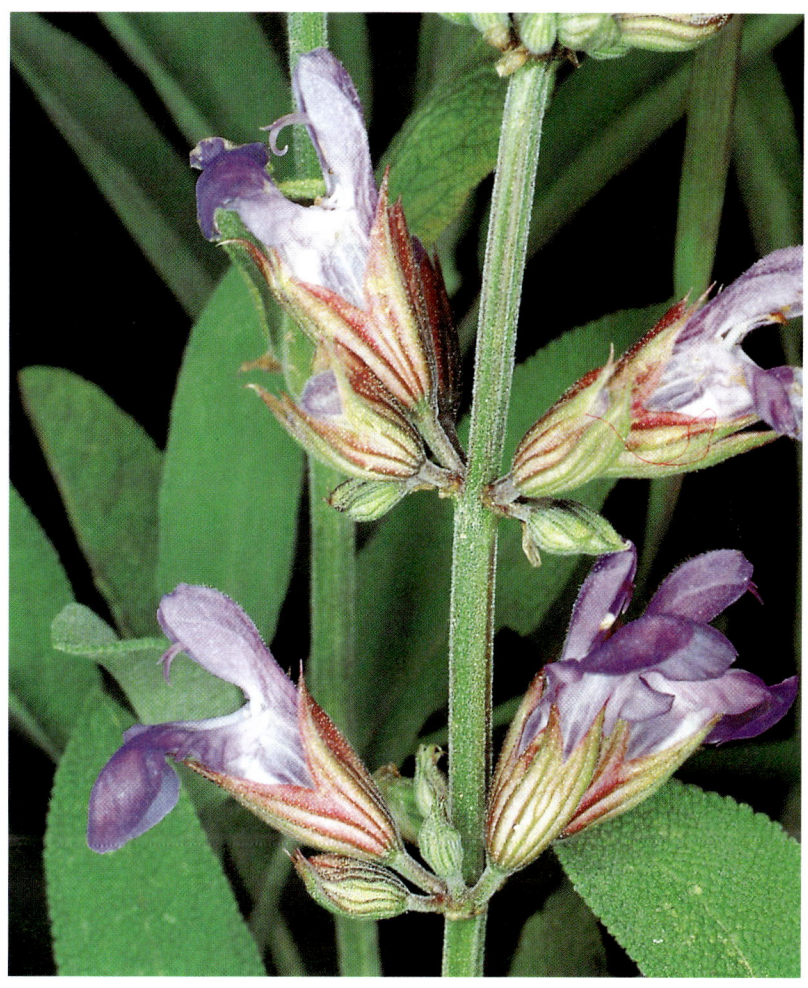

Gegenanzeigen
Keine Einnahme während einer Schwangerschaft

Übliche Darreichungsformen
Tees, Tinkturen, Dragees gegen übermäßiges Schwitzen

Teezubereitung
1 Teelöffel Blätter mit einer Tasse kochendem Wasser übergießen; 10 Minuten abgedeckt ziehen lassen, abseihen

Tagesdosis
Mehrmals täglich 1 Tasse trinken

Zum Gurgeln und Spülen
2 Teelöffel auf 1 Tasse heißes Wasser, nach 10 Minuten abseihen

Tagesdosis
Nach dem Essen gurgeln und spülen

Erkältungskrankheiten

Husten & Co

Husten reinigt die Bronchien von Fremdkörpern und Schleim

Husten ist lästig – Husten ist wichtig. Denn er hat die Aufgabe Fremdkörper aus Lunge und Luftröhre wieder ins Freie zu befördern. Die winzigen Lungenbläschen, an denen der Gasaustausch von Sauerstoff gegen Kohlendioxid stattfindet, also verbrauchte Luft gegen frische ausgetauscht wird, dürfen nicht mit Schleim oder Schmutzpartikelchen zugeklebt werden. Denn das behindert die Atmung. Auch wenn die Lunge aus einigen Hundert Millionen solcher Lungenbläschen besteht, setzt der Körper alles daran, die Atemwege und natürlich die Bläschen selbst sauber zu halten. Dazu sind Lunge und Bronchien dicht mit Flimmerhärchen besetzt, die sich wie ein Kornfeld im Wind bewegen und dabei Staub und Schleim wie auf einem Förderband nach außen transportieren.

Das funktioniert natürlich nur dann, wenn die Flimmerhärchen nicht durch Zigarettenteer, Nikotin oder Bronchial-

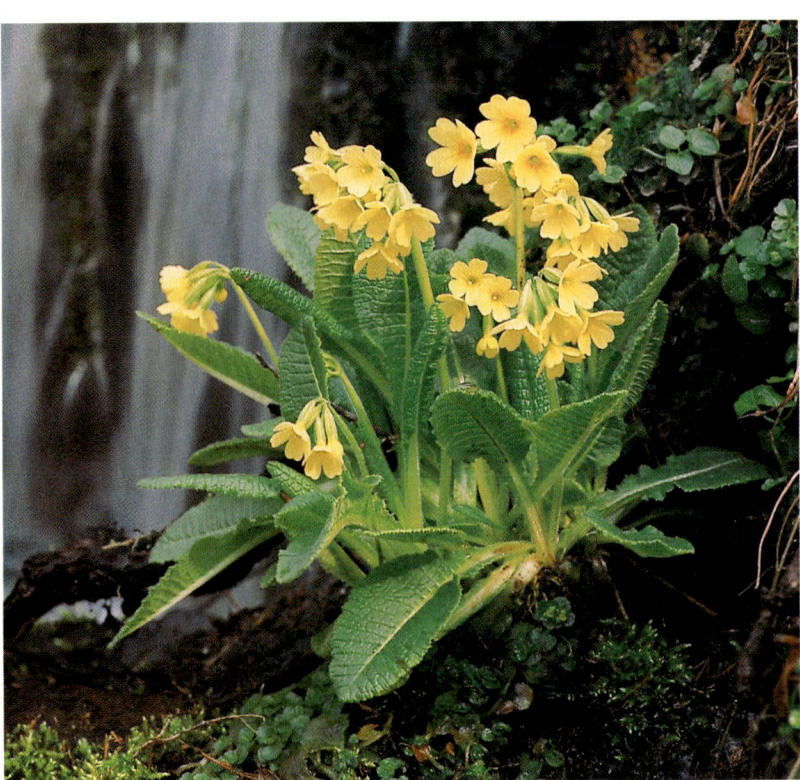

Schlüsselblume

schleim verklebt beziehungsweise lahmgelegt sind. Dann bleibt dem Körper nur noch der Hustenreflex, um die Atemwege freizubekommen. Durch heftiges Ausstoßen der Luft aus den Lungen befreit der Husten die Bronchien von Fremdkörpern und Schleim. Dieser Prozeß darf nicht durch hustenblockierende Arzneimittel verhindert werden (Ausnahmen siehe Seite 50), denn gerade beim langjährigen Raucher, bei dem die Flimmerhärchen in einigen Bereichen abgestorben sind, ist der Husten die einzige Möglichkeit, die Lunge „zu reinigen". Das Husten zu unterdrücken kann Entzündung von Lunge und Bronchien zur Folge haben. Das Rauchen ist spätestens bei Husten und bei Entzündungen der Bronchien einzustellen.

Bei Husten mit wenig, zähflüssigem Schleim helfen verschiedene Heilpflanzen, das Sekret zu verflüssigen, damit Sie besser abhusten können. Wichtig ist dabei, viel Flüssigkeit zu sich zu nehmen. Die Pflanzen, die hierfür in Betracht kommen, haben als Inhaltsstoffe meist ätherische Öle oder Saponine.

Ätherische Öle regen die Drüsenzellen an, mehr Flüssigkeit zu produzieren, um so den Schleim zu verflüssigen. Außerdem steigern sie die Tätigkeit der Flimmerhärchen in den Bronchien, die den Auswurf nach draußen befördern. Fast alle ätherischen Öle wirken antibakteriell, was sich bei Erkältungen besonders günstig auswirkt. Diese leicht flüchtigen Wirkstoffe werden sehr gut über die Haut und über die Bronchien aufgenommen und eignen sich deshalb als Salben und Inhalate noch wesentlich besser als zur Teebereitung.

Als ätherische Öl-Drogen haben sich Anis, Fenchel, Eukalyptus, Kampfer, Thymian, Quendel, Malve und die schon beim Kapitel „Behinderung der Atemwege" besprochenen Heilpflanzen Fichte (siehe Seite 44), Kiefer (siehe Seite 45) und Pfefferminze (siehe Seite 43) bei Husten bewährt.

Zum besseren Abhusten

Trinken Sie viel bei Husten mit wenig, dickflüssigen Schleim. Ergänzen Sie den Hustentee mit warmem Früchtetee und warmem Saft, zum Beispiel Holundersaft

Erkältungskrankheiten

Die andere wichtige Gruppe der Kräuter, die bei schwerlöslichem Husten ihren Einsatz findet, sind Heilpflanzen, die Saponine enthalten. Diese zeigen gleich Mehrfachwirkung: Wie in der Einführung (siehe Seite 19) bereits erwähnt, sind Saponine Wirkstoffe mit seifenähnlichem Verhalten. Wie ein „Waschmittel" wirken sie auch in den Bronchien. Sie setzen die Oberflächenspannung des Sekrets herab und verflüssigen es so.

Efeu, Süßholz und Schlüsselblume „waschen" die Bronchien

Zweitens üben Saponine eine Reizwirkung auf die Magenschleimhaut aus. Dieser Reiz regt über das Nervensystem die Drüsen in der Lunge reflexartig an, mehr Schleim zu produzieren und so den Auswurf zu verflüssigen. Außerdem werden auch die Flimmerhärchen der Bronchien aktiviert, um den Schleim schneller abzutransportieren. Saponine sind zum Beispiel in Efeu, Schlüsselblume und Süßholz enthalten.

Trockener Husten

Anders als beim verschleimten Husten verhält es sich, wenn der Husten „trocken" ist; das ist Anfangs meist der Fall. Durch vorangehenden Schnupfen beginnt der Patient, durch den Mund zu atmen: Die Schleimhäute des Rachenraumes trocknen aus und kratzen. Das wird dem Hustenzentrum im Gehirn weitergeleitet und von dort der Hustenreiz ausgelöst.

Am Anfang einer Erkältung ist der Husten noch nicht produktiv – so formulieren es die Mediziner – und wollen damit sagen, daß noch kein Schleim produziert wird. Da es demzufolge auch nichts abzuhusten gibt, hat der Hustenreflex noch keinen Nutzen, sondern reizt die Schleimhaut nur unnötig.

Eibisch, Isländisch Moos und Spitzwegerich schützen die Schleimhaut bei Reizhusten

Manchmal ist es also sinnvoll, den Hustenreiz zu unterdrücken, nicht nur, um die entzündete Schleimhaut zu beruhigen, sondern auch, damit dem Patienten nicht der dringend nötige Erholungsschlaf geraubt wird. Schleimhaltige Arzneipflanzen beruhigen die entzündeten Atemwege und lindern den Reizhusten, indem sie eine Schutzschicht über die Schleimhaut legen. Eibisch, Isländisch Moos, Huflattich,

Spitzwegerich und Königskerze spielen in dieser Phase eine wichtige Rolle. Über die Verwendung von Huflattich scheiden sich allerdings die Gelehrtenmeinungen, weil einige ausländische Arten im Verdacht stehen, bei längerfristigem Gebrauch Leberkrebs auszulösen. Da er durch gleichwertige Arzneipflanzen ersetzt werden kann, können Sie auf seine Anwendung zu Gunsten anderer Heilpflanzen verzichten.

Hustenreizblocker

Zu den hustenblockierenden Arzneimitteln gehört das aus dem Schlafmohn gewonnene Codein. Da es aber zum einen nur auf Rezept erhältlich ist und auch nur als isolierte Reinsubstanz und nicht im pflanzlichen Verband angewendet wird, ist es kein Heilpflanzenmittel im eigentlichen Sinne. Deshalb soll es hier nur am Rande erwähnt werden.

Der Sonnentau hingegen ist eine Arzneipflanze, die den Hustenreiz blockiert, ohne unerwünschte Nebenwirkungen aufzuweisen. Sie ist deshalb besonders geeignet bei starkem Reiz- und Krampfhusten.

Keuchhusten

Sonnentau (siehe Seite 66) wie auch Efeu (siehe Seite 59) und Thymian (siehe Seite 56) eignen sich übrigens hervorragend zur ergänzenden Therapie von Keuchhusten, da sie die krampfartigen Hustenanfälle mindern.

Für Säuglinge und Kleinkinder kann Keuchhusten eine lebensbedrohliche Erkrankung sein, deshalb sollte in jedem Fall der Arzt um Rat gefragt werden. Eine von ihm verordnete antibiotische Therapie wird durch Heilpflanzen sinnvoll unterstützt, aber nicht ersetzt, denn die Kräuter können den Erreger nicht abtöten.

Bei der Behandlung von Keuchhusten sollten Sie Fertigarzneimittel, die eine definierte Menge des Wirkstoffs enthalten, also standardisiert sind, bevorzugen. Nur so kann die zur Heilung nötige Menge der Wirksubstanzen garantiert werden. Während Efeuextrakte als Einzelwirkstoff geeignet sind – hier werden zum Beispiel Zäpfchen, Tropfen oder Saft angeboten –, können Thymian und Sonnentaukraut wirkungsverstärkend kombiniert werden.

Eine antibiotische Behandlung bei Keuchhusten kann durch Heilpflanzen unterstützt werden

Anis

Andere Namen
Brotsamen, Süßer Fenchel

Botanischer Name
Pimpinella anisum

Pflanzenfamilie
Doldengewächse/Apiaceae

Beschreibung der Pflanze
Aufrechte, etwa 50 cm hohe Pflanze mit doppelt gefiederten Blättern und weißen Doldenblüten. Die Frucht mit fünf hervortretenden Rippen besteht aus zwei bauchigen Teilfrüchten und enthält das ätherische Öl mit dem charakteristischen Geruch

Vorkommen
Östliches Europa und Mittelmeergebiet; sonnig auf trockenen Lehmböden

Verwendete Pflanzenteile
Früchte

Blütezeit
Juli – August

Sammelzeit
Nach der Blüte, August – September

Wirkstoffe
Ätherische Öle, überwiegend Anethol

Wirkung
Krampflösend, auswurffördernd, antibakteriell; Anis wird auch bei Blähungen angewandt (siehe Seite 94)

Nebenwirkungen
In seltenen Fällen können allergische Reaktionen der Atemwege und des Magen-Darm-Traktes auftreten

Übliche Darreichungsformen
Tee, Saft, Tropfen, Inhalate und Bonbons

Teezubereitung
1 gehäufter Teelöffel der frisch zerkleinerten oder angestoßenen Früchte mit kochendem Wasser übergießen, abgedeckt 10–15 Minuten ziehen lassen, abseihen und warm trinken

Tagesdosis
2–3mal täglich 1 Tasse trinken

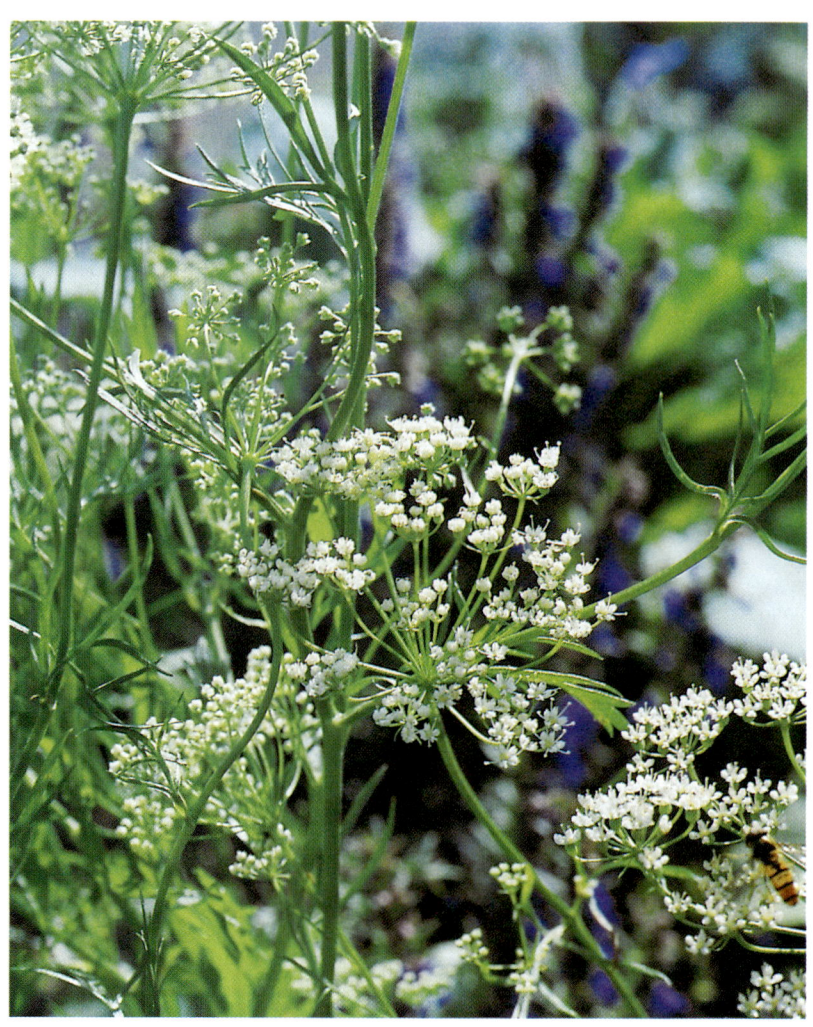

Husten & Co

Fenchel

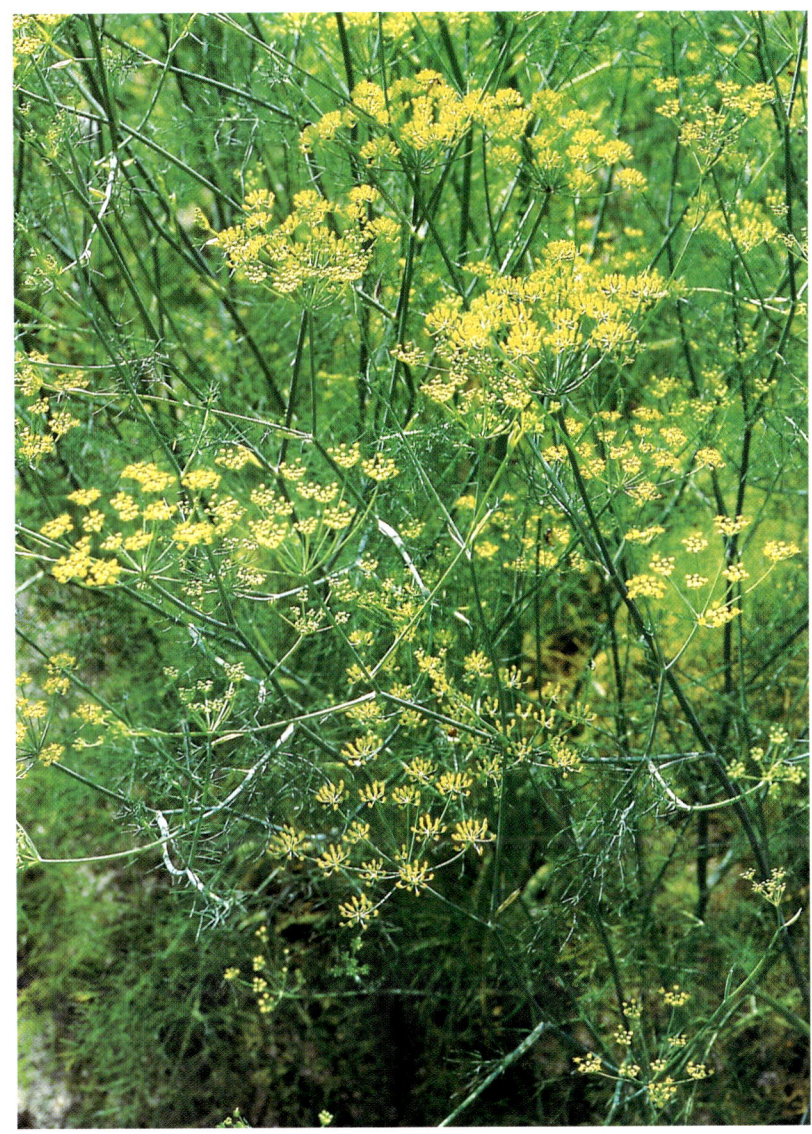

Andere Namen
Brotsamen, Bitterer Fenchel

Botanischer Name
Foeniculum vulgare

Pflanzenfamilie
Doldengewächse/Apiaceae

Beschreibung der Pflanze
Aufrechte, bis mannshohe Pflanze mit gelben Blüten, die in Dolden stehen. Die Früchte bestehen aus 2 länglichen Teilfrüchten mit 5 Rippen und charakteristischem Geruch

Vorkommen
Überwiegend im Mittelmeerraum; auf lehmhaltigen Böden

Verwendete Pflanzenteile
Früchte

Blütezeit
Juli – August

Sammelzeit
August – September

Wirkstoffe
Ätherische Öle, überwiegend Anethol und Fenchon

Wirkung
Krampflösend, sekretlösend, auch bei Blähungen gut geeignet (siehe Seite 94)

Nebenwirkungen
Große Mengen (über 3 Gramm) des reinen ätherischen Öls können zu Kopfschmerzen, Benommenheit oder Magenreizung führen

Übliche Darreichungsformen
Tee, Bonbons, Fenchelsirup, Fenchelhonig (für Kinder gut geeignet)

Teezubereitung
1 Teelöffel der frischgestoßenen Früchte auf 1 Tasse kochendes Wasser geben, 5 Minuten ziehen lassen, abseihen und warm trinken

Tagesdosis
Mehrmals täglich 1–2 Tassen trinken

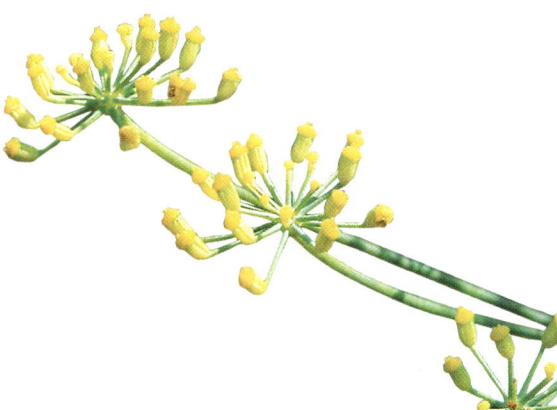

Erkältungskrankheiten

Eukalyptus

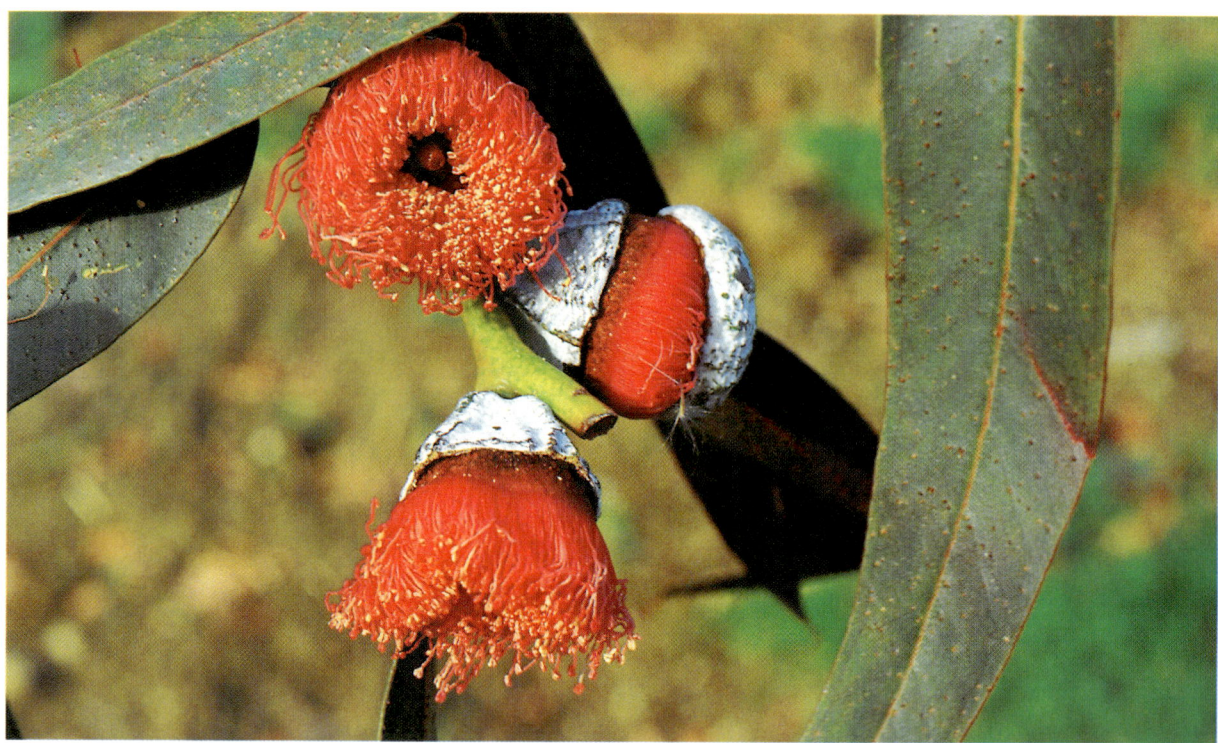

Botanischer Name
Eucalyptus globulus

Pflanzenfamilie
Myrtengewächse/Myrtaceae

Beschreibung der Pflanze
Bis zu 70 Meter hoher Baum mit langgestreckten, sichelförmigen Blättern. Die gelblich-weißen Blüten stehen einzeln oder in Büscheln

Vorkommen
Heimisch in Australien, heute auch Südeuropa, Afrika, Südamerika, Asien

Verwendete Pflanzenteile
Blätter

Blütezeit
Mai – Juni

Wirkstoffe
Ätherische Öle, überwiegend Cineol und Gerbstoffe

Wirkung
Auswurffördernd, schwach krampflösend

Nebenwirkungen
Selten Übelkeit, Erbrechen, Durchfälle; bei Kleinkindern und Säuglingen sollten Arzneimittel mit Eukalyptusöl nicht in Gesicht und Nase angewandt werden

Übliche Darreichungsformen
Tee, Inhalate, Salben, Bonbons

Teezubereitung
2 Teelöffel feingeschnittene Blätter auf 1 Tasse kochendes Wasser geben, abgedeckt 10 Minuten ziehen lassen, abseihen

Tagesdosis
2–3mal täglich 1 Tasse trinken

Kampfer

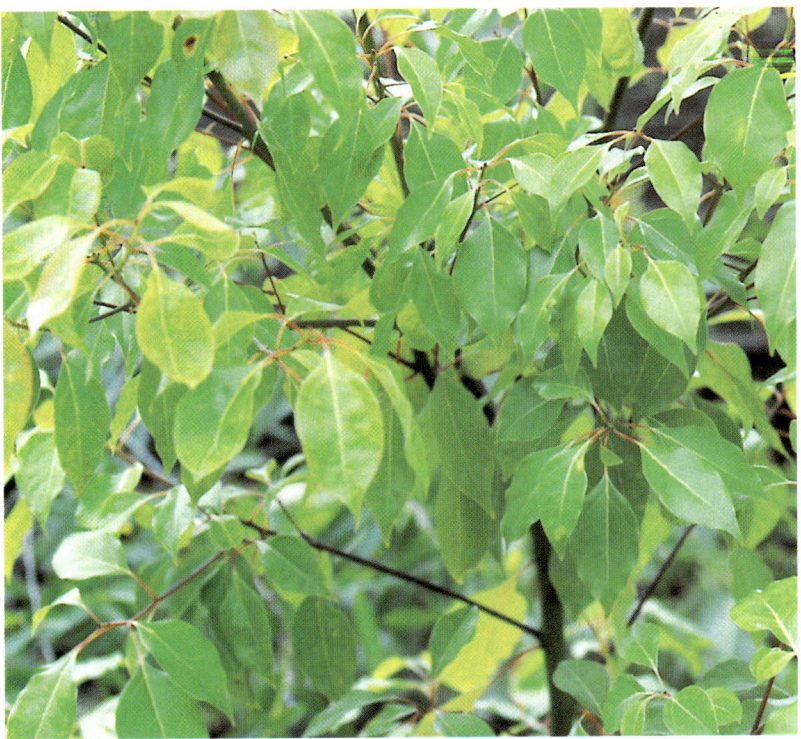

Botanischer Name
Cinnamomum camphora

Pflanzenfamilie
Lorbeergewächse/Lauraceae

Beschreibung der Pflanze
Der Tropenbaum wird bis zu 12 Meter hoch und hat immergrüne, ledrige, spitzovale Blätter. Aus den unauffälligen, grüngelben Blüten entwickeln sich die dunkelroten, erbsengroßen Beeren

Vorkommen
Aus Taiwan stammend, wird er heute in einigen warmen Ländern kultiviert, wie zum Beispiel Sri Lanka oder Florida

Verwendete Pflanzenteile
Kampfer, der als weiße, kristalline Substanz vorliegt, wird aus dem Holz destilliert

Wirkstoffe
Ätherische Öle (Bornanon)

Wirkung
Innerlich: auswurffördernde, krampflösende Wirkung in den Bronchien, stimuliert das Atemzentrum im Gehirn und wirkt kreislaufanregend
Äußerlich: durchblutungsfördernd (siehe Seite 162)

Nebenwirkungen
Kampfer kann bei Kindern und Säuglingen ein reflexartiges Anschwellen der Schleimhäute bewirken, das zum Ersticken führt (Kratschmer-Reflex) und darf deshalb nicht in Nase und Gesicht angewandt werden. Die Substanz kann bei innerer Anwendung bei Säuglingen und Kleinkindern bereits ab einer Dosis von einem halben Gramm tödlich wirken. Für Erwachsene sind erst mehr als 2 bis 5 Gramm tödlich. Eine Vergiftung äußert sich durch Rauschzustände, Übelkeit, Erbrechen und Herzrasen, manchmal auch in epileptischen Krämpfen. Die äußerliche Anwendung sollte nur auf unbeschädigter Haut erfolgen, da schmerzhafte Entzündungen und Kontaktekzeme entstehen können

Übliche Darreichungsformen
Salben, Inhalate, Tropfen

Tagesdosis
30 bis 300 mg pro Tag

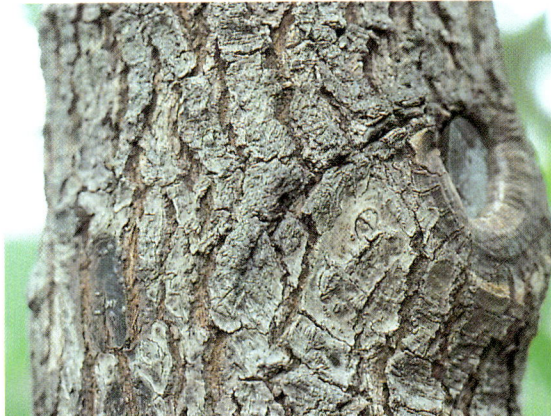

Aus dem Holz des Kampferbaums wird der Wirkstoff destilliert

Erkältungskrankheiten

Thymian

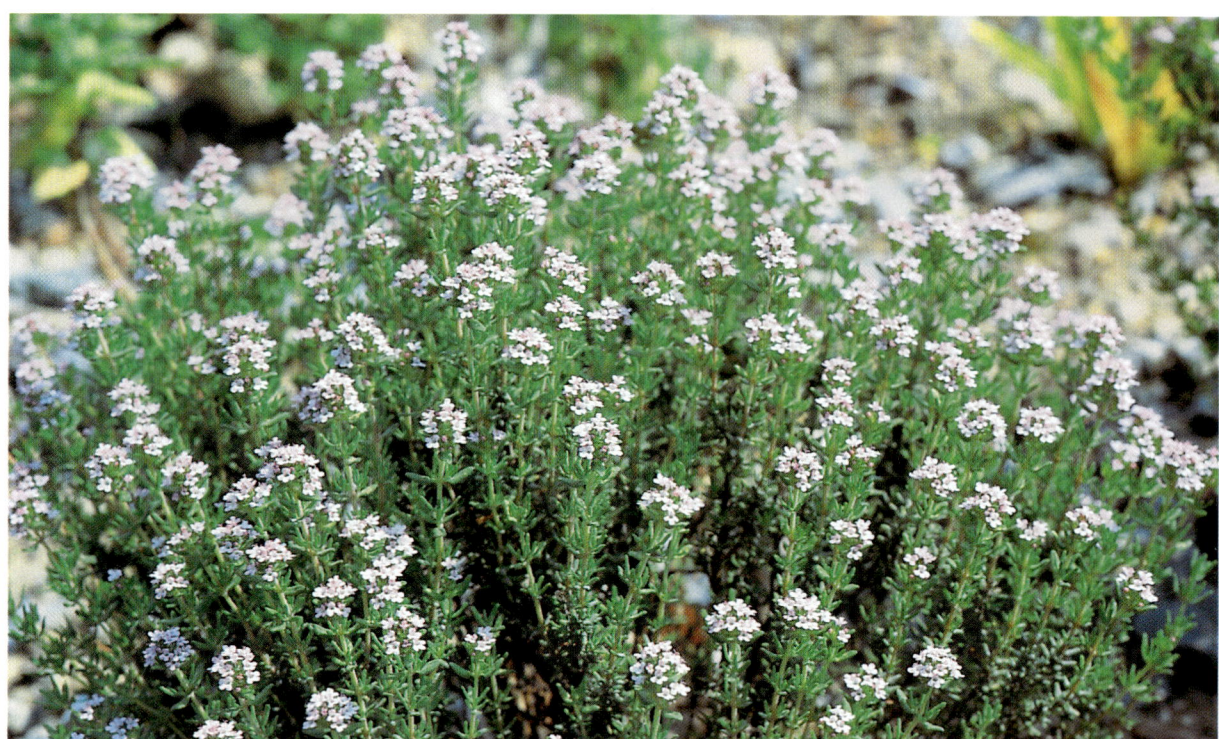

Andere Namen
Bienenkraut, Wurstkraut

Botanischer Name
Thymus vulgaris

Pflanzenfamilie
Lippenblütengewächse/Lamiaceae

Beschreibung der Pflanze
Niedriger Strauch mit vierkantigem Stengel. Die Blätter sitzen gegenständig, sind am Rand eingerollt und ähneln in der Form einer Speerspitze. In den Blattachseln sitzen die rosé bis lilafarbenen Blüten

Vorkommen
Vorwiegend im Mittelmeergebiet

Verwendete Pflanzenteile
Blühendes Kraut

Blüte- und Sammelzeit
Mai – September

Wirkstoffe
Ätherische Öle, überwiegend Thymol

Wirkung
Auswurffördernd, antibakteriell, krampflösend; durch die krampfstillende Wirkung besonders auch bei Keuchhusten geeignet

Nebenwirkungen
Nicht bekannt

Übliche Darreichungsformen
Tees, Säfte, Lösungen, Salben

Teezubereitung
2 Teelöffel Kraut mit 1 Tasse kochendem Wasser übergießen, 5 Minuten abgedeckt ziehen lassen, abseihen

Tagesdosis
Mehrmals täglich 1 Tasse trinken

Süßholz

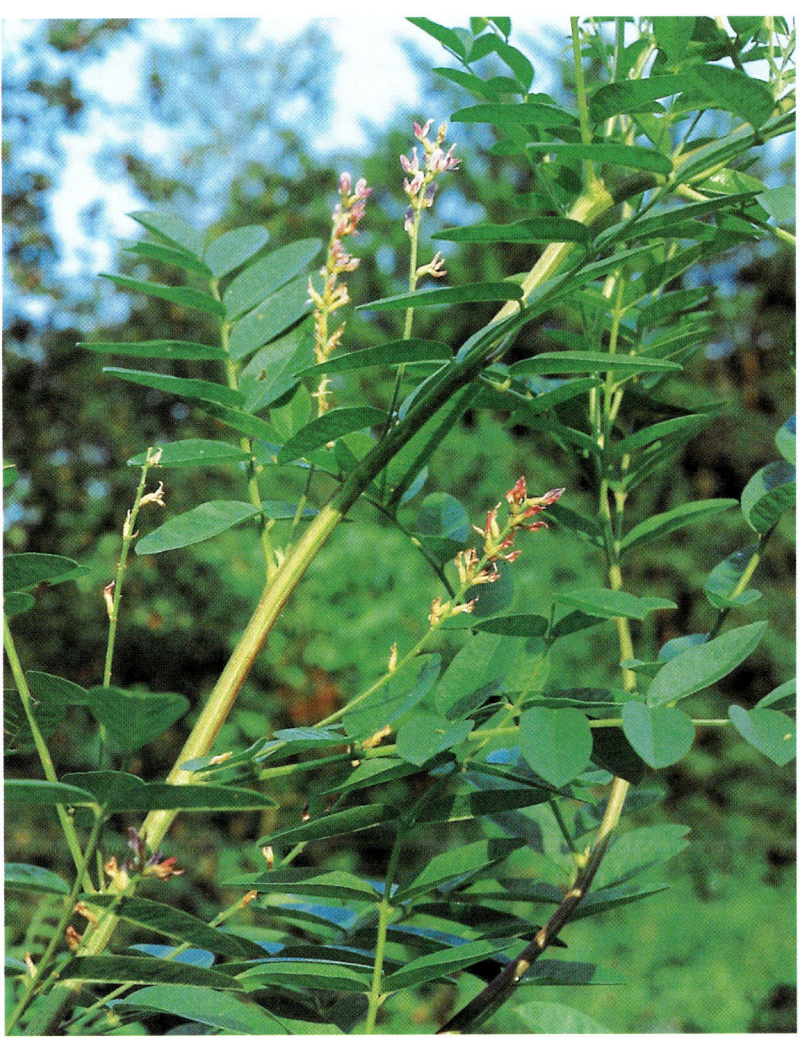

Anderer Name
Lakritzenwurzel

Botanischer Name
Glycyrrhiza glabra

Pflanzenfamilie
Schmetterlingsblütler/Fabaceae

Beschreibung der Pflanze
Etwa 1,5 Meter hohes Kraut mit einer kräftigen Pfahlwurzel und dicken Ausläufern. Die Blätter sind unpaarig gefiedert, die Fiederblättchen eiförmig-lanzettlich. Die lila Blüten stehen in achselständigen Trauben, die Hülsenfrüchte enthalten je 3–4 Samen

Vorkommen
Südeuropa, Kleinasien, mittlerer Osten; sonnig in lockeren, tiefgründigen Böden

Verwendete Pflanzenteile
Wurzeln

Blütezeit
Juni – August

Sammelzeit
Juli oder Oktober – November

Wirkstoffe
Saponine (Glycyrrhizin), Flavonoide (Liquiritin)

Wirkung
Hustenlösende und auswurffördernde Wirkung an der Bronchialschleimhaut; von großer Bedeutung ist auch die schützende Wirkung an der Magenschleimhaut bei Magengeschwüren (siehe Seite 97)

Nebenwirkungen
Bei einer längeren Anwendung und größeren Mengen (über 6 Wochen) können Bluthochdruck, Ödeme sowie Kaliummangel auftreten. Bei der kurzfristigen Hustentherapie sind diese Nebenwirkungen nicht zu befürchten

Gegenanzeigen
Bluthochdruck, Schwangerschaft, Lebererkrankungen, Nierenerkrankungen, Kaliummangel

Übliche Darreichungsformen
Tees, eingedickter Süßholzsaft, Hustensaft

Teezubereitung
½ Teelöffel Süßholzwurzel mit 1 Tasse kochendem Wasser übergießen, nach 15 Minuten abseihen

Tagesdosis
3–4mal täglich 1 Tasse trinken

Erkältungskrankheiten

Schlüsselblume

Andere Namen
Himmelsschlüssel, Blattenge, Marandendele, Primel, Aurikel

Botanischer Name
Primula veris (Wiesenschlüsselblume) und *Primula elatior* (Hohe Schlüsselblume)

Pflanzenfamilie
Primelgewächse/Primulaceae

Beschreibung der Pflanze
Aus dem kurzen, fleischigen Wurzelstock treiben runzelige Blätter, die eine grundständige Rosette bilden. Die gelben, fünfzipfligen Blüten stehen in einer einseitigen Dolde an dem unbeblätterten, etwa 30 Zentimeter langen Stiel

Vorkommen
Mitteleuropa, Asien; auf Wiesen

Verwendete Pflanzenteile
Überwiegend der Wurzelstock, auch die Blüten

Blütezeit
März – Mai

Sammelzeit
Wurzelstock im Spätherbst, Blüten im April und Mai. Die Wurzel steht unter Naturschutz

Wirkstoffe
Hauptsächlich Saponine, außerdem ätherisches Öl und Glykoside

Wirkung
Schleimlösend, auswurffördernd

Nebenwirkungen
Selten treten Magenschmerzen und Übelkeit auf

Übliche Darreichungsformen
Tee, Hustenpastillen, Hustensaft

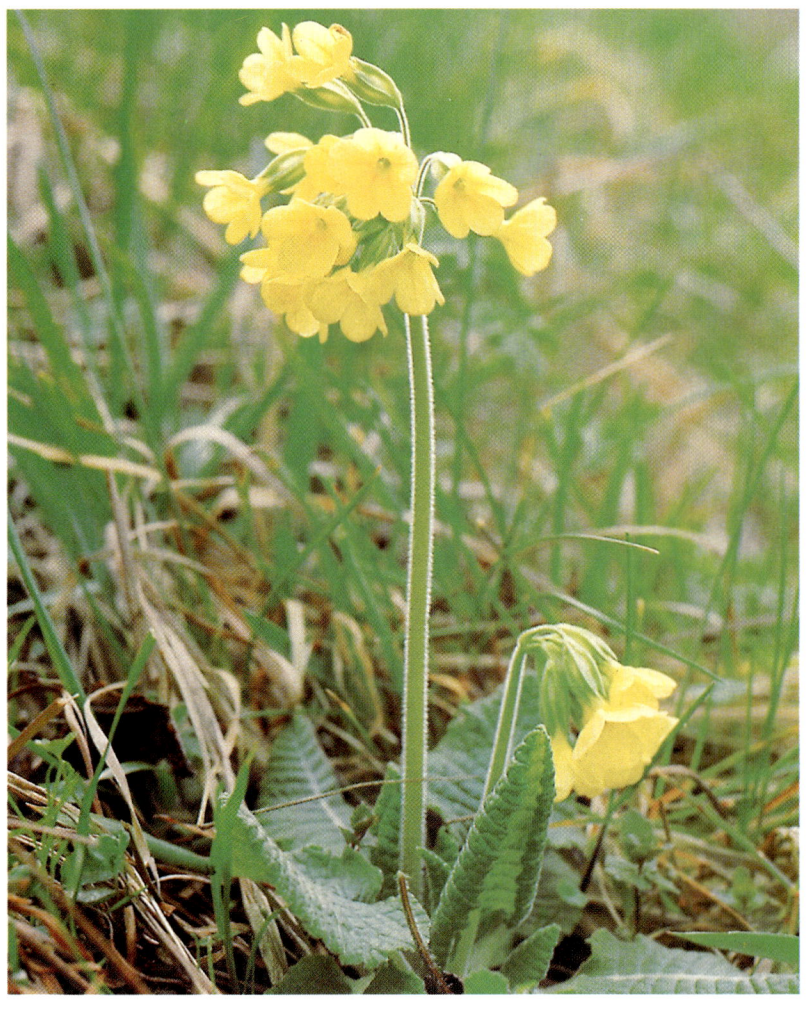

Teezubereitung (Wurzel)
½ Teelöffel mit 2 Tassen kochendem Wasser übergießen, 5–10 Minuten ziehen lassen, abseihen

Teezubereitung (Blüte)
2–3 Teelöffel mit 1 Tasse kochendem Wasser übergießen, 5 Minuten ziehen lassen, abseihen. Wegen des geringeren Wirkstoffgehaltes ist Tee aus Blüten für Kinder geeigneter

Tagesdosis
Mehrmals täglich 1 Tasse trinken

Efeu

Botanischer Name
Hedera helix

Pflanzenfamilie
Efeugewächse / Araliaceae

Beschreibung der Pflanze
Kriechende und kletternde Pflanze mit fünflappigen und ei- bis rautenförmigen Blättern. Die gelbgrünen Blüten stehen in Dolden, aus denen sich grüne Beeren entwickeln, die sich innerhalb mehrerer Monate schwarzblau verfärben

Vorkommen
Überwiegend Europa; Parks, Friedhöfe, lichte Auwälder

Verwendete Pflanzenteile
Blätter. Vorsicht, die Früchte sind giftig!

Blütezeit
Juli – September

Sammelzeit
August – September

Wirkstoffe
Saponine, Glykoside

Wirkung
Schleim- und krampflösende Wirkung, deshalb sind Efeublätter auch besonders bei Krampf- und Keuchhusten geignet. Wegen der genaueren Dosierbarkeit (wichtig vor allem bei Kindern) sollten Fertigarzneimittel, wie Säfte, Zäpfchen oder Tropfen, dem Tee vorgezogen werden

Nebenwirkungen
Bei Einhalten der Tagesdosis nicht bekannt

Übliche Darreichungsformen
Tees, Säfte, Zäpfchen, Tropfen

Teezubereitung
½ Teelöffel Blätter mit 1 Tasse kochendem Wasser übergießen, nach 10–15 Minuten abseihen und mit Honig süßen

Tagesdosis
3mal täglich 1 Tasse trinken

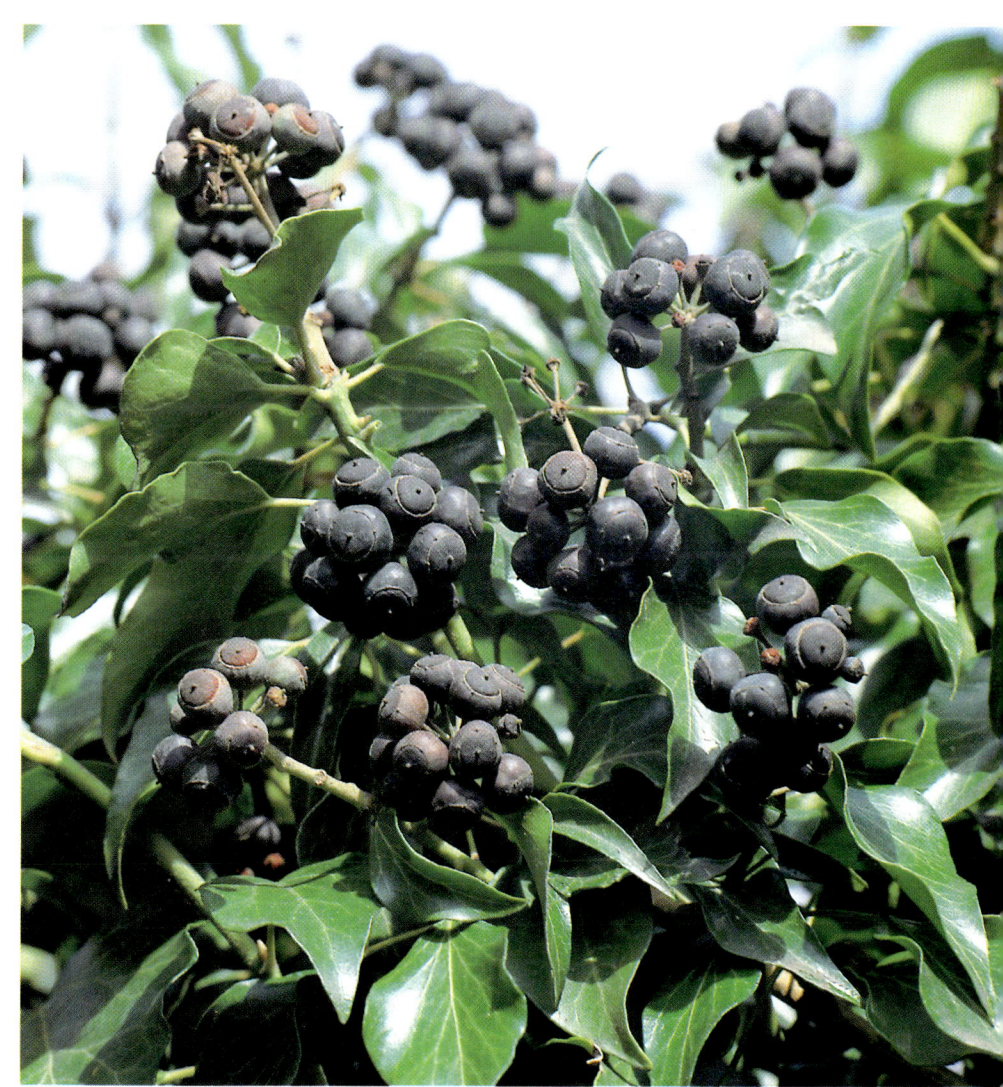

Erkältungskrankheiten

Malve

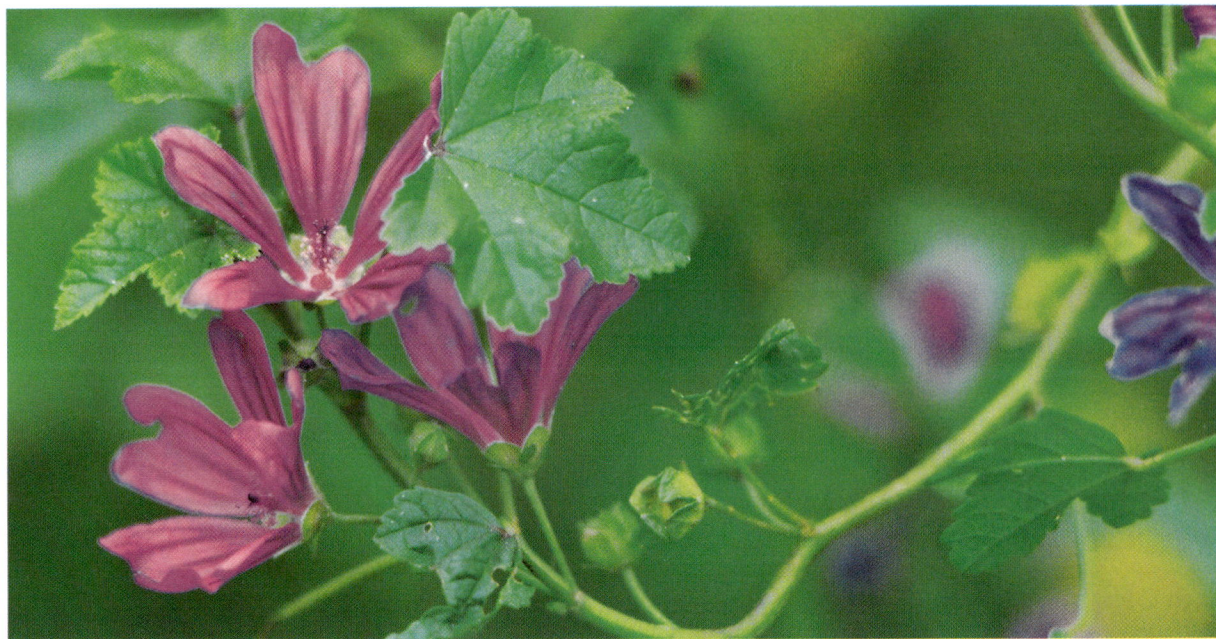

Andere Namen
Käsepappel, Hasenpappel

Botanischer Name
Malva sylvestris (wilde Malve) und *neglecta* (Wegmalve)

Pflanzenfamilie
Malvengewächse/Malvaceae

Beschreibung der Pflanze
Die wilde Malve wird bis zu 1½ Metern hoch, liegt aber auch oft am Boden. Die stark behaarte Pflanze hat meist 5 lappige Blätter. In den Blattachseln stehen die scheibenförmigen, rosavioletten Blüten mit den zu einer langen Röhre verwachsenen Staubblättern. Die Wegmalve ist deutlich kleiner, nur etwa 50 Zentimeter hoch, und hat zartrosa bis weiße Blüten

Vorkommen
Gemäßigte Zone; an sonnigen Hängen, Wald- und Wiesenrändern

Verwendete Pflanzenteile
Blüten und Blätter

Blütezeit
Juni – Oktober

Sammelzeit
Wegmalve: Blätter im Juni, Blüten von Juli – September
Wilde Malve: Juni – September

Wirkstoffe
Schleimstoffe

Wirkung
Hustenreizlindernde Wirkung

Nebenwirkungen
Nicht bekannt

Übliche Darreichungsformen
Teemischungen

Teezubereitung aus Blüten
1 Eßlöffel kleingeschnittener, getrockneter Malvenblüten mit 1 Tasse kaltem Wasser ansetzen, kurz aufkochen lassen und nach 10 Minuten abseihen

Teebereitung aus Blättern
2 Eßlöffel getrocknete, kleingeschnittene Malvenblätter mit 1 Tasse kaltem Wasser ansetzen, kurz aufkochen lassen, nach 10 Minuten abseihen

Tagesdosis
Mehrmals täglich 1 Tasse trinken

Eibisch

Andere Namen
Weiße Malve, Ibisch, Ispe, alte Eh

Botanischer Name
Althaea officinalis

Pflanzenfamilie
Malvengewächse/Malvaceae

Beschreibung der Pflanze
Die bis zu 1½ Meter hohe, wenig verzweigte Pflanze ist mit einem filzigen Flaum überzogen. Die Blätter sind herzförmig gesägt, die zartrosa bis weiße Blüten stehen in Trauben in den Blattachseln oder sind endständig

Vorkommen
Überwiegend atlantisches Europa; sonnig auf feuchten Böden

Verwendete Pflanzenteile
Wurzel, Blätter

Blütezeit
Juli – August

Sammelzeit
Wurzel von Oktober – November, Blätter von Mai – Juni

Wirkstoffe
Schleimstoffe

Wirkung
Reizlindernd, auch bei leichten Entzündungen der Magenschleimhaut

Nebenwirkungen
Nicht bekannt; durch die Schleimstoffe kann die Aufnahme von anderen Arzneistoffen verzögert sein

Übliche Darreichungsformen
Tees, Hustensirup

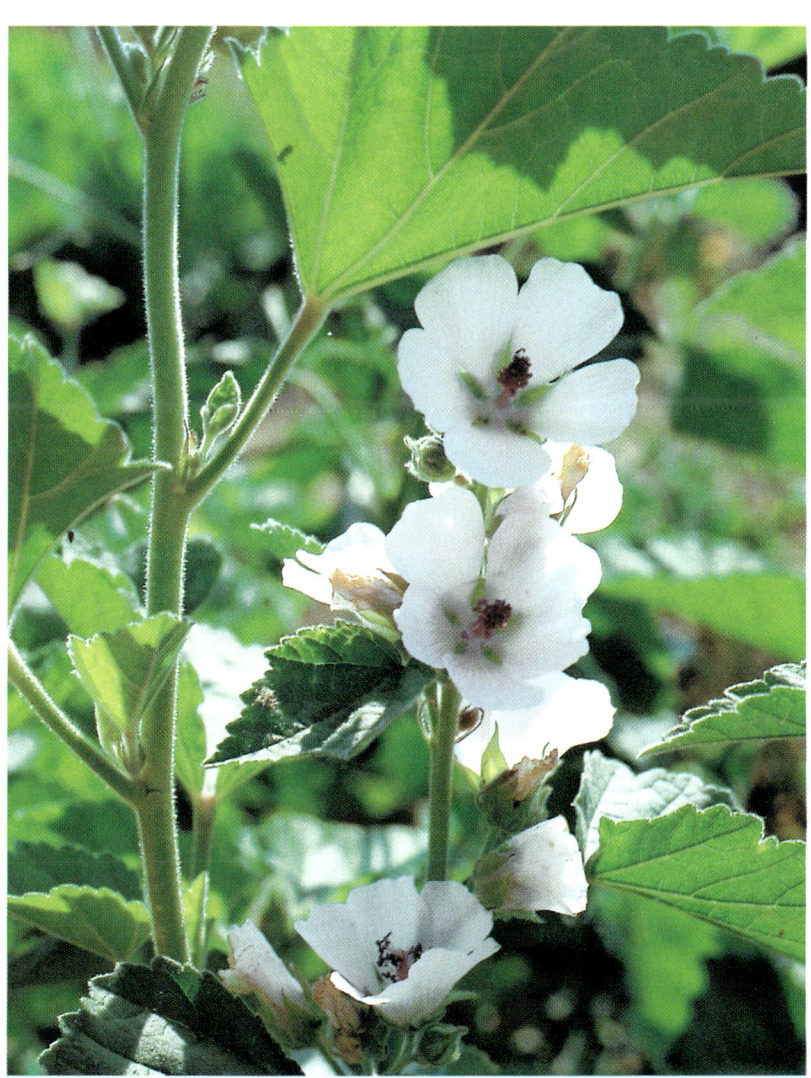

Teezubereitung
Die Zubereitung erfolgt mit kaltem Wasser, 1 Eßlöffel Eibisch auf 1 große Tasse Wasser, 1–2 Stunden unter mehrmaligem Herumrühren stehenlassen, abseihen

Tagesdosis
3mal täglich 1 Tasse mit etwas Honig trinken. Immer frisch zubereiten und vor dem Trinken kurz aufkochen lassen

Erkältungskrankheiten

Isländisches Moos

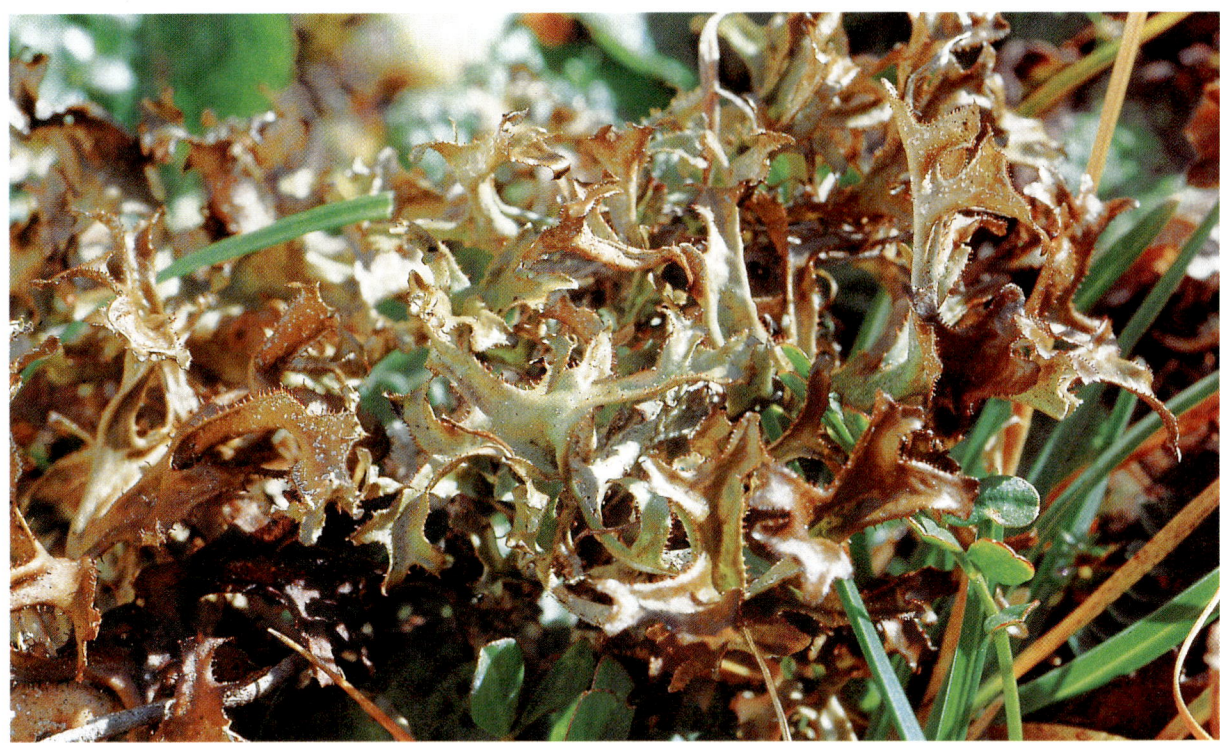

Botanischer Name
Cetraria islandica

Pflanzenfamilie
Schlüsselflechten/Parmeliaceae

Beschreibung der Pflanze
Isländisches Moos ist kein Moos, sondern eine Flechte, also eine Lebensgemeinschaft zwischen Algen und Fadenpilzen. Der etwa 10 Zentimeter große Flechtenkörper wirkt strauchartig und blattartig gelappt. Die Markscheide besteht aus lockerem Pilzgeflecht

Vorkommen
Nordeuropa, Nordamerika, Nordasien, sogar Antarktis

Verwendete Pflanzenteile
Flechtenkörper

Sammelzeit
April – Oktober

Wirkstoffe
Schleimstoffe, Bitterstoffe

Wirkung
Reizlindernd, appetitanregend, schwach antimikrobiell

Nebenwirkungen
Nicht bekannt

Übliche Darreichungsformen
Tees, Lutschpastillen

Teezubereitung
1–2 Teelöffel Flechtenkörper mit 1 Tasse kochendem Wasser übergießen, 10 Minuten ziehen lassen, abseihen

Tagesdosis
Mehrmals täglich 1 Tasse trinken

Kombinationen mit Eibisch, Thymian und Fenchel sind sinnvoll

Spitzwegerich

Andere Namen
Rippenkraut, Wegetritt

Botanischer Name
Plantago lanceolata

Pflanzenfamilie
Wegerichgewächse/Plantaginaceae

Beschreibung der Pflanze
Die etwa 30 Zentimeter hohe Pflanze hat länglich-lanzettliche Blätter, die in einer grundständigen Rosette angeordnet sind. Aus der Mitte wächst ein gefurchter Stiel, an dessen Ende die Einzelblüten ährenartig zusammenstehen. Die weißen Röhrenblüten blühen von unten nach oben auf, die Staubblätter hängen weit heraus

Vorkommen
In den gemäßigten Zonen weltweit verbreitet; auf trockenen Wiesen, Wegrändern, Feldern

Verwendete Pflanzenteile
Kraut

Blütezeit
Mai – September

Sammelzeit
Mai – Juni

Wirkstoffe
Schleimstoffe, Gerbstoffe

Wirkung
Reizlindernd, antibakteriell

Nebenwirkungen
Nicht bekannt

Übliche Darreichungsformen
Tees, Hustensaft, Hustentropfen

Teezubereitung
2 Teelöffel Kraut mit 1 Tasse kochendem Wasser übergießen, nach 5 Minuten abseihen

Tagesdosis
Mehrmals täglich 1 Tasse trinken

Sinnvoll ist die Kombination mit Thymian, Eibisch und Königskerze

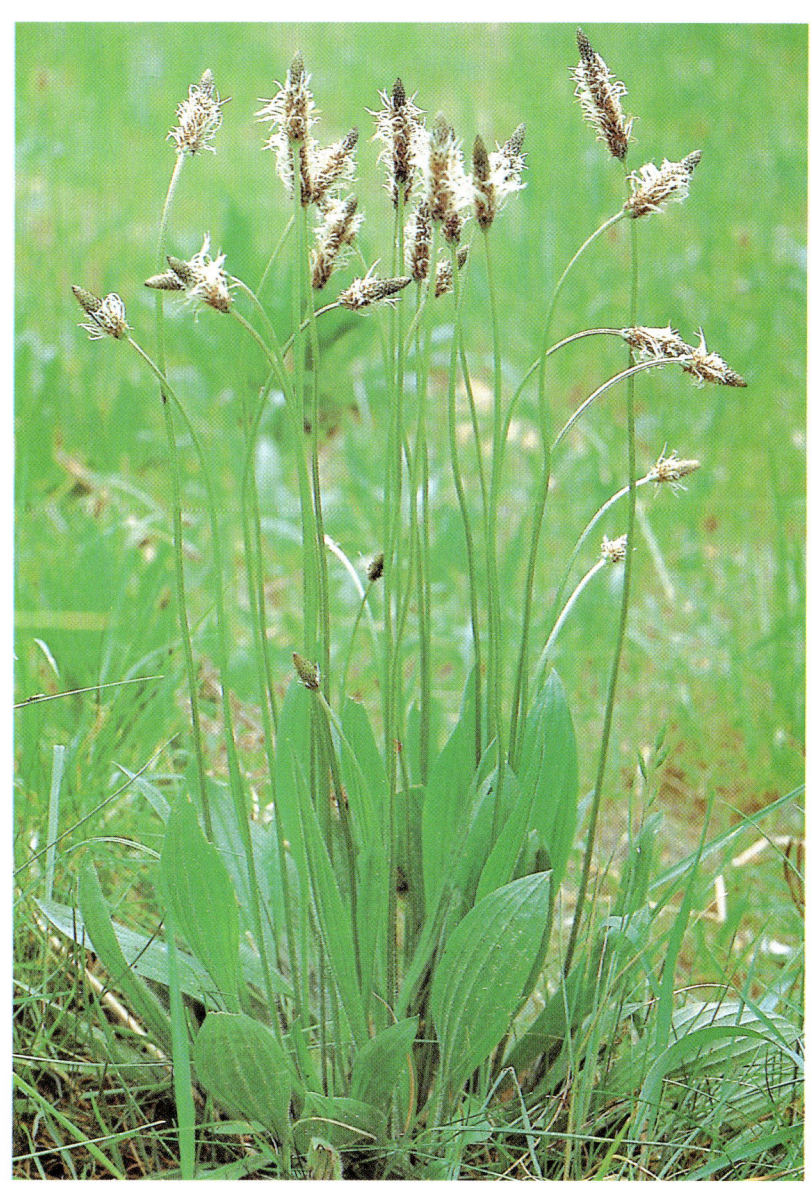

Erkältungskrankheiten

Königskerze

Andere Namen
Wollblume, Fackelblume, Frauenkerze

Botanischer Name
Verbascum densiflorum und *phlomoides*

Pflanzenfamilie
Rachenblütler/Scrophulariaceae

Beschreibung der Pflanze
Aus einer Rosette großer Blätter treibt ein bis zu 2 Meter hoher Stiel mit eiförmig-lanzettlichen, stark behaarten Blättern. Die leuchtend gelben, wollig behaarten Blüten stehen in Trauben

Vorkommen
Europa; auf Schutthalden, Böschungen und an Wegrändern

Verwendete Pflanzenteile
Blüten

Blütezeit
Juli – September

Sammelzeit
Juli – August

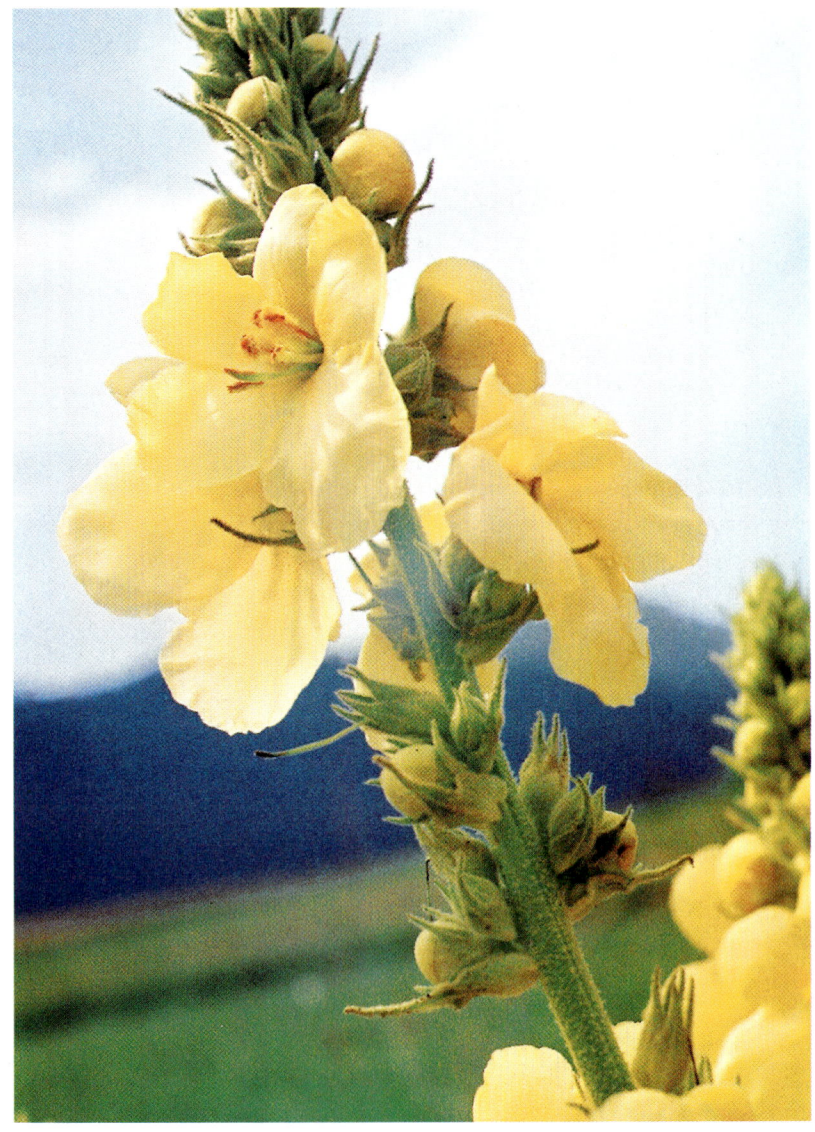

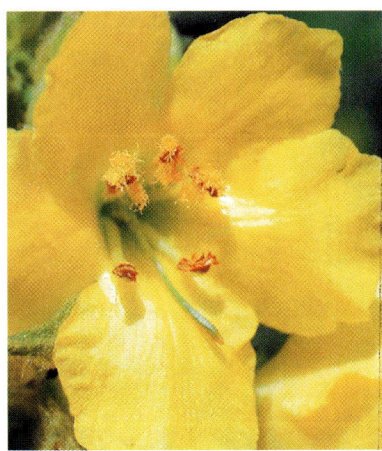

Wirkstoffe
Schleimstoffe, Saponine

Wirkung
Reizlindernd, auswurffördernd

Nebenwirkungen
Nicht bekannt

Übliche Darreichungsformen
Tees

Teezubereitung
1 Eßlöffel Blüten mit 1 Tasse kaltem Wasser übergießen und kurz zum Sieden erhitzen, nach 10–15 Minuten abseihen

Tagesdosis
Mehrmals täglich 1 Tasse trinken

Husten & Co

Huflattich

Andere Namen
Eselshut, Sandblume

Botanischer Name
Tussilago farfara

Pflanzenfamilie
Korbblütengewächse/Asteraceae

Beschreibung der Pflanze
Bei der etwa 30 Zentimeter hohen Pflanze treiben zuerst die gelben Korbblüten aus. Später kommen die grundständigen, hufförmigen Blätter, die an der Unterseite mit einem weißlichen Filz besetzt sind

Vorkommen
Europa, Asien, Nordafrika; auf Ödland und an Wegrändern

Verwendete Pflanzenteile
Blätter

Blütezeit
Februar – April

Sammelzeit
Mai – Juni

Wirkstoffe
Schleimstoffe und Gerbstoffe

Wirkung
Reizlindernd, entzündungshemmend

Nebenwirkungen
Bei bestimmungsgemäßem Gebrauch sind keine Nebenwirkungen zu erwarten; nicht in hohen Dosen und zur Langzeittherapie verwenden

Gegenanzeigen
Nicht während der Schwangerschaft und Stillzeit anwenden

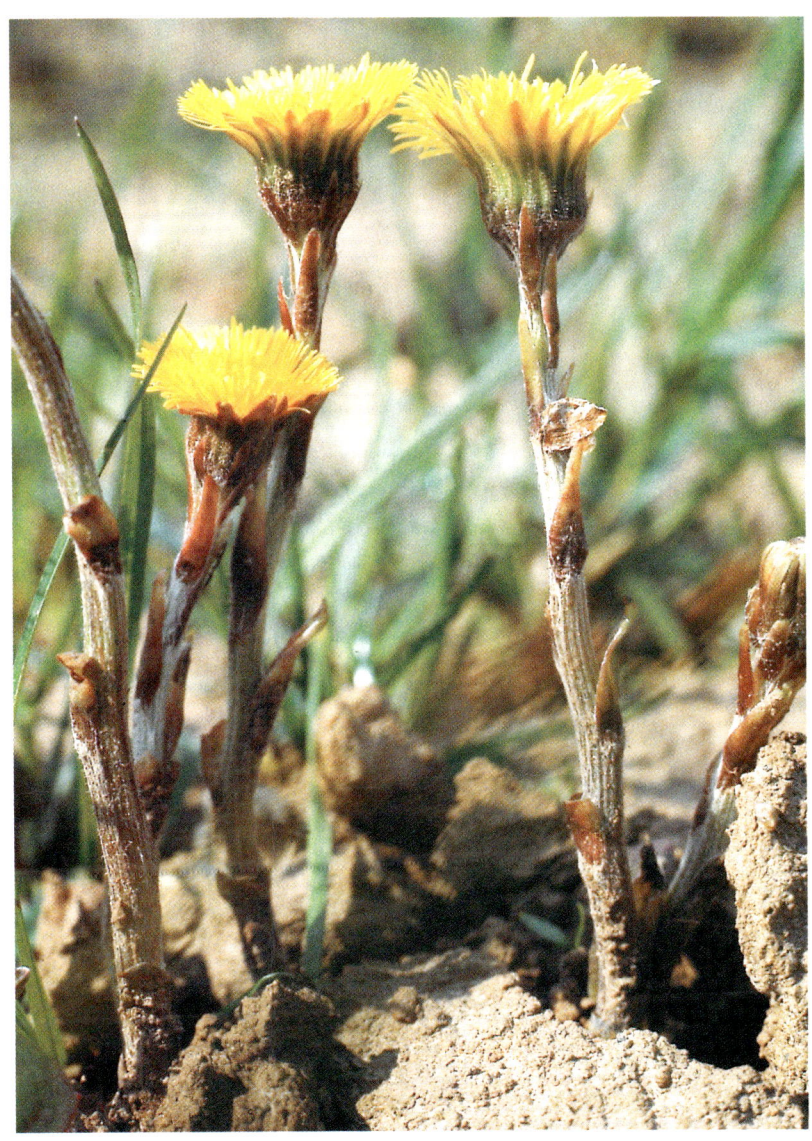

Übliche Darreichungsformen
Tees, Pflanzensäfte, Hustensäfte

Teezubereitung
1½ Teelöffel Huflattichblätter mit 1 Tasse kochendem Wasser übergießen, nach 5 Minuten abseihen

Tagesdosis
3mal täglich 1 Tasse trinken, nicht länger als 4 Wochen anwenden

Für Blüten, Kraut und Wurzel der Pflanze konnte die Wirksamkeit nicht belegt werden. Wegen der möglichen Risiken sollten sie deshalb nicht angewandt werden

Erkältungskrankheiten

Sonnentau

Andere Namen
Sintau, Jungfernblüte, Ohrlöffelkraut

Botanischer Name
Drosera rotundifolia; da die Pflanze unter Naturschutz steht, sind auch andere Arten zulässig

Pflanzenfamilie
Sonnentaugewächse/Droseraceae

Beschreibung der Pflanze
Die langgestielten, runden Blätter der insektenfressenden Pflanze bilden eine grundständige Rosette und sind mit zahlreichen roten Tentakeln ausgestattet. Aus der Rosette geht ein langer Stengel hervor, an dessen Ende die weißen Blüten in Wickeln stehen

Vorkommen
Torfmoore in Europa und Asien

Verwendete Pflanzenteile
Kraut

Blütezeit
Juni – August

Sammelzeit
Zur Blütezeit; da der rundblättrige Sonnentau unter Naturschutz steht, darf diese Art nicht gesammelt werden

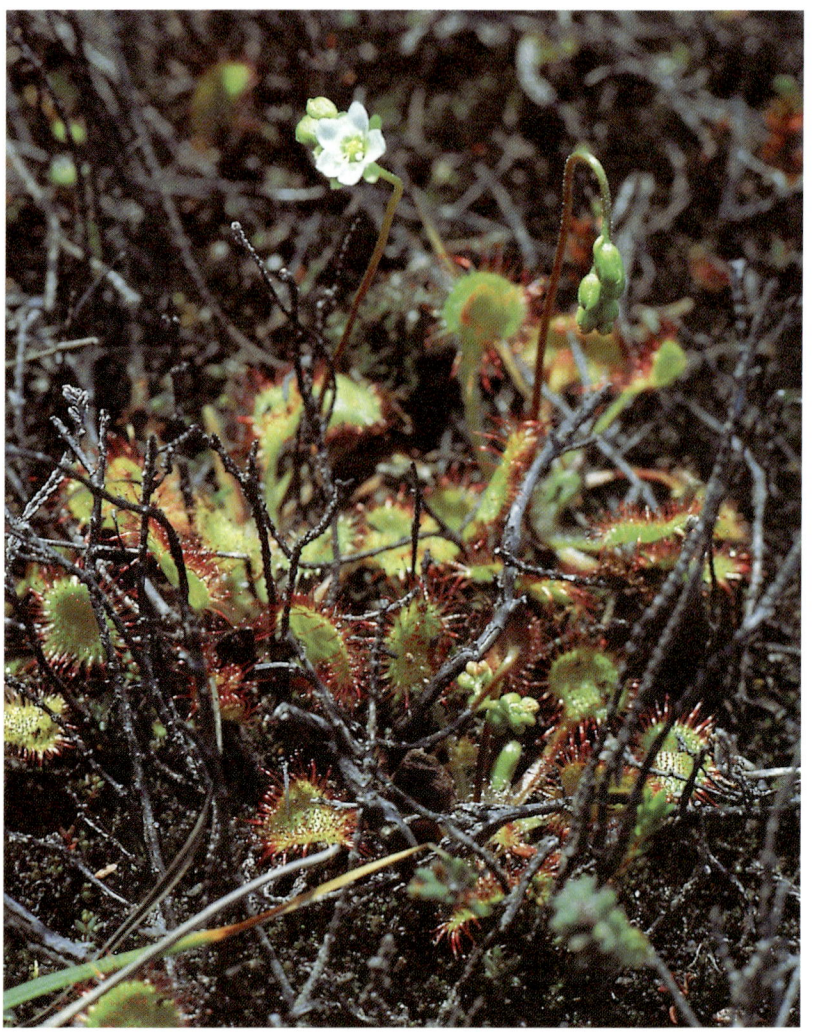

Wirkstoffe
Abkömmlinge des Naphthochinons

Wirkung
Hustenreizstillend und krampflösend in den Bronchien

Nebenwirkungen
Nicht bekannt

Übliche Darreichungsformen
Als Tee in Kombination mit Thymian; Tropfen, Saft

Teezubereitung
1 Teelöffel Kraut auf 1 Tasse kochendes Wasser geben, nach 5–10 Minuten abseihen

Tagesdosis
3–5mal täglich 1 Tasse schluckweise trinken

Erkältungsinfekte

Erkältungen sind meist mit dem Gefühl der Mattigkeit und einer leichten Temperaturerhöhung verbunden. Abgesehen davon, daß diese Symptome unangenehm sind, ist Fieber auch ein wirksamer Mechanismus zur Selbstheilung des Körpers, der eher unterstützt als bekämpft werden sollte. Geben Sie dem Gefühl der Erschlagenheit nach, und kurieren Sie Ihren Infekt zu Hause im Bett aus. Schlafen Sie viel, denn im Schlaf ist Ihr Immunsystem besonders aktiv und kann seine ganze Kraft gegen Bakterien und Viren konzentrieren.

Der Fiebermechanismus im Körper funktioniert folgendermaßen: Die infektiösen Eindringlinge stimulieren die Bildung von Schlüsselsubstanzen im Immunsystem, die dem Gehirn melden, daß es die Körpertemperatur höher einstellen soll, denn dann können die Krankheitserreger besser vernichtet werden. Die normale Körpertemperatur von etwa 37 Grad erscheint dem Körper nun zu niedrig, er friert. Zur Erhöhung der Temperatur ziehen sich die Hautgefäße zusammen, der eintretende Schüttelfrost und die damit verbundene Muskelbewegung sorgt dafür, daß die Körpertemperatur steigt, was wir Fieber nennen. Nach erfolgreichem Kampf wird der Temperaturregler im Gehirn wieder auf „normal" gestellt, die noch erhöhte Körpertemperatur erscheint nun zu hoch, und deshalb senkt der Körper durch Schwitzen die Temperatur wieder. Schwitzen kennzeichnet also die Entfieberungsphase und damit den Sieg des Körpers über die Krankheit.

Fieber ist alles in allem ein sinnvoller Mechanismus und muß deshalb nicht gleich bekämpft werden. In der Naturheilkunde wird die Entfieberungsphase durch schweißtreibende Arzneipflanzen unterstützt. Dazu gehören Holunderblüten und Lindenblüten. Der Sinn solcher Schwitzkuren wird heute stark angezweifelt. Voraussetzung sollte in jedem Fall ein stabiler Kreislauf und eine gute Gesamtkonstitution sein, denn die Körperkräfte werden stark beansprucht.

Wenn Fieber länger als drei Tage anhält, sollten Sie einen Arzt aufsuchen

Erkältungskrankheiten

Fiebersenkend

*Wadenwickel:
Ein gut ausgedrücktes Tuch mit lauwarmem (nicht, wie oft vermutet, mit kaltem) Wasser wird um die Waden geschlagen und mit einem trockenen Tuch abgedeckt. Alle 5–10 Minuten sollten die Wickel gewechselt werden*

Wenn das Fieber nicht wieder absinkt oder den Körper zu stark belastet, sollte es gesenkt werden. Das kann außer mit Wadenwickeln (richtige Durchführung siehe Randspalte) auch mit anderen natürlichen Wirkstoffen geschehen. Denn wer annimmt, daß Gliederschmerzen, Kopfweh und Fieber nur mit chemischen Mitteln zu bekämpfen sind, der vergißt, daß Acetylsalicylsäure, allen bekannt unter dem Namen Aspirin, eine pflanzliche Vergangenheit hat. Schon lange bevor der Wirkstoff synthetisch hergestellt werden konnte, nutzte man Tees aus Weidenrinde und Mädesüß gegen Schmerzen und Fieber.

Im 19. Jahrhundert konnte die Salicylsäure aus der Weidenrinde in Italien erstmals isoliert werden. Dem deutschen Chemiker Kolbe gelang es wenig später, den Wirkstoff synthetisch nachzubauen, aus dem dann vor rund hundert Jahren der Wirkstoff Acetylsalicylsäure entstand.

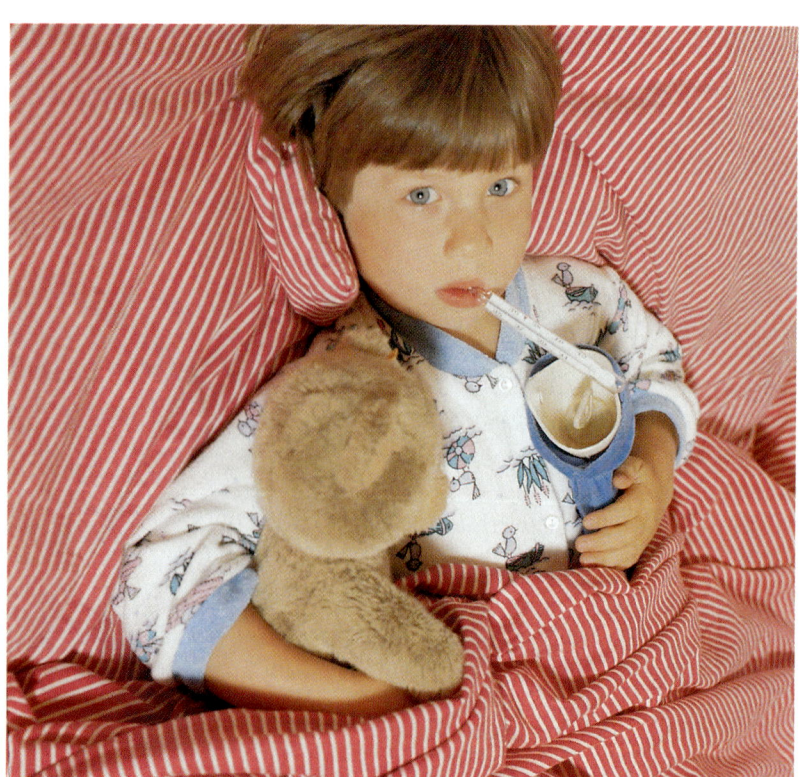

Eine ganze Reihe pflanzlicher Mittel wirken fiebersenkend

Erkältungsinfekte

Holunder

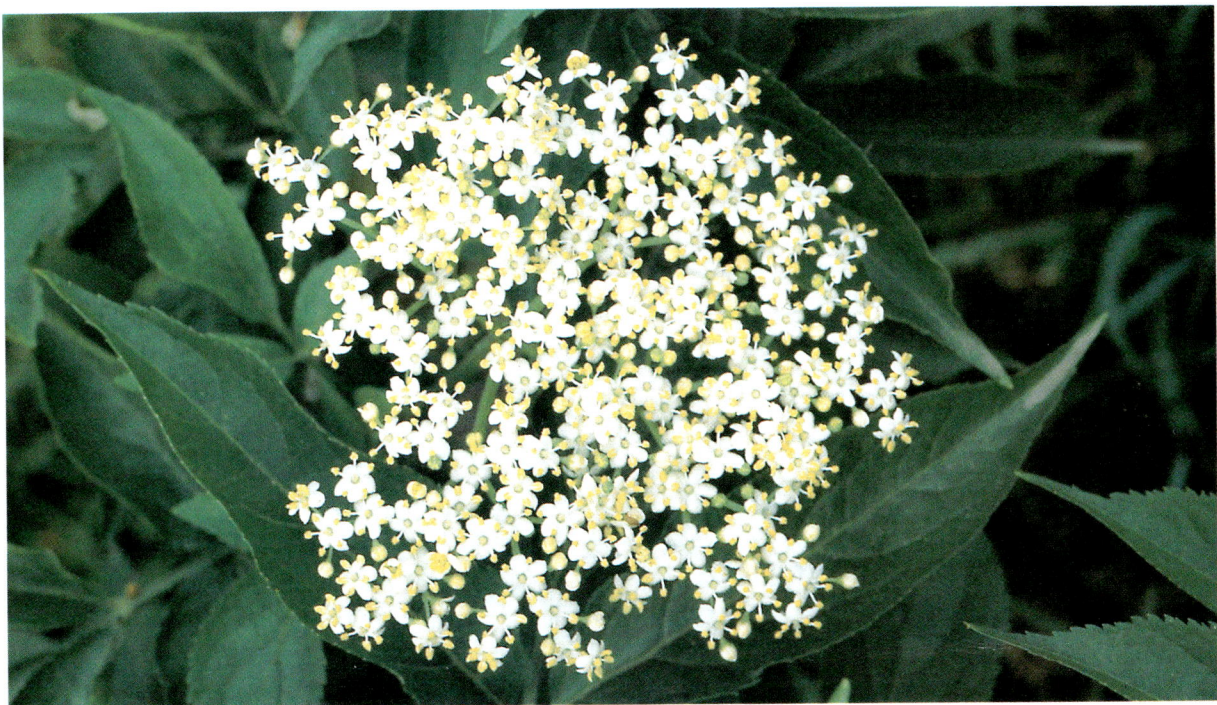

Andere Namen
Holderbusch, Fiederbusch

Botanischer Name
Sambucus nigra

Pflanzenfamilie
Geißblattgewächse/Caprifoliaceae

Beschreibung der Pflanze
Bis zu 10 Meter hoher Strauch mit gegenständigen, unpaarig gefiederten Blättern, die weißgelblichen Blüten stehen in Trugdolden

Vorkommen
Ganz Europa; in Gärten, Gebüschen, Bachufern

Verwendete Pflanzenteile
Junge Blüten

Blüte- und Sammelzeit
Juni – Juli

Wirkstoffe
Flavonoide

Wirkung
Steigerung der Schleimproduktion; die schweißtreibenden Eigenschaften sind wohl größtenteils auf die großen Mengen der heiß zu trinkenden Flüssigkeit zurückzuführen

Nebenwirkungen
Nicht bekannt

Übliche Darreichungsformen
Tee, Holundersaft, Holunderwein

Teezubereitung
2 Teelöffel Blüten mit 1 Tasse kochendem Wasser übergießen, gleich abseihen

Tagesdosis
Mehrmals täglich 1 Tasse heiß trinken

Holunderwein
Zur Blütezeit kann Holunderwein „vorproduziert" werden. Dazu gibt man auf 1 Liter Wein etwa 20 Gramm (entsprechen etwa 8 Teelöffeln) Blüten. Das Ganze soll mehrere Tage ziehen

Tagesdosis
1 Glas davon 3–4mal täglich heiß trinken

Erkältungskrankheiten

Sommerlinde und Winterlinde

Botanischer Name
Tilia cordata und *platyphyllos*

Pflanzenfamilie
Lindengewächse/Tiliaceae

Beschreibung der Pflanze
Die bis zu 30 Meter hohen Bäume mit der rissigen Rinde breiten sich nach oben hin zu einer stattlichen Krone aus. Die Blätter sind herzförmig und an der Unterseite bläulich bzw. bei der Sommerlinde weich behaart mit kleinen Bärtchen in den Blattwinkeln. Die Blüten stehen in Trugdolden und sind am Grunde mit einem gelb-grünlichen unbehaarten Tragblatt versehen

Vorkommen
Europa; halbschattig in tiefgründigen Böden

Verwendete Pflanzenteile
Blüten mit Hochblatt, wegen der mangelnden Wirksamkeit sollten Blätter und Holz nicht verwendet werden

Blütezeit
Juni – Juli

Sammelzeit
Zur Blütezeit

Wirkstoffe
Flavonoide, Schleimstoffe

Wirkung
Schweißtreibend, hustenreizlindernd

Nebenwirkungen
Nicht bekannt

Übliche Darreichungsformen
Tee, auch in Kombination mit Holunder

Teezubereitung
1 Teelöffel Blüten mit 1 Tasse kochendem Wasser übergießen, nach 15 Minuten abseihen

Tagesdosis
Mehrmals täglich 1 Tasse trinken

Die arzneiwirksamen Lindenblüten werden leicht verwechselt mit den unwirksamen Blüten der Schwarzlinde und der Silberlinde, die als Zierbäume häufig zu finden sind. An den stark behaarten Hochblättern der Bäume lassen sie sich aber von der Heilpflanze unterscheiden

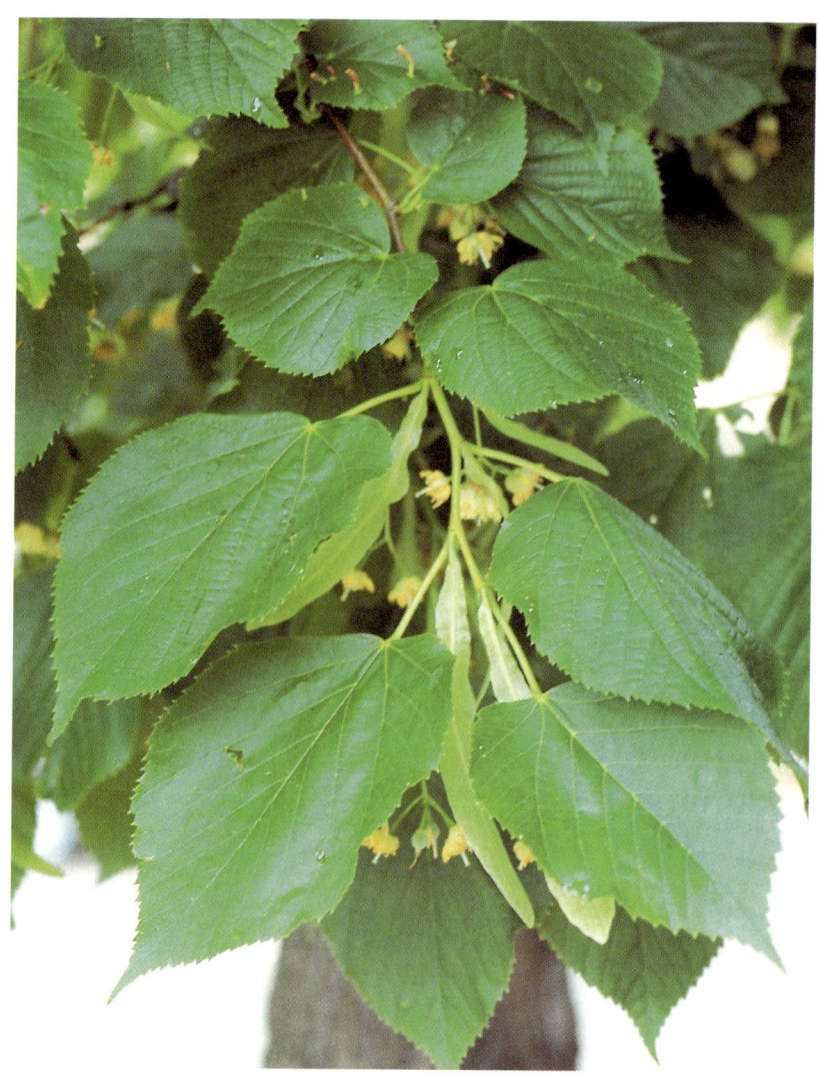

Weiden

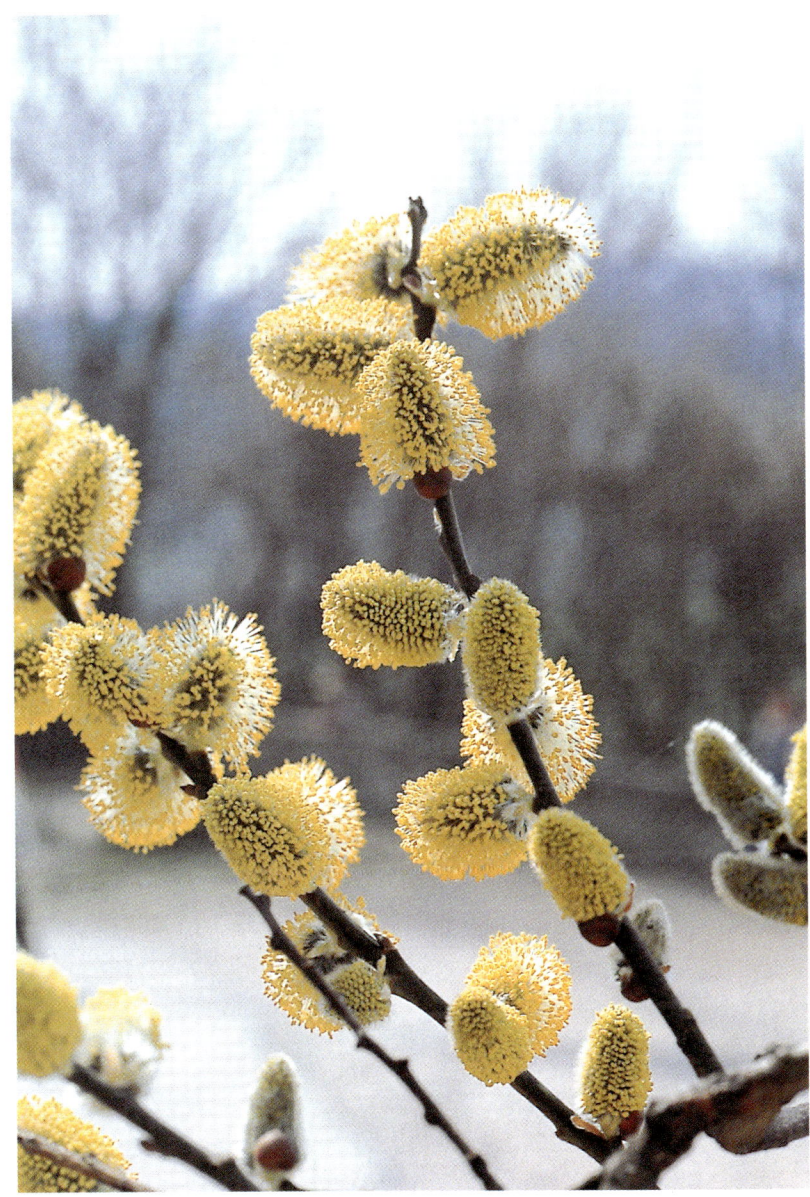

Botanischer Name
Salix purpurea und andere *Salix* Arten

Pflanzenfamilie
Weidengewächse/Salicaceae

Beschreibung der Pflanze
Die Bäume oder Sträucher haben länglich-lanzettliche eiförmige Blätter. Die Blüten entspringen den Blattachseln. Männliche und weibliche Blüten sitzen an verschiedenen Pflanzen

Vorkommen
Feuchte Standorte (Wiesen, Fluß- und Bachufer) in Europa, Nordamerika und Asien

Verwendete Pflanzenteile
Rinde

Blütezeit
März – Juni

Sammelzeit
März – April

Wirkstoffe
Salicin, das im Körper zur Salicylsäure umgewandelt wird

Wirkung
Fiebersenkend, schmerzhemmend, entzündungshemmend, antirheumatisch (siehe Seite 179)

Nebenwirkungen
Nur bei Salicylatempfindlichkeit zu befürchten

Übliche Darreichungsformen
Tees, Dragees

Teezubereitung
1 Teelöffel Rinde auf 1 Tasse kochendes Wasser geben, nach 20 Minuten abseihen

Tagesdosis
Mehrmals täglich 1 Tasse trinken, entsprechend 6–12 Gramm Droge

Übrigens: Wegen der fiebersenkenden Wirkung wurde die Weidenrinde oft mit der Chinarinde verglichen und deshalb „europäische Fieberrinde" genannt

Mädesüß

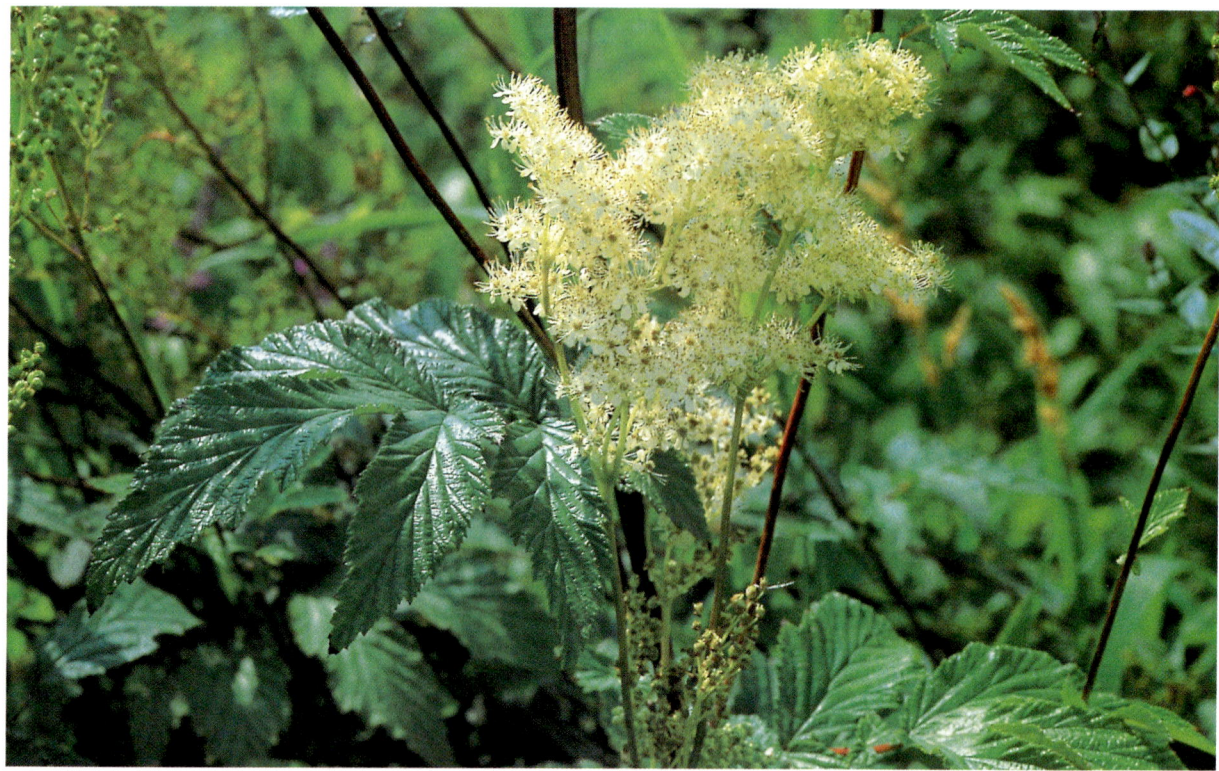

Andere Namen
Wiesenkönigin, Wiesengeißbart

Botanischer Name
Filipendula ulmaria

Pflanzenfamilie
Rosengewächse/Rosaceae

Beschreibung der Pflanze
Die 1–1,5 Meter hohe Staude ist im oberen Teil verzweigt, die Blätter sind gefiedert. Die weißlich-gelben Blüten stehen in doldig-rispigen Blütenständen

Vorkommen
Europa, Asien; feuchte Gräben, Böschungen, Wiesen

Verwendete Pflanzenteile
Blüten (höherer Wirkstoffgehalt) und Kraut

Blüte- und Sammelzeit
Juni – Juli

Wirkstoffe
Salicylsäureverbindungen, Flavonoide

Wirkung
Fiebersenkend, schmerzstillend, entzündungshemmend, leicht harntreibend

Nebenwirkungen
Nur bei Salicylatüberempfindlichkeit zu befürchten

Übliche Darreichungsformen
Tees

Teezubereitung
1 Eßlöffel Blüten auf 1 Tasse kochendes Wasser geben, 10–20 Minuten ziehen lassen, abseihen

Tagesdosis
Mehrmals täglich 1 Tasse trinken, entsprechend 2,5–3,5 Gramm getrockneter Blüten

Stärkung des Immunsystems

Eine wichtige Maßnahme um sich bzw. den Körper zu schützen, besonders bei häufig wiederkehrenden Infekten der Atemwege und der Harnwege, ist die Stärkung des Immunsystems durch die sogenannten pflanzlichen Immunmodulatoren (Stoffe, die das Immunsystem anregen). Sie können sowohl vorbeugend als auch noch beim ersten Anflug der Erkältung eingesetzt werden. Auch wenn zahlreiche Pflanzen dafür in Betracht kommen, liegen die ausführlichsten Untersuchungsergebnisse für den purpurfarbenen Sonnenhut vor.

Der Sonnenhut, dessen botanischer Name Echinacea vielen geläufiger ist, wurde schon lange in der indianischen Medizin verwendet, zum Beispiel zur Wundheilung. Die moderne Wissenschaft konnte nachweisen, daß die Wirkstoffe der Pflanze die Zahl der Abwehrstoffe erhöht und ihre Effektivität steigert. Da für die Teezubereitung aus der getrockneten Pflanze noch keine Erfahrungswerte vorliegen, sollten Sie die Extrakte und Tabletten aus der Apotheke bevorzugen.

Es handelt sich bei einer solchen Behandlung um eine Reiztherapie, die das Abwehrsystem nur anstoßen soll, sich selbst zu wehren. Führen Sie die Einnahme deshalb nicht pausenlos, sondern nach dem Intervallschema (siehe Seite 74) durch.

Die Injektion von Sonnenhutextrakten dagegen wird von den Heilpflanzenexperten kritisch beurteilt. Besonders Wurzel und Kraut des schmalblättrigen sowie die Wurzel des purpurfarbenen Sonnenhutes werden wegen möglicher heftiger allergischer Reaktionen vom Bundesinstitut für Arzneimittel negativ bewertet.

Nach neueren Untersuchungen läßt sich auch die auf Seite 169 beschriebene Taigawurzel, auch Eleutherokokk genannt, vorbeugend zur Steigerung der Abwehrkräfte einsetzen.

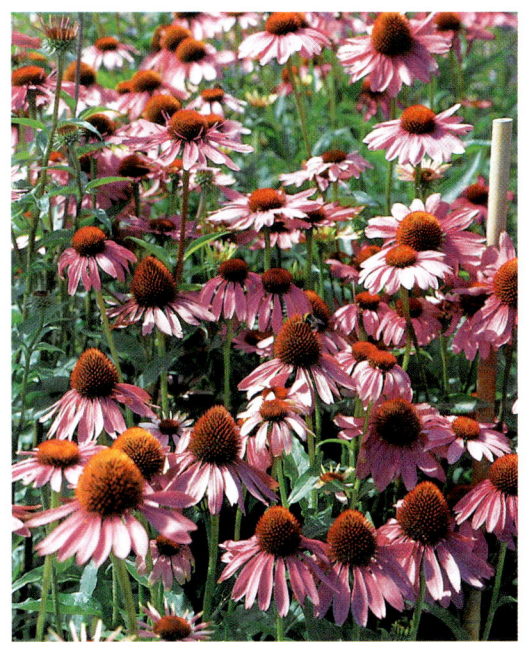

Sonnenhut (Echinacea)

Erkältungskrankheiten

Sonnenhut

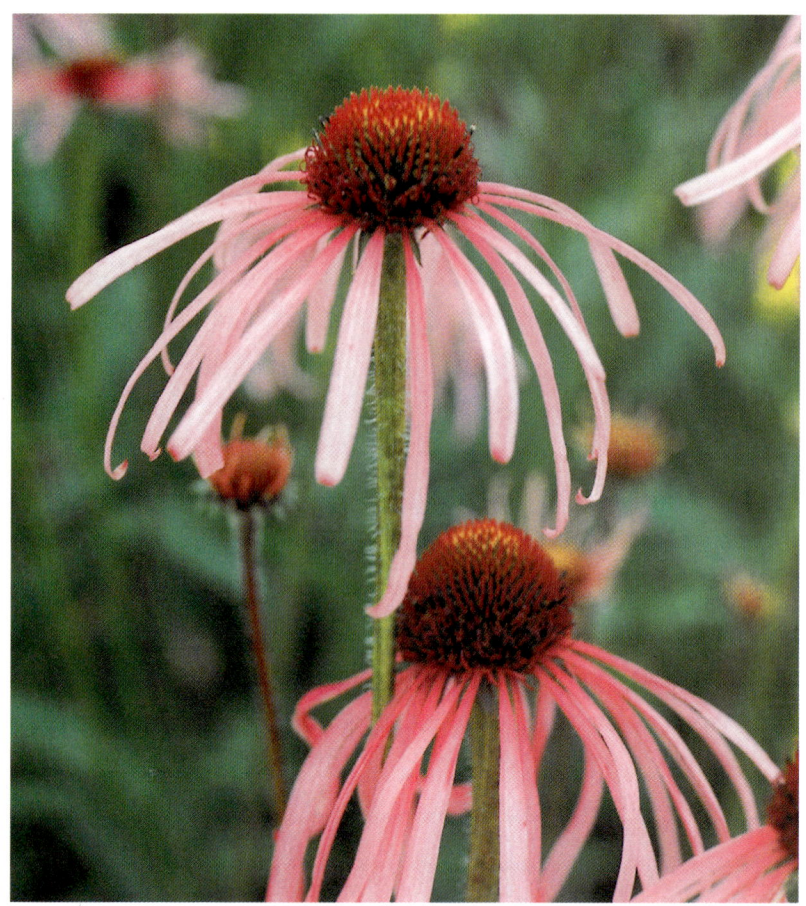

Andere Namen
Kleine Sonnenblume, Kegelblume

Botanischer Name
Echinacea purpurea und *angustifolia*
(Offiziell ist nur der purpurfarbene Sonnenhut als Heilpflanze zugelassen, über den schmalblättrigen Sonnenhut liegen mittlerweile ebenfalls zahlreiche Untersuchungen vor, die ihn ebenfalls als Immunmodulator ausweisen)

Pflanzenfamilie
Korbblütengewächse/Asteraceae

Beschreibung der Pflanze
Etwa 70 Zentimeter hohes Kraut mit linealen Blättern am unteren Stengelteil. Die Blüten haben einen kegelförmig gewölbten Blütenboden, der von einem Kranz purpurfarbener Zungenblüten umgeben ist. Das igelähnliche Aussehen der Scheibenblüten gaben der Pflanze den Namen (echinos = Igel)

Vorkommen
Nordamerika, Europa; bei uns als Zierpflanze in Gärten

Verwendete Pflanzenteile
Kraut und Wurzel

Blütezeit
Juli – Oktober

Sammelzeit
Kraut zur Blütezeit; die Wurzel in März, April und Oktober

Wirkstoffe
Polysaccharide

Wirkung
Stimuliert die unspezifische Immunabwehr

Nebenwirkungen
Bei der Injektion können allergische Reaktionen, Fieber, Übelkeit und Erbrechen auftreten, zusätzlich kann sich bei Diabetikern die Stoffwechsellage verschlechtern

Übliche Darreichungsformen
Tropfen, Tabletten, Spritzampullen, Salben, Instant-Tees

Intervalltherapie mit dem Extrakt
Beim Anflug einer Erkältung Anfangsdosis 50 Tropfen; anschließend alle 2 Stunden 20 Tropfen. Die folgenden 5–6 Tage 3mal täglich 20 Tropfen, dann 3 Tage Pause, über 5 Wochen durchführen, anschließend eine längere Pause einlegen

Vorbeugung von Infekten
An 3–4 Tagen 3mal täglich 20 Tropfen einnehmen; nach 8 Tagen Unterbrechung wiederholen, nach 5 Wochen eine längere Pause einlegen

Rezepturen zum Kapitel Erkältungen

Teemischung bei Erkältungsinfekten

Holunderblüten	30 Teile
Lindenblüten	30 Teile
Mädesüßblüten	30 Teile
Weidenrinde	10 Teile

1 Eßlöffel der Mischung mit 1 Tasse heißem Wasser übergießen, abgedeckt 10 Minuten ziehen lassen, abseihen. Mehrmals täglich 1 Tasse trinken

Hustenteemischung 1

Eibischwurzel	40 Teile
Süßholzwurzel	25 Teile
Spitzwegerichkraut	20 Teile
Anisfrüchte (frisch angestoßen)	15 Teile

1 Eßlöffel der Mischung mit 1 Tasse heißem Wasser übergießen, abgedeckt 10 Minuten ziehen lassen, abseihen. 3mal täglich 1 Tasse trinken

Hustenteemischung 2

Isländisch Moos	30 Teile
Thymiankraut	30 Teile
Primelwurzel	25 Teile
Fenchelfrüchte (frisch angestoßen)	15 Teile

1 Eßlöffel der Mischung mit 1 Tasse heißem Wasser übergießen, abgedeckt ziehen lassen, abseihen. 3mal täglich 1 Tasse trinken

Besonders bei **Kindern** hat sich der folgende wohlschmeckende Hustentee bewährt

Sonnentaukraut	40 Teile
Thymiankraut	50 Teile
Anisfrüchte	10 Teile

2 Teelöffel der Mischung mit 1 Tasse heißem Wasser übergießen, abgedeckt 10 Minuten ziehen lassen, abseihen. 3mal täglich 1 Tasse trinken

Teemischung zum Gurgeln bei Halskratzen

Salbeiblätter	40 Teile
Kamillenblüten	30 Teile
Gänsefingerkraut	30 Teile

1 Eßlöffel der Mischung mit heißem Wasser übergießen, abgedeckt 10 Minuten ziehen lassen, abseihen. Mehrmals täglich mit der lauwarmen Lösung spülen oder gurgeln

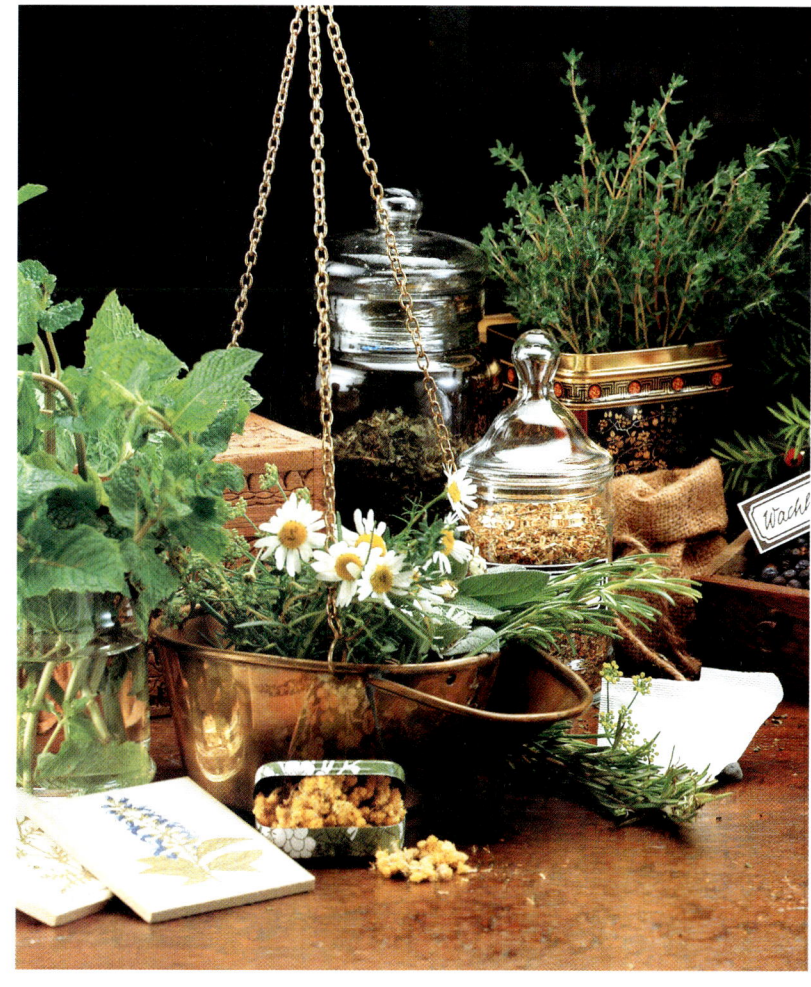

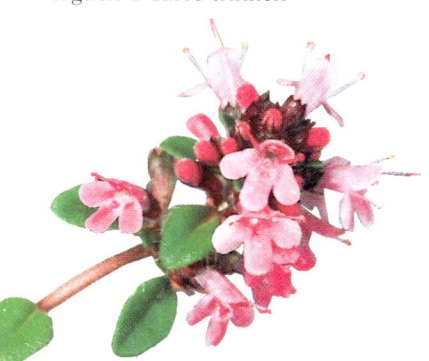

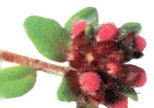

Magen-Darm- und Leberbeschwerden

Bei Problemen im Verdauungsapparat steht pflanzliche Hilfe oft an erster Stelle. Damit sind nicht nur Tees und Tabletten gemeint, auch Gewürze und Ballaststoffe leisten medizinische Hilfe

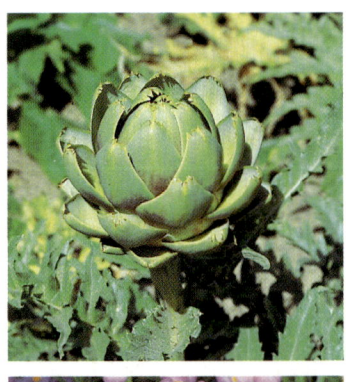

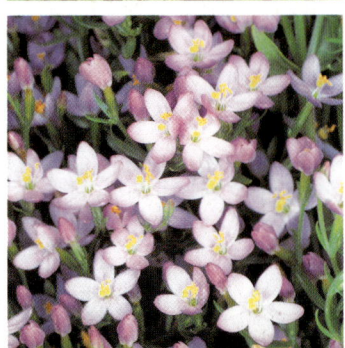

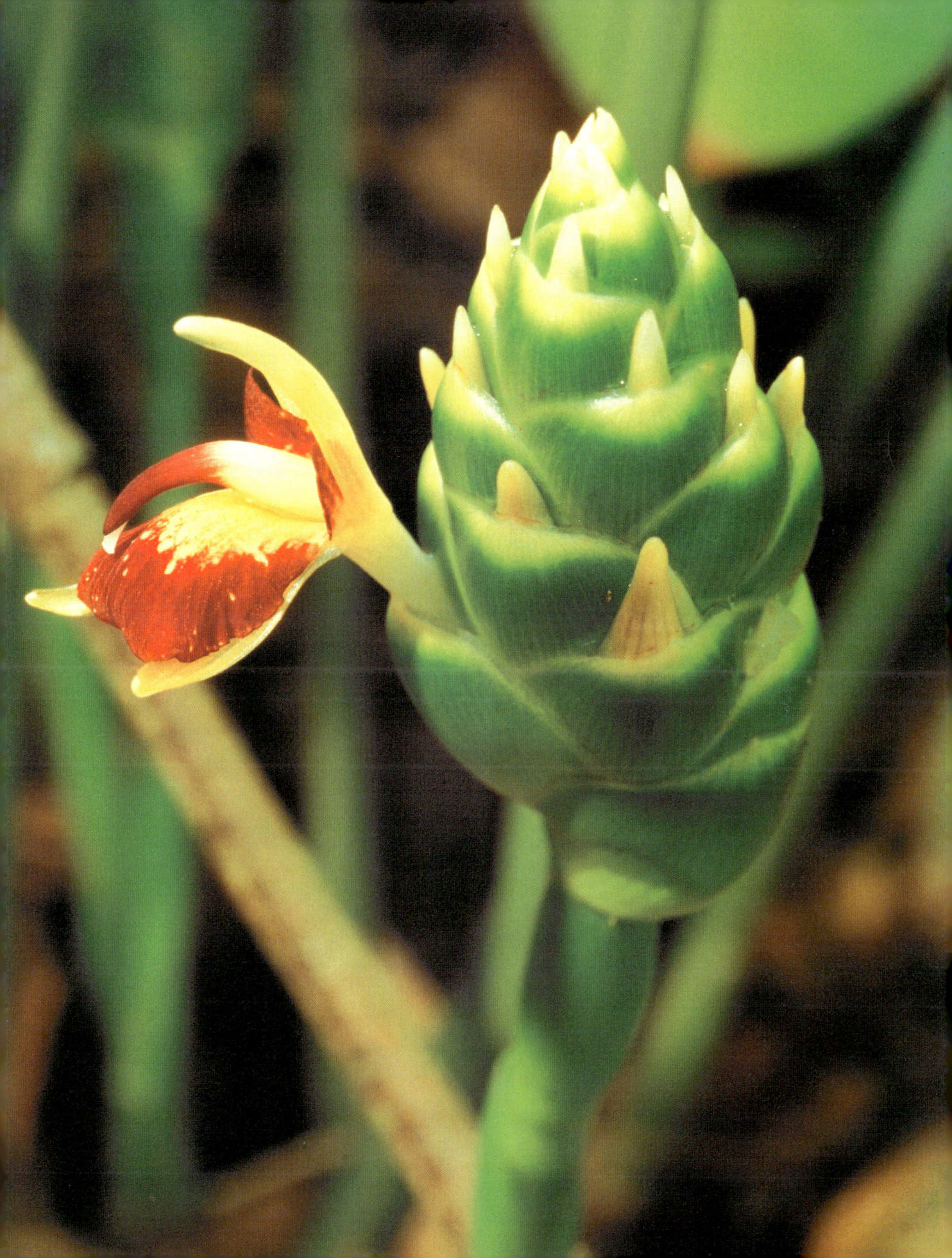

Verdauungsprobleme

Probleme mit der Verdauung hat jeder einmal. Durchfall, Verstopfung, Blähungen, Appetitlosigkeit, Völlegefühl und Magenschmerzen können Sie kurzfristig selbst behandeln; dafür stehen zahlreiche Heilpflanzen zur Verfügung.

Regelmäßige Beschwerden hängen häufig mit falscher Ernährung zusammen, die zu einseitig, fett-, eiweiß- und zuckerlastig ist, dagegen aber zu wenig Ballaststoffe und höherkettige Kohlenhydrate (wie Stärke) enthält. Daneben sollten aber auch das Eßverhalten und andere Lebensgewohnheiten überprüft werden, die auf den Magen schlagen. Längerfristige Probleme oder Schmerzen im Verdauungstrakt müssen auf jeden Fall mit dem Arzt abgeklärt werden.

Oft hilft es schon, wenn Sie sich fürs Essen mehr Zeit nehmen. Setzen Sie sich zu den Mahlzeiten hin, lassen Sie den Fernseher aus, und vermeiden Sie heftige Diskussionen. Konzentrieren Sie sich auf die Nahrungsaufnahme, und sofort wird Ihnen das Wasser im Mund zusammenlaufen.

Das Einspeicheln im Mund ist ein erster wichtiger Schritt in der Verdauungskette; Speichelbildung wird durch Kauen und den Geruch der Nahrung angeregt. Da die Verdauungsprozesse Schritt für Schritt aufeinander aufbauen, setzt die Weiterverarbeitung in Magen und Darm gründliches Kauen und Einspeicheln voraus. Nahrungsmittel, die im Mund nicht zerlegt werden, liegen schwer und länger in Magen und Darm.

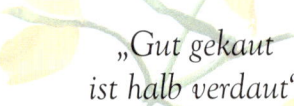

„Gut gekaut ist halb verdaut"

Ist die Nahrung über die Speiseröhre im Magen angekommen, wird sie kräftig gemischt und durch Verdauungssäfte aus Galle und Bauchspeicheldrüse angereichert. Nun beginnt der lange Weg durch den Darm, der auf seinen 5 Metern Länge und rund 200 Quadratmetern Oberfläche Nährstoffe aufnimmt und Unverdauliches nach draußen befördert. Bei einer üppigen Mahlzeit erfordert das den überwiegenden Anteil der Körperfunktionen, was Mensch und Tier gerne zu einem Verdauungsschläfchen verleitet. Wer dazu keine Zeit hat, sollte sich mit kleinen, leichten Mahlzeiten begnügen.

Verdauungsprobleme und Appetitmangel

Offensichtlicher als bei anderen Erkrankungen spielt neben der Ernährung und Ernährungsweise die Psyche eine bedeutende Rolle. Ängste, psychischer Druck und Unsicherheit wirken sich zum Teil ganz unmittelbar auf die Verdauung aus, sie äußern sich zum Beispiel in Form von Durchfall. Bei anderen sorgt Streß erst nach Monaten bis Jahren für dauerhafte Beschwerden im Magen. Daß Tabletten, Tees und Tropfen nicht die Lösung des Problems sein können, wissen Sie selbst am besten. Nur eine dauerhafte Änderung der Lebensweise kann Abhilfe schaffen.

Appetitmangel

Besonders Kinder und ältere Menschen leiden zeitweise an Appetitmangel. Dagegen helfen Heilpflanzen, die Bitterstoffe enthalten. Wichtige Vertreter sind Gelber Enzian, Tausendgüldenkraut, Benediktenkraut, Wermut, Schafgarbe und die besonders für Kinder geeignete Pomeranzenschale; sie alle regen die Bitterrezeptoren in den Geschmacksknospen des Zungengrundes an. Über einen Reflex wird die Produktion von Verdauungssäften erhöht und so der Appetit gesteigert. Dieser Mechanismus macht deutlich, daß Tees oder Tropfen sinnvoller sind als Tabletten oder Kapseln. Auch scharfstoffhaltige Pflanzen zeigen eine solche appetitsteigernde Wirkung. Sie werden hauptsächlich als Gewürz zu den Mahlzeiten gegeben, wie beispielsweise Curry. Curry ist eine Mischung aus verschiedenen gepulverten Pflanzen. Dazu gehören Kurkuma, Kardamom, Cayennepfeffer, Paprika, Koriander, Kümmel, Muskat, Nelken, Zimt und Ingwer. Für Patienten, die unter Magengeschwüren leiden, sind bitterstoff- und scharfstoffhaltige Heilpflanzen tabu; mehr dazu auf Seite 96/97.

Apropos Ingwer: Außer der appetitanregenden Wirkung hilft die vorbeugende Einnahme von Ingwer in Form von Reisetabletten bei der Bekämpfung von Übelkeit und Erbrechen bei Autofahrten, Flügen und Schiffsreisen

Magen-Darm- und Leberbeschwerden

Gelber Enzian

Andere Namen
Hermer, Hochwurz, Bitterwurz

Botanischer Name
Gentiana lutea

Pflanzenfamilie
Enziangewächse/Gentianaceae

Beschreibung der Pflanze
Die stattliche Staude wird zwischen einem ½ – 1 ½ Meter hoch und verfügt über eine armdicke Wurzel. Der aufrechte, unverzweigte Stengel trägt eiförmig-lanzettliche, ungestielte Blätter mit auffallender parallel verlaufender Nervatur. In den oberen Blattachseln sitzen die gelben Blüten in Trugdolden

Vorkommen
Überwiegend im Alpengebiet

Verwendete Pflanzenteile
Wurzel

Blütezeit
Juni – August

Sammelzeit
Pflanze steht unter Naturschutz!

Wirkstoffe
Bitterstoffe (Amarogentin, Gentiopikrin)

Wirkung
Appetit- und verdauungsanregend

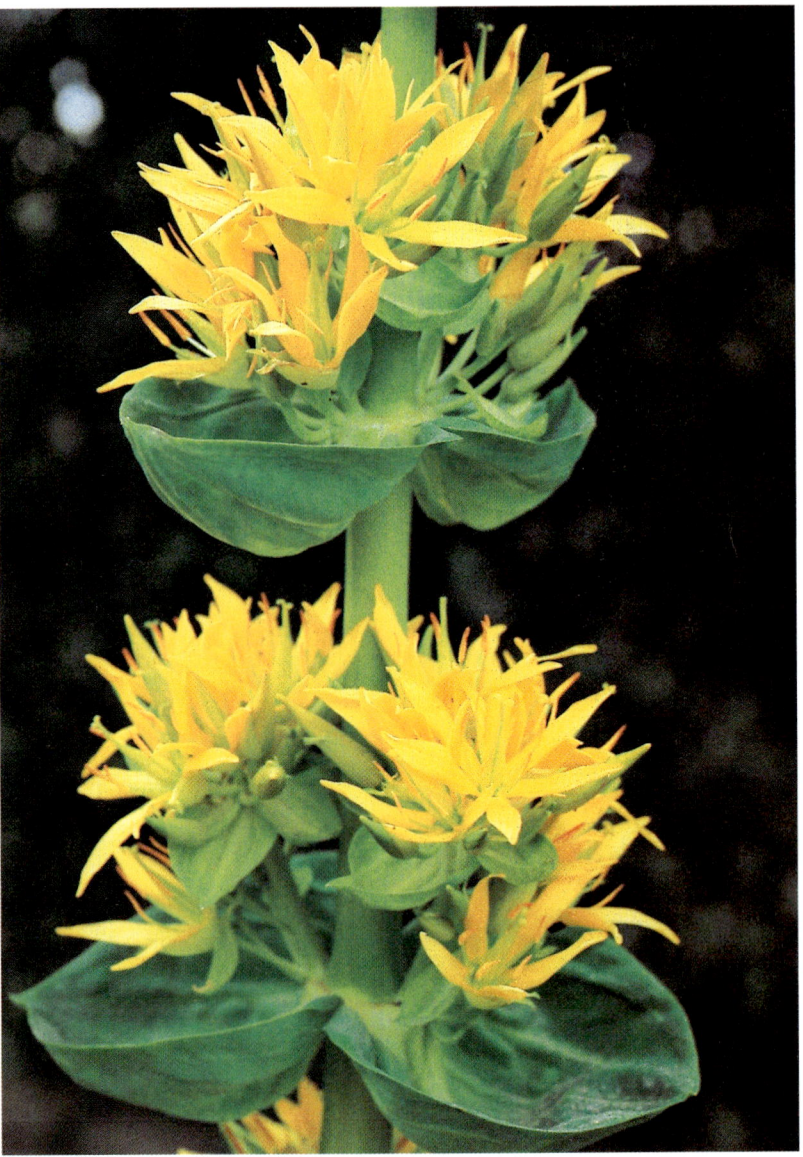

Nebenwirkungen
In seltenen Fällen treten Kopfschmerzen auf. Enzianwurzel darf nicht bei Magengeschwüren eingenommen werden!

Übliche Darreichungsformen
Tees, in Kombination mit anderen Pflanzen in Tropfen

Teezubereitung
1 Teelöffel feingeschnittener Wurzel mit 1 Tasse kochendem Wasser übergießen, nach 5 Minuten abgießen

Tagesdosis
3mal täglich 1 Tasse eine ½ Stunde vor den Mahlzeiten trinken

Verdauungsprobleme und Appetitmangel

Tausendgüldenkraut

Andere Namen
Gottesgnadenkraut, Wundkraut

Botanischer Name
Centaurium minus

Pflanzenfamilie
Enziangewächse/Gentianaceae

Beschreibung der Pflanze
Aus einer grundständigen Blattrosette wächst ein bis zu 50 Zentimeter hoher Stengel, der nach oben hin verzweigt ist. Die länglich-lanzettlichen, parallelnervigen Blätter sitzen kreuzweise gegenständig. An den Stengelenden sitzen die fünfzipfligen rosa Blüten in Trugdolden

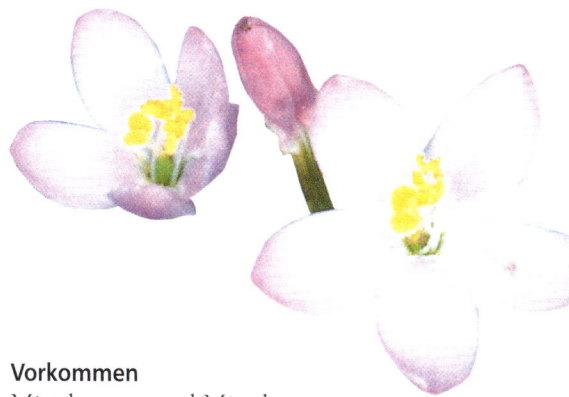

Vorkommen
Mitteleuropa und Mittelmeergebiet, vorderer Osten; in lichten Wäldern und auf feuchten Wiesen

Verwendete Pflanzenteile
Kraut

Blütezeit
Juli – September

Sammelzeit
Juni – August

Wirkstoffe
Bitterstoffe (Amarogentin, Gentiopikrin)

Wirkung
Appetit- und verdauungsanregend

Nebenwirkungen
Nicht bekannt; bei Magengeschwüren darf Tausendgüldenkraut allerdings nicht eingesetzt werden

Übliche Darreichungsformen
Tees, Tropfen

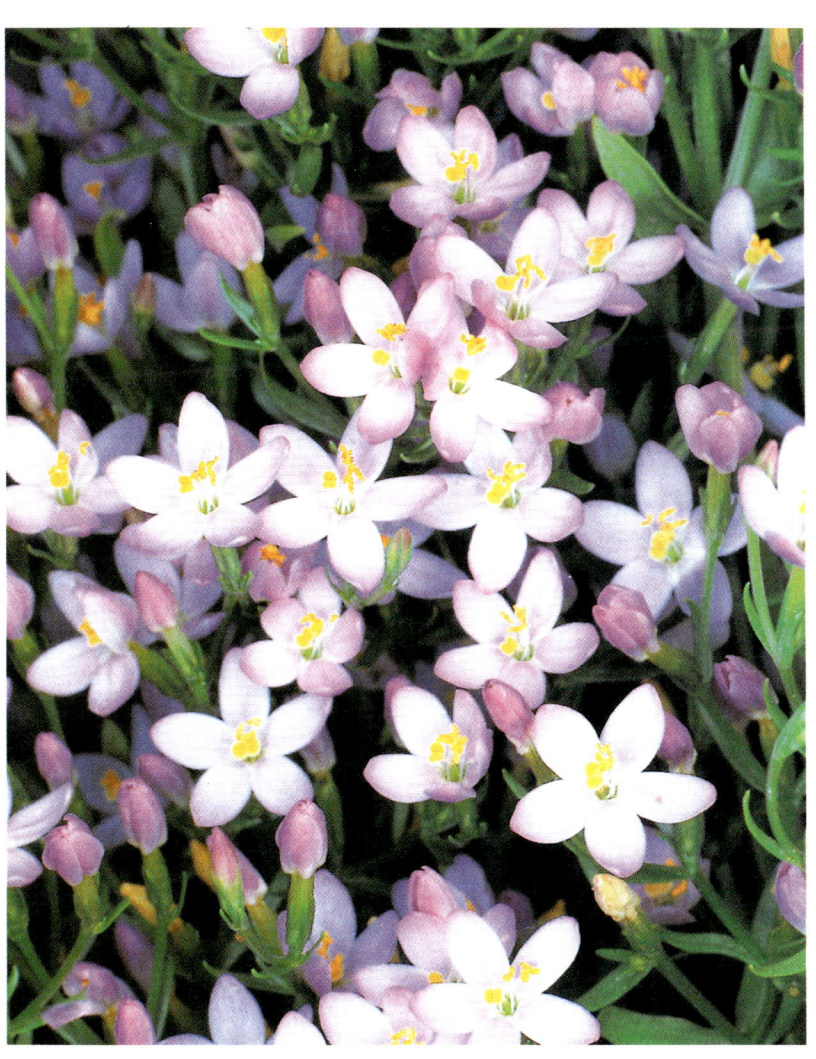

Teezubereitung
2 Teelöffel Kraut mit 1 Tasse kochendem Wasser übergießen, nach 5 Minuten abseihen

Tagesdosis
3mal täglich 1 Tasse mindestens eine ½ Stunde vor den Mahlzeiten trinken

Magen-Darm- und Leberbeschwerden

Wermut

Andere Namen
Absinth, bitterer Beifuß, Magenkraut

Botanischer Name
Artemisia absinthium

Pflanzenfamilie
Korbblütengewächse /Asteraceae

Beschreibung der Pflanze
Der etwa 1 Meter hohe zum Teil verholzte Strauch ist mit zahlreichen silbergrauen, stark behaarten, gefiederten Blättern überzogen. Die gelben Blüten hängen wie kleine Schellen in Rispen und bestehen aus zahlreichen Einzelblüten. Die Pflanze riecht sehr würzig

Vorkommen
Europa, Asien; auf felsigen Böden; an Wegrändern und auf Weinbergen

Verwendete Pflanzenteile
Kraut

Blütezeit
Juli – September

Sammelzeit
In den ersten beiden Monaten der Blütezeit

Wirkstoffe
Aromatische Bitterstoffe, ätherisches Öl, Gerbstoffe, Flavonoide

Wirkung
Appetitanregend, verdauungsanregend; günstige Wirkung auch bei krampfartigen Gallenbeschwerden

Nebenwirkungen
Treten bei richtiger Anwendung nicht auf; bei sehr hohen Mengen kann es zu Erbrechen, Durchfall und Krämpfen kommen; nicht bei Magengeschwüren einnehmen

Übliche Darreichungsformen
Tees, Tropfen

Teezubereitung
1 Teelöffel Kraut mit 1 Tasse kochendem Wasser übergießen, 5 Minuten abgedeckt ziehen lassen, abseihen

Tagesdosis
2mal täglich 1 Tasse etwa ½ Stunde vor den Mahlzeiten trinken

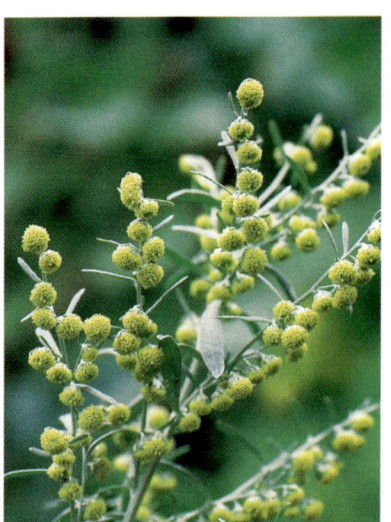
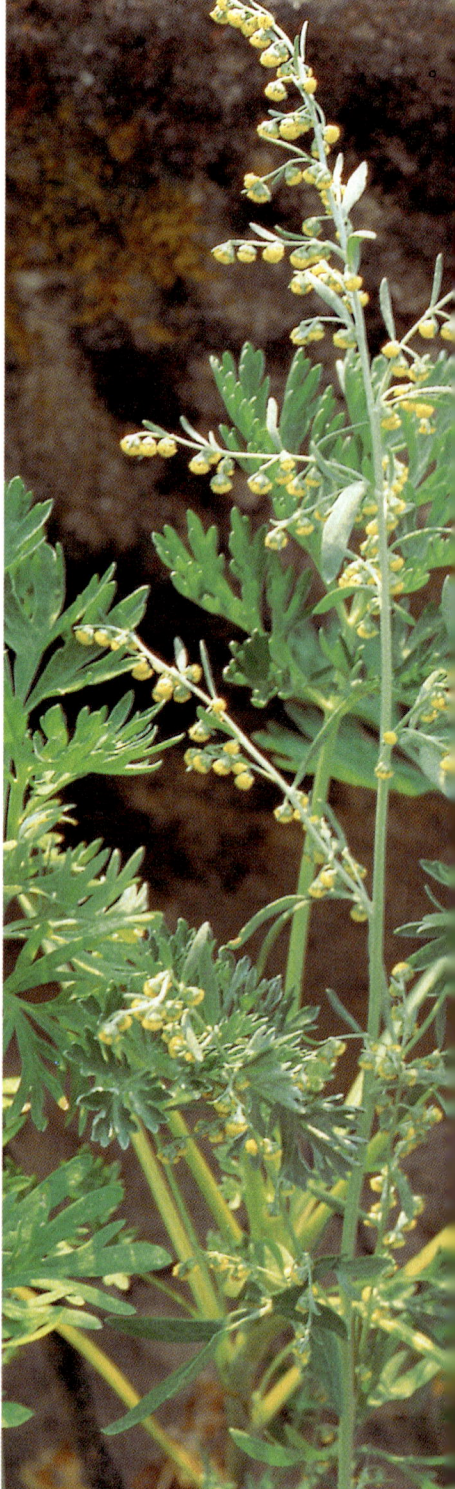

Verdauungsprobleme und Appetitmangel

Schafgarbe

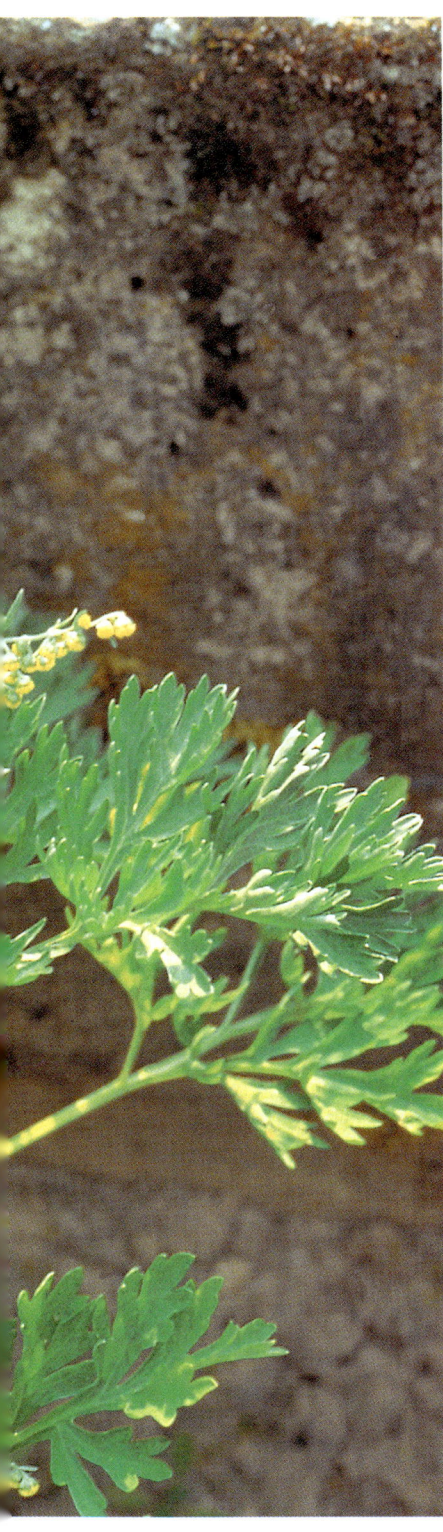

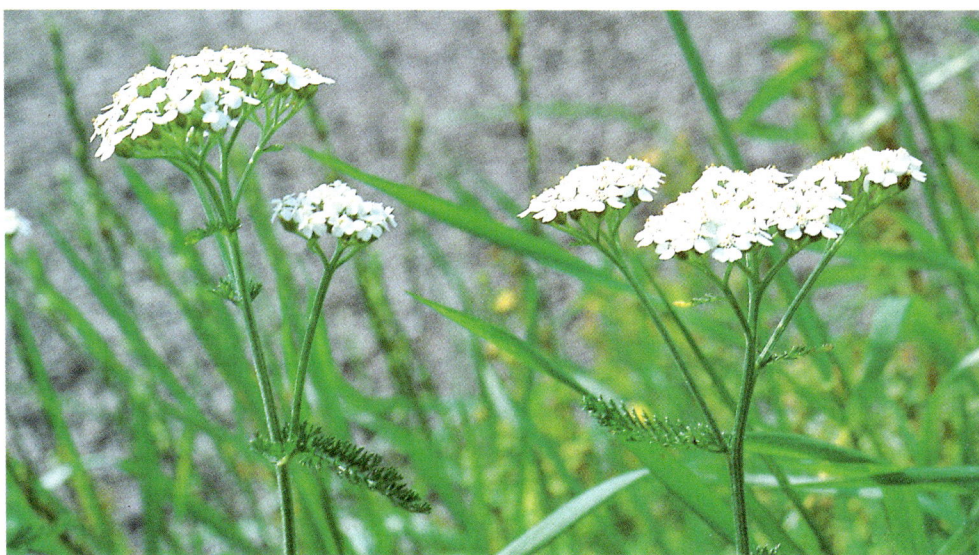

Andere Namen
Rippel, Kelke, Gerwel

Botanischer Name
Achillea millefolium

Pflanzenfamilie
Korbblütengewächse / Asteraceae

Beschreibung der Pflanze
Etwa 60 Zentimeter hohe, verzweigte, krautige Pflanze mit doppelt gefiederten Blättern. Die kleinen, weißen, 5zipfligen Blüten setzen sich zu einer endständigen Korbblüte zusammen

Vorkommen
Nahezu weltweit; auf nicht zu feuchten Wiesen

Verwendete Pflanzenteile
Kraut

Blütezeit
Juni – Oktober

Sammelzeit
Juni – September

Wirkstoffe
Ätherisches Öl, Bitterstoffe, Flavonoide, Gerbstoffe

Wirkung
Appetitanregend, verdauungsfördernd

Nebenwirkungen
Nicht bekannt

Übliche Darreichungsformen
Tee, Tropfen

Teezubereitung
1 Teelöffel mit 1 Tasse kochendem Wasser übergießen, 5 Minuten abgedeckt ziehen lassen, abseihen

Tagesdosis
Mehrmals täglich 1 Tasse trinken

Pomeranze

Anderer Name
Bitterorange

Botanischer Name
Citrus aurantium

Pflanzenfamilie
Rautengewächse/Rutaceae

Beschreibung der Pflanze
Der immergrüne Baum hat ledrige, gepunktete Blätter und weiße, fünfzipflige Blüten. Die Frucht ist gelb, tennisballgroß mit fleischiger Schale

Vorkommen
Ursprünglich Indien, heute Tropen, Subtropen und wärmere Gebiete der ganzen Welt

Verwendete Pflanzenteile
Schale

Blütezeit
Das ganze Jahr über

Sammelzeit
Das ganze Jahr über

Wirkstoffe
Bitterstoffe (Flavonoide), ätherisches Öl

Wirkung
Appetitanregend, verdauungsfördernd, leicht krampflösend

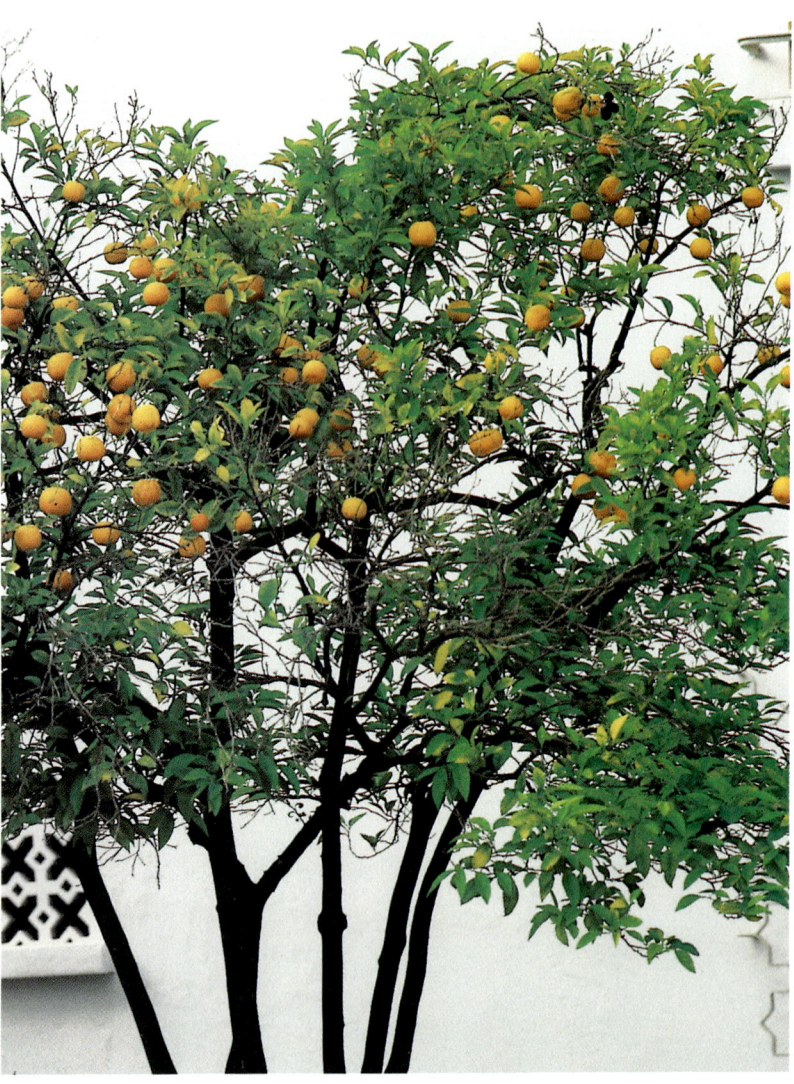

Nebenwirkungen
Bei hellhäutigen Personen kann Pomeranzenschale eine erhöhte Lichtempfindlichkeit auslösen

Übliche Darreichungsformen
In Kombination mit anderen Bittermitteln in Tees und Tropfen

Teezubereitung
1–2 Teelöffel getrocknete Schale mit 1 Tasse kochendem Wasser übergießen, 10 Minuten abgedeckt ziehen lassen, abseihen

Tagesdosis
3mal täglich 1 Tasse ½ Stunde vor den Mahlzeiten trinken

Wegen des aromatischen Geschmacks eignet sich Pomeranzenschale besonders für Kindertees

Verdauungsprobleme und Appetitmangel

Ingwer

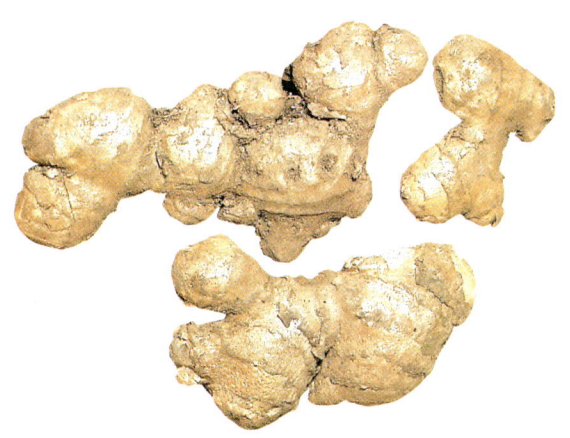

Anderer Name
Schnapswurzel

Botanischer Name
Zingiber officinale

Pflanzenfamilie
Ingwergewächse/Zingiberaceae

Beschreibung der Pflanze
Die schilfartige Staude verfügt über einen knolligen, kriechenden Wurzelstock. Die Blätter sind lineal-lanzettlich, die grünlichgelben Blüten stehen in länglichen Blütenähren

Vorkommen
Indien, Westafrika

Verwendete Pflanzenteile
Wurzelstock

Blütezeit
Juni – August

Sammelzeit
Dezember – Januar

Wirkstoffe
Ätherisches Öl, Scharfstoffe (Gingerole)

Wirkung
Brechreizhemmende Wirkung bei Reisekrankheit; fördert die Magensaftsekretion

Nebenwirkungen
Leichte Magenreizung bei empfindlichen Patienten; sollte nicht bei Schwangerschaftserbrechen angewendet werden

Übliche Darreichungsformen
Kapseln gegen Reisekrankheit, Tees zur Magensaftsekretionserhöhung

Teezubereitung
1 Teelöffel der grob gepulverten Wurzel mit kochendem Wasser übergießen, nach 10 Minuten abseihen

Tagesdosis
3mal täglich 1 Tasse ½ Stunde vor den Mahlzeiten trinken

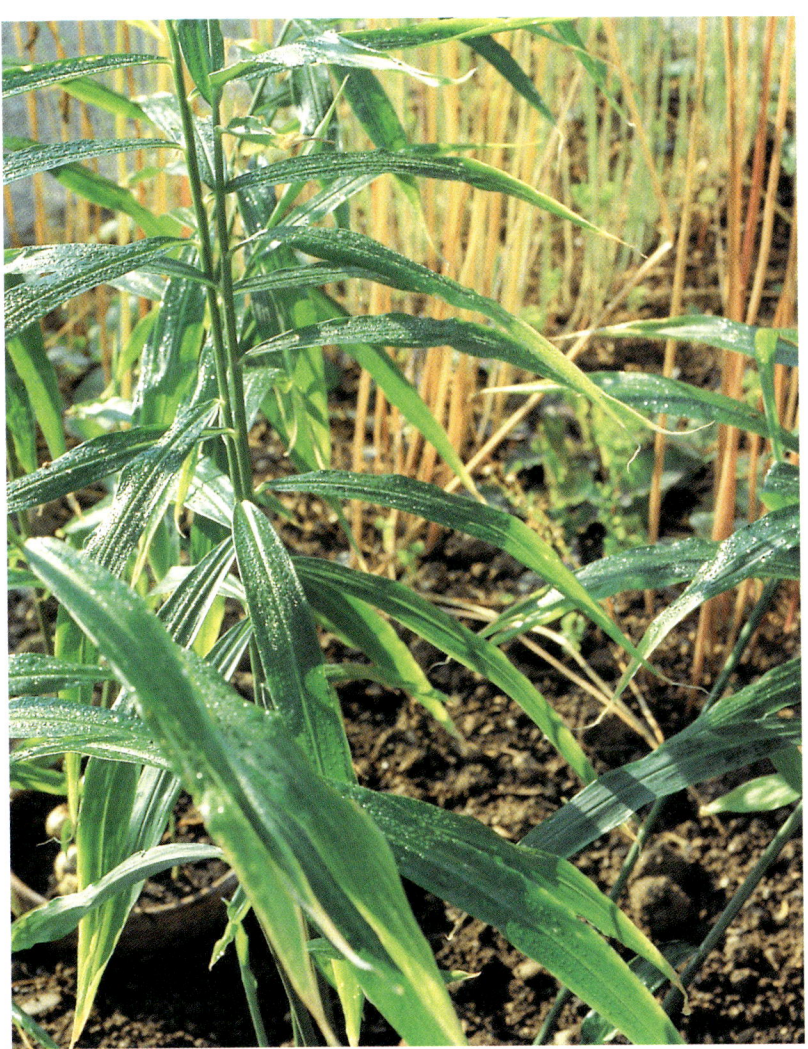

Magen-Darm- und Leberbeschwerden

Verdauungsschwäche

Völlegefühl und Magendrücken, Übelkeit oder Sodbrennen treten bei vielen Menschen regelmäßig, meist nach den Mahlzeiten auf, ohne daß dafür organische Ursachen vorliegen. Neben der diätetischen und psychosomatischen Behandlung der Bauchbeschwerden spielen pflanzliche Zubereitungen eine sehr wichtige Rolle. Die hier angesprochenen Heilpflanzen regen die Verdauungssäfte im Magen und die Gallensäureproduktion an.

Bei Problemen der Verdauung, die auf zu geringe Magensäureproduktion zurückzuführen sind, empfiehlt es sich, über einen längeren Zeitraum die unter dem vorangehenden Kapitel angeführten bitterstoffhaltigen Heilpflanzen anzuwenden, denn sie regen die Verdauungssäfte an. Allerdings dürfen sie nur dann eingenommen werden, wenn ein Magengeschwür ausgeschlossen werden kann.

Artischockenblätter, Schöllkraut, Löwenzahn und Rettich und Curcumawurzelstock erhöhen die Produktion der Gallensäfte, die besonders für die Fettverdauung eine große Rolle spielen. Durch ihre gleichzeitige entkrampfende Wirkung auf die Gallenwege fördern sie auch den Abfluß der Gallenflüssigkeit.

Bitterstoffhaltige Heilpflanzen regen die Verdauungssäfte an

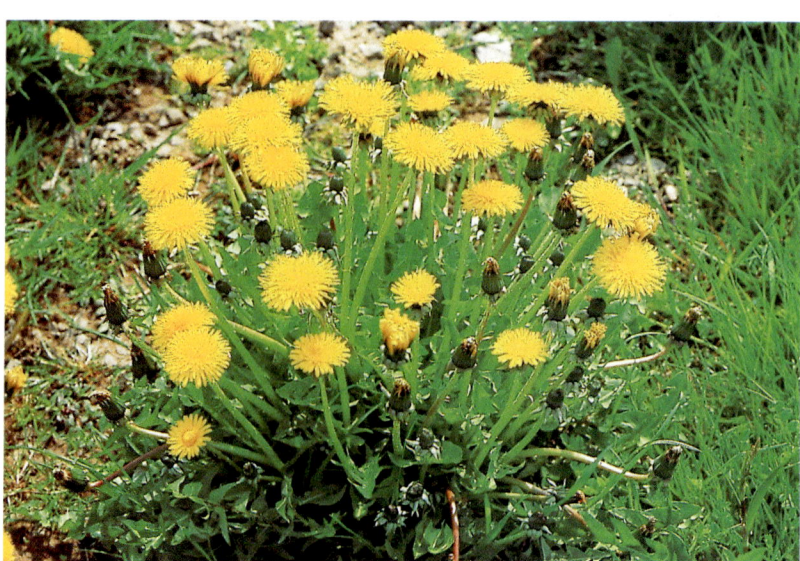

Auch Löwenzahn hilft bei Verdauungsschwäche

Artischocke

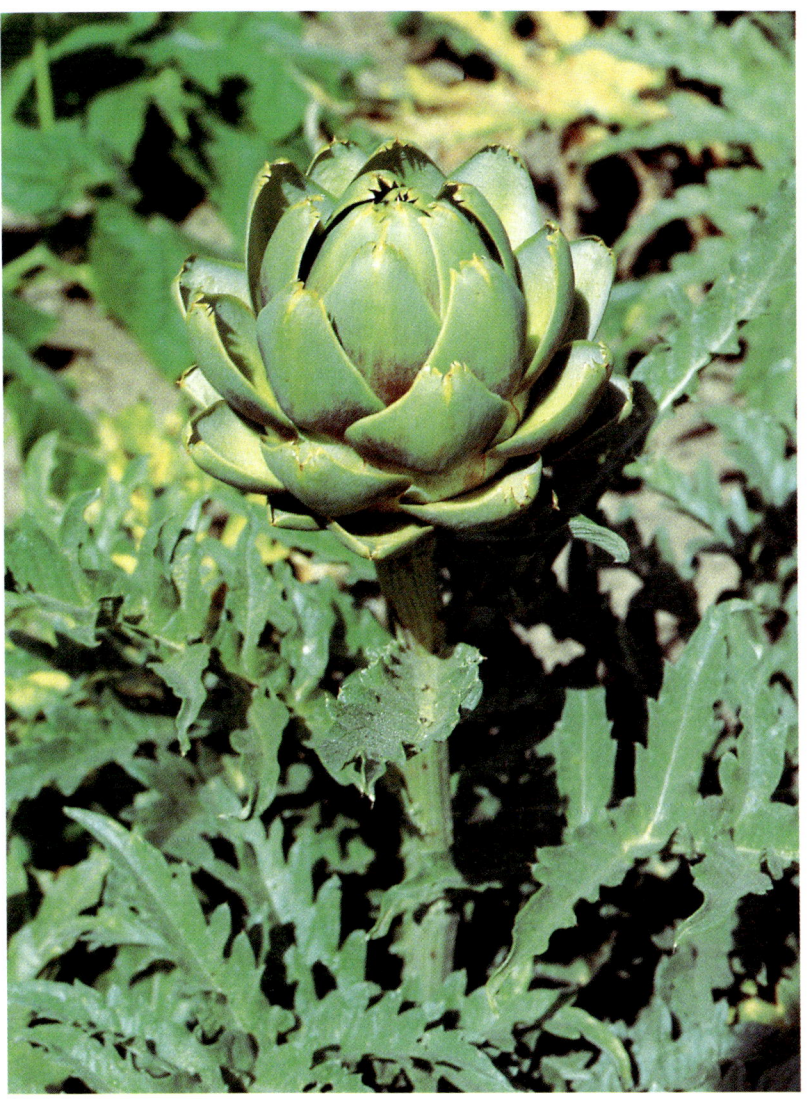

Anderer Name
Eßdistel

Botanischer Name
Cynara scolymus

Pflanzenfamilie
Korbblütengewächse / Asteraceae

Beschreibung der Pflanze
Bis zu 2 Meter hohes, mächtiges Kraut mit gefurchtem, filzig behaartem Stengel und großen, unterseits grauen, filzigen Blättern. Die violette Korbblüte sitzt auf einem fleischigen und schmackhaften Blütenboden, umgeben von zahlreichen dachziegelartig übereinanderliegenden Hüllblättern

Vorkommen
Zuchtform der im Mittelmeergebiet heimischen Kardone

Verwendete Pflanzenteile
Blätter

Blütezeit
Juli – August

Sammelzeit
Zur Blütezeit

Wirkstoffe
Bitterstoffe, Cynarin, Flavonoide, Gerbstoffe

Wirkung
Gallenflußfördernd, leberschützend (siehe Seite 109/110); neuesten Untersuchungen zufolge auch cholesterinsenkend

Nebenwirkungen
Mögliche allergische Reaktionen bei Überempfindlichkeit gegen Korbblütler.
Nicht anwenden bei Verschluß der Gallenwege und Magengeschwüren

Übliche Darreichungsformen
Tees, Tropfen, Frischpflanzensaft, Kapseln, Dragees

Teezubereitung
1 Teelöffel Blätter mit 1 Tasse kochendem Wasser aufbrühen, nach 10 Minuten abseihen

Tagesdosis
3mal täglich 1 Tasse ½ Stunde vor den Mahlzeiten mäßig warm trinken

Magen-Darm- und Leberbeschwerden

Schöllkraut

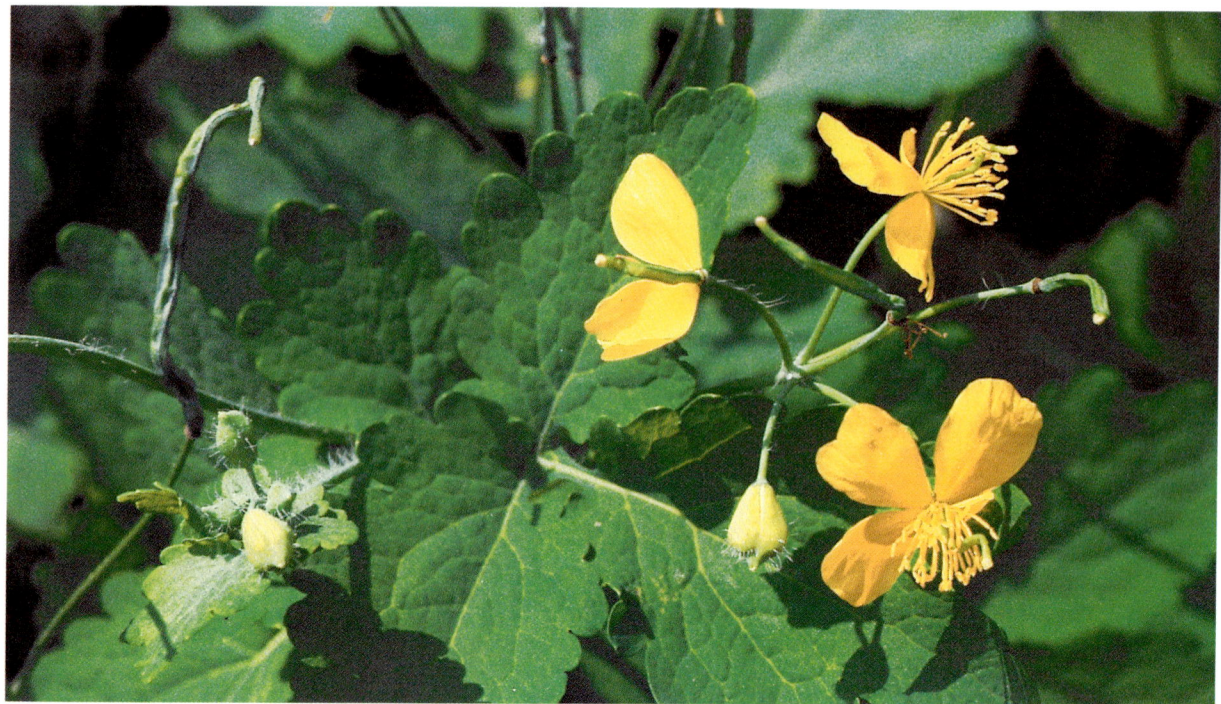

Andere Namen
Schwalbenkraut, Warzenkraut

Botanischer Name
Chelidonium majus

Pflanzenfamilie
Mohngewächse/Papaveraceae

Beschreibung der Pflanze
Die etwa 50 Zentimeter große Pflanze hat einen aufrechten Stengel, der orangefarbenen Milchsaft enthält. Die fiederspaltigen Blätter sind unterseits blaugrün. Die gelben, vierzipfligen Blüten stehen in Dolden. Aus ihnen entwickeln sich die Früchte (Kapseln)

Vorkommen
Europa, Asien, Nordamerika; an Mauern, Weg- und Straßenrändern sowie Zäunen

Verwendete Pflanzenteile
Kraut

Blütezeit
Mai – September

Sammelzeit
April – Juni

Wirkstoffe
Alkaloide (Chelidonin)

Wirkung
Krampflösend an der Eingeweidemuskulatur (Galle und Magen-Darm-Trakt), galletreibend

Nebenwirkungen
Bei bestimmungsgemäßem Gebrauch nicht zu befürchten, bei Überdosierung kommt es zu Erbrechen, Durchfällen, Kreislaufstörung, Kollaps

Übliche Darreichungsformen
Tees, Tropfen, Kapseln

Teezubereitung
1 ½ Teelöffel Kraut mit 1 Tasse kochendem Wasser aufbrühen, nach 5 Minuten abseihen

Tagesdosis
3mal täglich 1 Tasse vor den Mahlzeiten trinken

Löwenzahn

Andere Namen
Pusteblume, Kuckucksblume, Hundeblume

Botanischer Name
Taraxacum officinale

Pflanzenfamilie
Korbblütengewächse/Asteraceae

Beschreibung der Pflanze
Aus einer langen, dunkelbraunen Pfahlwurzel entspringen die fiederspaltigen Blätter, die in einer grundständigen Rosette angeordnet sind, und die milchsafthaltigen Stiele, an deren Ende die gelben Blütenköpfchen stehen. Die sich daraus entwickelnden Früchte haben eine weiße Haarkrone, mit der der Wind den darin enthaltenen Samen weit verweht

Vorkommen
Europa, Asien, Nordamerika; wächst auf allen Böden

Verwendete Pflanzenteile
Wurzel mit Kraut

Blütezeit
April – September

Sammelzeit
April – Mai

Wirkstoffe
Bitterstoffe (Taraxacin)

Wirkung
Gallenflußtreibend, erhöht die Magensaftproduktion, harntreibend

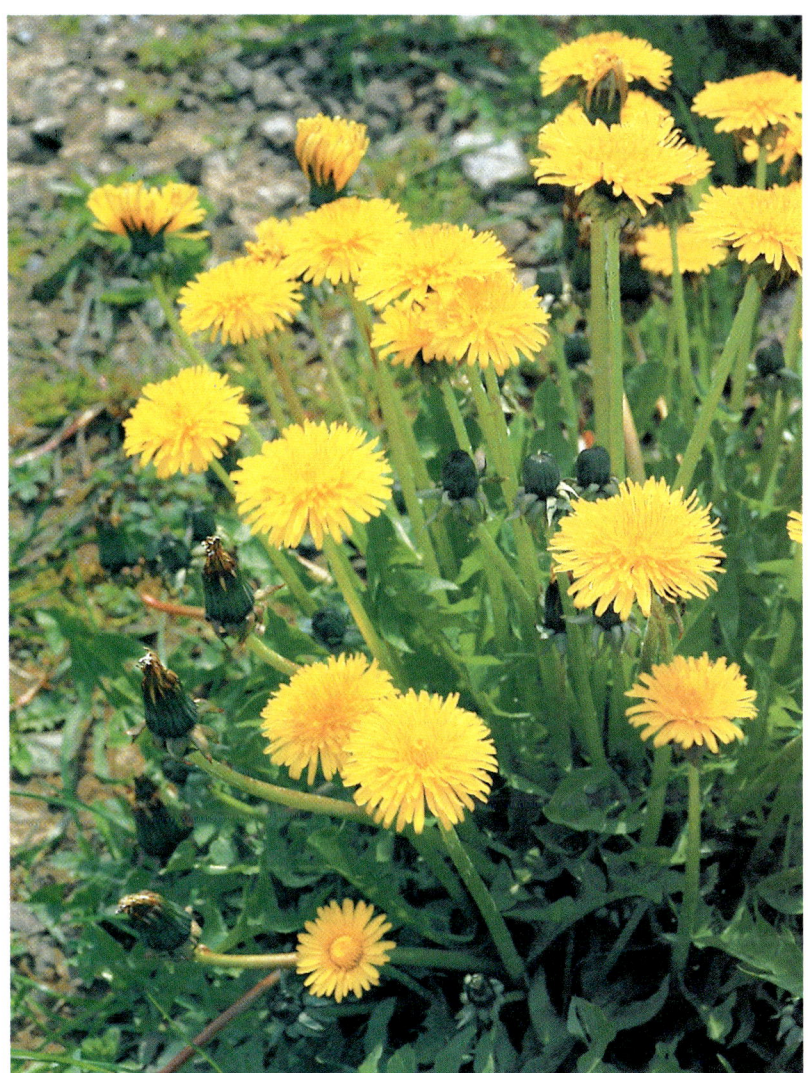

Nebenwirkungen
In seltenen Fällen werden allergische Reaktionen gegen Korbblütler beobachtet.
Nicht anwenden bei Verschluß der Gallenwege und eitrigen Entzündungen der Gallenblase sowie bei Magengeschwüren

Übliche Darreichungsformen
Tees, Pflanzensaft, Tropfen, Kapseln, Dragees

Teezubereitung
1 Teelöffel Wurzeln mit Kraut mit 1 Tasse kaltem Wasser ansetzen, aufkochen lassen, nach 10 Minuten abseihen

Tagesdosis
3mal täglich 1 Tasse trinken

Pflanzenpreßsaft
Frische Pflanzen auspressen, davon 3mal täglich 1 Eßlöffel trinken

Magen-Darm- und Leberbeschwerden

Schwarzer Rettich

Andere Namen
Bierwurz, Radi

Botanischer Name
Raphanus sativus subspec.niger

Pflanzenfamilie
Kreuzblütler/Brassicaceae

Beschreibung der Pflanze
Aus einer runden, spindelförmigen, schwarzen Rübe wächst das über einen Meter hohe Kraut mit den leierförmigen, fiederspaltigen Blättern und den zartrosa Blüten. Die Frucht ist eine Schote

Vorkommen
Aus Asien stammende Kulturpflanze, die heute in unterschiedlichen Formen (zum Beispiel Radieschen oder dem weniger wirksamen weißen Rettich) sehr weit verbreitet ist

Verwendete Pflanzenteile
Frische Wurzel

Blütezeit
Juni – Juli

Sammelzeit
September – Oktober

Wirkstoffe
Senfölglykoside

Wirkung
Gallenflußfördernd, antimikrobiell, leicht stuhlfördernd

Nebenwirkungen
Selten Magenbeschwerden

Nicht anwenden bei Gallensteinen

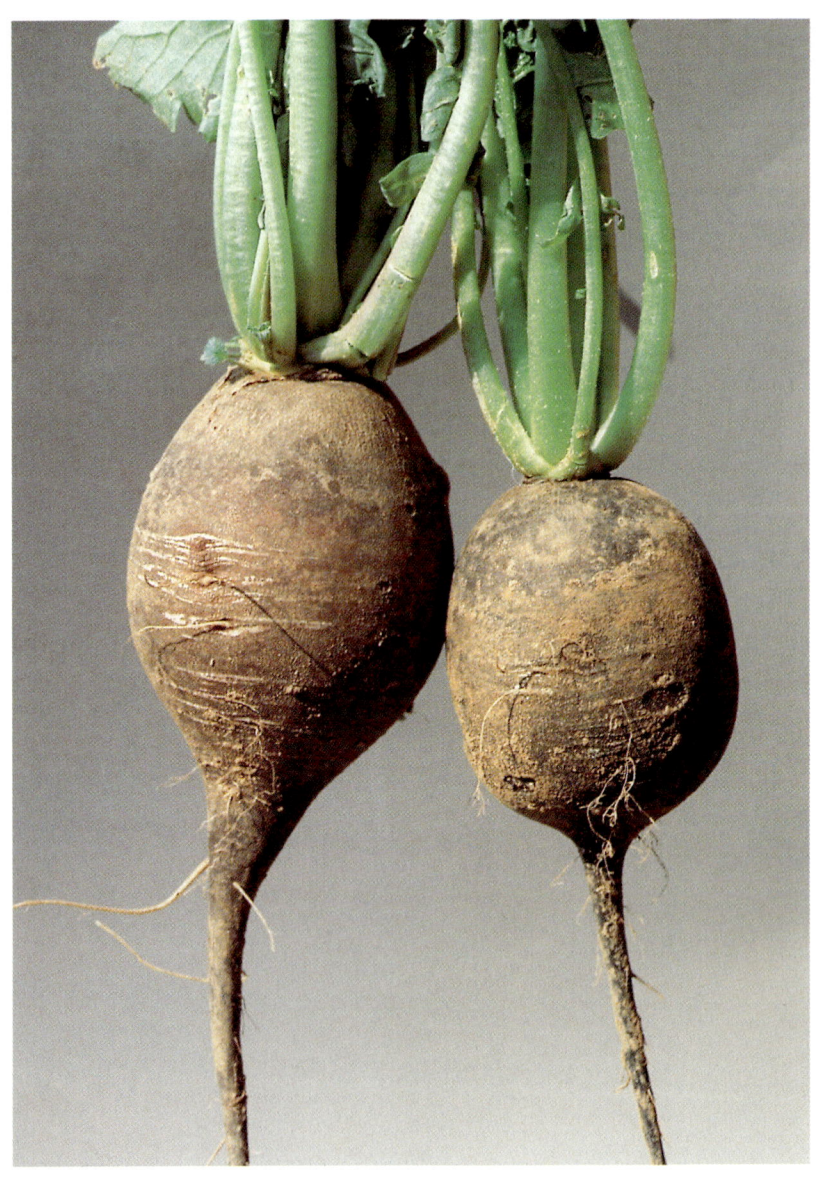

Übliche Darreichungsformen
Preßsaft

Zubereitung
1 frische Wurzel zerkleinern, etwas salzen und abpressen; einige Stunden im Kühlschrank stehen lassen, damit der Saft seinen beißenden Geschmack verliert

Tagesdosis
Etwa 100 Milliliter Saft auf den Tag verteilt einnehmen

Krämpfe im Verdauungstrakt

Bei krampfartigen Schmerzen im Magen-Darm-Trakt oder der Gallenblase hilft ein Tee aus Boldoblättern, Pfefferminze oder Erdrauch. Kolikartige Krämpfe können mit Wirkstoffen aus der Tollkirsche gelöst werden. Ihre Wirkung steht den synthetischen Arzneimitteln in keiner Weise nach. Aber Vorsicht: Die Pflanzenwirkstoffe der Tollkirsche haben einen direkten Einfluß auf das Nervensystem. Sie beeinflussen Organe und Gehirn und lösen so Krämpfe in Galle, Magen und Darm. Außerdem können zahlreiche unerwünschte Wirkungen wie Mundtrockenheit, Sehstörungen, Herzrasen oder Hautrötung auftreten. Bei zu hoher Dosierung kommt es zu Halluzinationen und Krampfzuständen. Deshalb dürfen Sie aus der Tollkirsche keine Teeauszüge zubereiten, sondern sollten in der Apotheke erhältliche, eingestellte Fertigextrakte verwenden, die nach den Angaben des Herstellers dosiert werden.

Pfefferminze

Anderer Name
Katzenkraut

Botanischer Name
Mentha piperita

(Die botanische Beschreibung der Pflanze finden Sie auf Seite 43)

Wirkstoffe
Ätherisches Öl (überwiegend Menthol und Menthon)

Wirkung
Krampflösend an der glatten Muskulatur des Magen-Darm-Traktes, entblähend, gallenflußanregend. Verbessert die Nasenatmung, schleimlösend an der Bronchialschleimhaut (siehe Seite 43)

Nebenwirkungen
Sind für Tee nicht bekannt

Übliche Darreichungsformen
Tees, Kapseln, Tropfen, Öl

Teezubereitung
1 Teelöffel Blätter mit 1 Tasse kochendem Wasser übergießen, 5 Minuten ziehen lassen, abseihen

Tagesdosis
3mal täglich 1 Tasse trinken

Pfefferminzöl
3mal täglich 2–3 Tropfen in warmem Wasser einnehmen

Magen-Darm- und Leberbeschwerden

Erdrauch

Andere Namen
Erdraute, Traubenkerbel

Botanischer Name
Fumaria officinalis

Pflanzenfamilie
Erdrauchgewächse/Fumariaceae

Beschreibung der Pflanze
Die etwa 30 Zentimeter hohe, unscheinbare Pflanze hat einen aufrechten Stengel mit doppelt gefiederten Blättern. Die roten, an der Spitze schwarz-roten Blüten sind gespornt und ähneln einem Vogelschnabel. Sie stehen in Trauben

Vorkommen
Gemäßigte Zonen Europas, Asiens und Nordamerikas; auf Brachland und Feldern

Verwendete Pflanzenteile
Kraut

Blütezeit
April – Oktober

Sammelzeit
Mai – August

Wirkstoffe
Alkaloide, Flavonoide

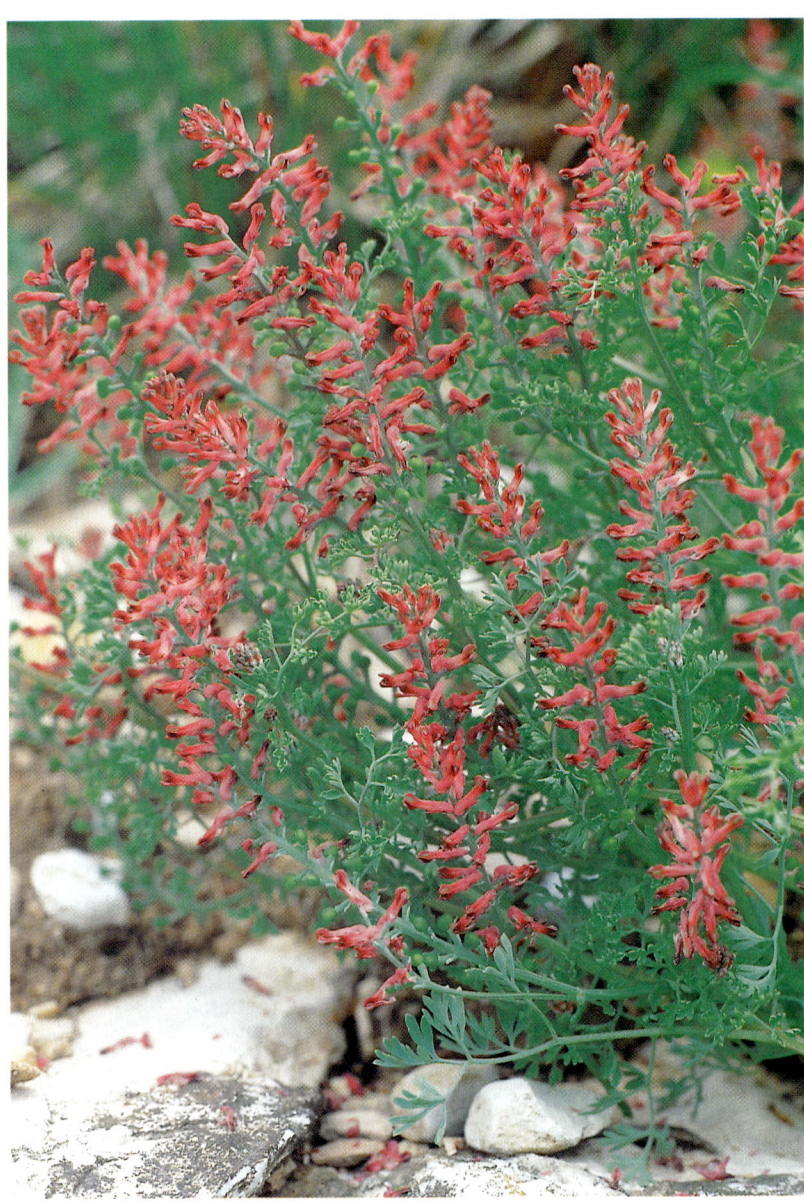

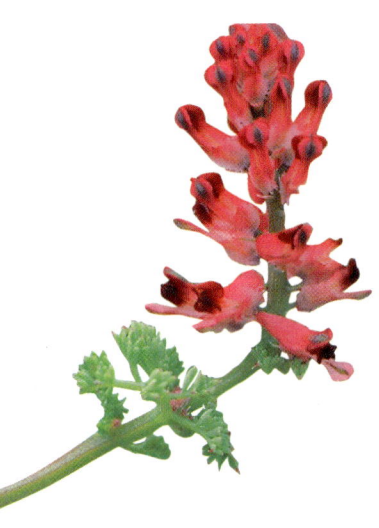

Wirkung
Krampflösende Wirkung im Magen- und Darmtrakt

Nebenwirkungen
Nicht bekannt

Übliche Darreichungsformen
Tees, Tabletten, Dragees

Teezubereitung
2 Teelöffel Kraut mit 1 Tasse kochendem Wasser übergießen, nach 10 Minuten abseihen

Tagesdosis
3mal täglich 1 Tasse zu den Mahlzeiten trinken

Krämpfe im Verdauungstrakt

Boldo

Botanischer Name
Peumus boldus

Pflanzenfamilie
Monimiaceengewächse/
Monimiaceae

Beschreibung der Pflanze
Bis zu 6 Meter hoher, immergrüner Baum oder Strauch mit ganzrandigen, ovalen, rauhen Blättern und in Dolden stehenden grünlich-weißen Blüten

Vorkommen
Südamerika (Chile, Peru), auch im Mittelmeerraum

Verwendete Pflanzenteile
Blätter

Blütezeit
März – Mai

Wirkstoffe
Alkaloide (Boldin), Flavonoide, ätherische Öle

Wirkung
Krampflösend, regt die Produktion von Gallen- und Magensaft an

Nebenwirkungen
Nicht bekannt; große Mengen können zu Vergiftungen führen. Darf nicht angewandt werden bei schweren Lebererkrankungen, Verschluß der Gallenwege und Magengeschwüren

Übliche Darreichungsformen
In Kombination mit anderen Arzneipflanzen als Tees, Tropfen, Dragees

Teezubereitung
2 Teelöffel Blätter mit 1 Tasse kochendem Wasser übergießen, nach 10 Minuten abseihen

Tagesdosis
3mal täglich 1 Tasse warm trinken

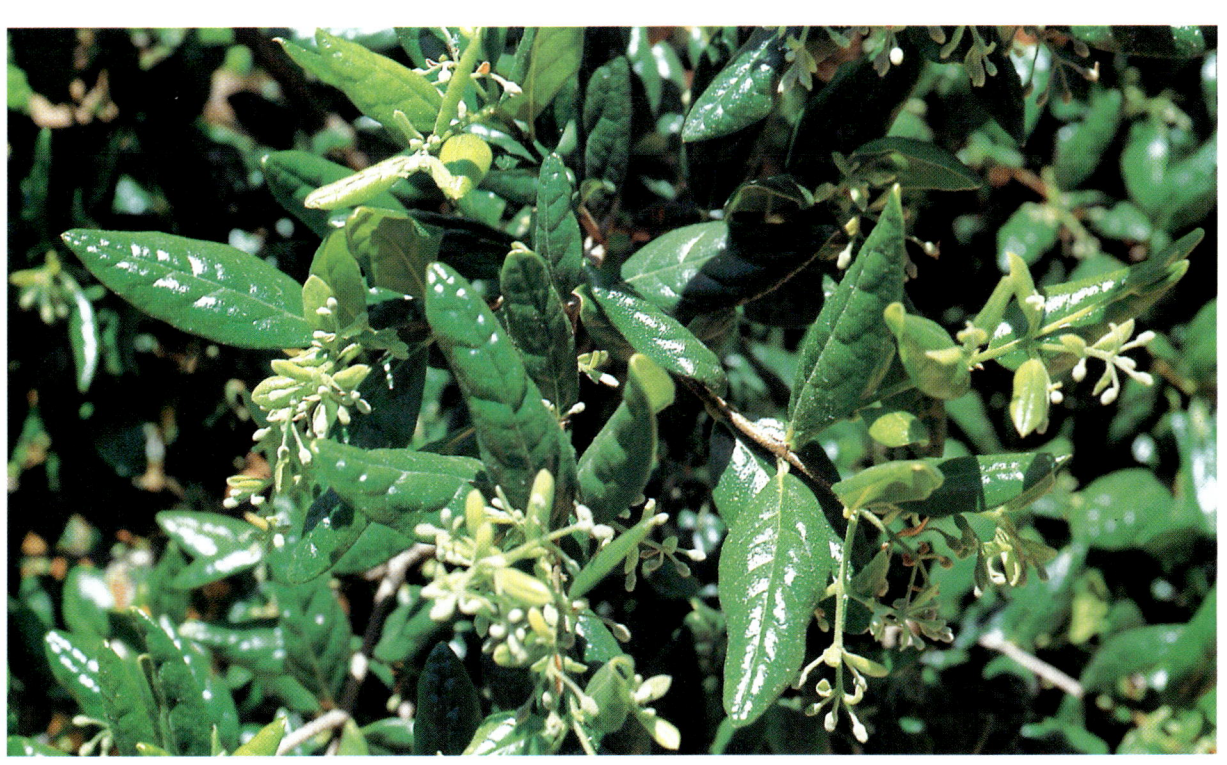

Magen-Darm- und Leberbeschwerden

Blähungen

Eine entblähende Wirkung geht von den Früchten von Kümmel, Kardamom, Koriander, Anis und Fenchel aus. Sie entkrampfen die Darmmuskulatur und erleichtern damit den Abgang von Darmgasen. Außerdem helfen sie zu verdauen; das macht sie zum „Hauptwirkstoff" von Verdauungsschnäpsen.

Bitterer Fenchel

Botanischer Name
Foeniculum vulgare

(Die botanische Beschreibung der Pflanze finden Sie auf Seite 53)

Wirkstoffe
Ätherische Öle (überwiegend Anethol und Fenchon)

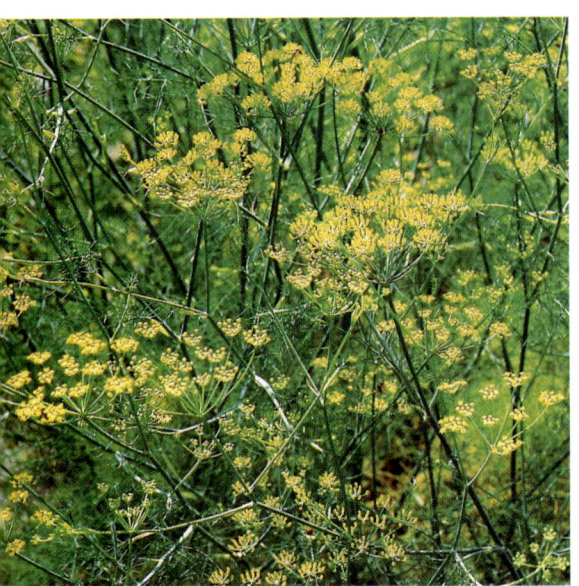

Wirkung
Krampflösend an der Eingeweidemuskulatur, gegen Blähungen; sekretlösend (siehe Seite 53)

Nebenwirkungen
Große Mengen (über 3 Gramm) des reinen ätherischen Öls können zu Kopfschmerzen, Benommenheit oder Magenreizung führen

Übliche Darreichungsformen
Tee, Tropfen

Teezubereitung
1 Teelöffel der frischgestoßenen Früchte auf eine Tasse kochendes Wasser geben, 5 Minuten ziehen lassen, abseihen und warm trinken

Tagesdosis
Mehrmals täglich 1–2 Tassen trinken

Anis

Botanischer Name
Pimpinella anisum

(Die botanische Beschreibung der Pflanze finden Sie auf Seite 52)

Wirkstoffe
Ätherische Öle (Anethol)

Wirkung
Krampflösend, antibakteriell; auswurffördernd (siehe Seite 52)

Nebenwirkungen
In seltenen Fällen allergische Reaktionen des Magen-Darm-Traktes und der Atemwege

Übliche Darreichungsformen
Tees, Tropfen

Teezubereitung
1 gehäufter Teelöffel angestoßener Früchte mit 1 Tasse kochendem Wasser übergießen und abgedeckt 10–15 Minuten ziehen lassen, abseihen und warm trinken

Tagesdosis
2–3mal täglich 1 Tasse trinken

Kümmel

Andere Namen
Wiesenkümmel, Karbei, Kümmich

Botanischer Name
Carum carvi

Pflanzenfamilie
Doldengewächse/Apiaceae

Beschreibung der Pflanze
Die etwa 1 Meter hohe Pflanze mit dem verzweigten Stengel trägt doppelt gefiederte Blätter. Die weißrosa, fünfzähligen Blüten stehen in Dolden. Die Früchte bestehen aus zwei sichelförmigen Teilfrüchten

Vorkommen
Europa, gemäßigte Zonen Nordamerikas und Nordasiens; auf Wiesen und Weiden sowie an Böschungen

Verwendete Pflanzenteile
Früchte

Blütezeit
Mai – Juli

Sammelzeit
Juni – Juli

Wirkstoffe
Ätherisches Öl (Carvon)

Wirkung
Krampflösende Wirkung an der glatten Muskulatur des Magen-Darm-Traktes, antimikrobiell, gegen Blähungen und Völlegefühl

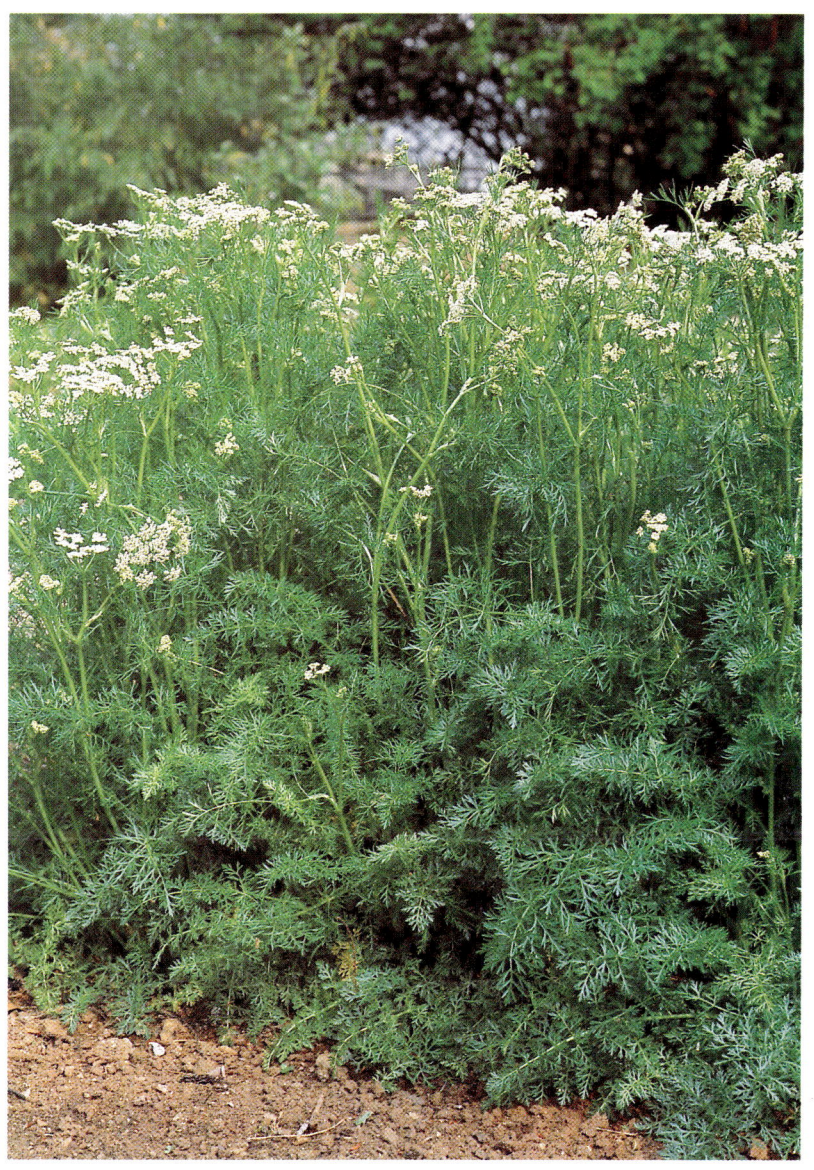

Nebenwirkungen
Nicht bekannt

Übliche Darreichungsformen
Tees, Tropfen, Dragees, Tabletten

Teezubereitung
1 Teelöffel frisch angestoßener Kümmelfrüchte mit 1 Tasse kochendem Wasser übergießen, nach 5 Minuten abseihen

Tagesdosis
3mal täglich 1 Tasse zu den Mahlzeiten warm trinken

Magen-Darm- und Leberbeschwerden

Magenschmerzen

Rollkur:
Trinken Sie morgens noch vor dem Aufstehen eine Tasse Kamillentee. Bleiben Sie dabei 10 Minuten auf dem Rücken liegen, dann rollen Sie sich auf die linke Seite und bleiben dort 5–10 Minuten liegen. Wechseln Sie nun in die Bauchlage und nach weiteren 5–10 Minuten auf die rechte Seite. So kommt der Magen rundum mit den heilenden Wirkstoffen der Kamille in Berührung

Magenschmerzen werden oft durch eine entzündete Magenschleimhaut ausgelöst. Diese Schleimschicht kleidet die Innenwand des Magens aus und schützt die Wände vor der agressiven Magensäure. Zahlreiche Faktoren wie Arzneimittel, Rauchen und Streß schaden dieser schützenden Schleimschicht. Bei einem dauerhaften Mißverhältnis zwischen den agressiven und den schützenden Faktoren kommt es zu chronischen Magenbeschwerden, die sich zu einem Magengeschwür entwickeln können. (Hier darf nicht verschwiegen werden, daß der Auslöser von Magengeschwüren in zahlreichen Fällen eine bakterielle Infektion mit dem Bakterium Heliobacter pylori ist. In solchen Fällen kann eine Behandlung mit Antibiotika helfen.) Magengeschwüre sind keine Erkrankung, die der Betroffene selbst behandeln darf; sie gehören immer in die Hand des Arztes. Dieser muß die Ursachen abklären und entsprechende Maßnahmen ergreifen.

No hurry, no worry, no curry! Nicht hetzen, kein Ärger und nichts Scharfes – drei wichtige Gebote bei Magenschleimhautentzündungen und Magengeschwüren. Außerdem sollten Rauchen, hochprozentiger und zu viel Alkohol, übermäßiger Kaffeegenuß und die Einnahme von Schmerzmitteln (außer Paracetamol) vermieden werden.

Eine geradezu maßgeschneiderte Heilpflanze ist die Kamille, denn sie wirkt auf den Magen krampflösend, entzündungshemmend, heilend und beruhigend. Zahlreiche Untersuchungen konnten die Schutzwirkung der Kamille auf die Magenschleimhaut belegen. Bei akuter Entzündung der Magenschleimhaut (Gastritis) empfiehlt sich der Genuß von Kamillentee. Kamille unterstützt aber auch die medikamentöse Behandlung bei Magengeschwüren. Am besten bewährt hat sich die Rollkur mit einer Kombination aus Kamillentee und dem alkoholischen Kamillenextrakt aus der Apotheke.

Daneben hat sich bei der Therapie von Magenbeschwerden der eingedickte Extrakt der Süßholzwurzel mit seiner

Magenschmerzen

ausgesprochen guten krampflösenden Wirkung bewährt. Klinische Untersuchungen bestätigen die schleimhautschützende Wirkung von Süßholzwurzel; sogar Geschwüre heilen schneller ab. Für eine Daueranwendung in hoher Dosierung ist die Heilpflanze ungeeignet: Wasser und Natrium lagern sich im Körper ein, Kalium geht verloren: Bluthochdruck und Ödeme können die Folge sein.

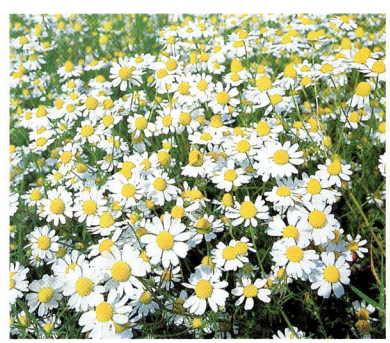

Kamille

Echte Kamille

Andere Namen
Mutterkraut, Mägdeblum

Botanischer Name
Matricaria recutita

(Die botanische Beschreibung der Pflanze finden Sie auf Seite 42)

Wirkstoffe
Ätherische Öle (hauptsächlich Bisabolol und Matricin), Flavonoide

Wirkung
Innerlich: entzündungshemmend, krampflösend bei Magen-Darm-Erkrankungen
Äußerlich: wundheilend, antibakteriell (siehe Seite 198)

Nebenwirkungen
Nicht bekannt

Übliche Darreichungsformen
Tees, Extraktkonzentrat

Teezubereitung
1 Eßlöffel Blüten mit 1 Tasse kochendem Wasser übergießen und abgedeckt 5–10 Minuten ziehen lassen, abseihen. Da Zucker die Magensäureproduktion anregt, sollte der Tee nicht gesüßt werden

Tagesdosis
3–4mal täglich 1 Tasse trinken

Süßholz

Anderer Name
Lakritzenwurzel

Botanischer Name
Glycyrrhiza glabra

(Die botanische Beschreibung der Pflanze finden Sie auf Seite 57)

Wirkstoffe
Saponine (Glycyrrhizin), Flavonoide (Liquiritin)

Wirkung
Schützende Wirkung an der Magenschleimhaut bei Magengeschwüren; krampflösend, hustenlösende und auswurffördernde Wirkung an der Bronchialschleimhaut (siehe Seite 57)

Nebenwirkungen
Bei einer längeren Anwendung und größeren Mengen (mehr als 6 Wochen) können Bluthochdruck, Wassereinlagerungen im Gewebe sowie Kaliummangel auftreten

Gegenanzeigen
Bluthochdruck, Schwangerschaft, Lebererkrankungen, Nierenerkrankungen, Kaliummangel

Übliche Darreichungsformen
Tees, eingedickter Süßholzsaft, Rollkur, Tabletten

Teezubereitung
½ Teelöffel Wurzeln mit 1 Tasse kochendem Wasser übergießen, nach 15 Minuten abseihen

Tagesdosis
3–4mal täglich 1 Tasse trinken

Verstopfung

Jeder vierte Deutsche leidet hin und wieder unter Verstopfung und nimmt deshalb ein Abführmittel ein. Viele Menschen neigen dazu, die Darmtätigkeit regelmäßig mit Abführmitteln zu regulieren, da der tägliche Stuhlgang sonst ausbleibt. Hier muß mit einem weit verbreiteten Vorurteil Schluß gemacht werden: Täglicher Stuhlgang muß nicht sein! Als normal gilt medizinisch gesehen auch noch, wenn Sie alle 3 Tage „müssen".

Darmträgheit bedrückt die Betroffenen, vor allem im körperlichen Sinne des Wortes. Drei recht einfache Maßnahmen verhelfen meist zu einer baldigen Entlastung: Dazu gehören in erster Linie mehr Bewegung. Sie kennen wahrscheinlich die Situation, daß Sie nach einer langen Autofahrt in den Urlaub zunächst einige Tage auf eine Darmentleerung warten müssen – der Darm wird durch die eingeklemmte Haltung in seiner Bewegung beeinträchtigt. Genau so geht es den „Bürohockern", die keinen Bewegungsausgleich haben. Treiben Sie also mehr Ausgleichssport, und führen Sie eine zusätzliche Bauchmassage durch.

Punkt zwei und drei sollten immer als Einheit gesehen werden. Essen Sie mehr Ballaststoffe, und trinken Sie reichlich Wasser, Tee oder Saft (mindestens 2, besser 3 Liter am Tag). Als Ballaststoffe eignen sich Hafer oder Weizenkleie, die in Joghurt eingerührt werden können, oder Vollkornprodukte. Das Stuhlvolumen vergrößert sich dadurch, die zur Verdauung nötigen Bakterien können sich besser ansiedeln, die Abführmittel werden meist überflüssig. Wer bisher sehr ballaststoffarm gegessen hat, sollte aber langsam die Ballaststoffmenge erhöhen, sonst können Blähungen auftreten.

Wer trotzdem unter Darmträgheit leidet, sollte sanft mit Leinsamen und Flohsamen nachhelfen. Diese Heilpflanzen enthalten Quellstoffe, die – vorausgesetzt, daß sie mit viel Wasser aufgenommen werden – ihr Volumen im Darm um das 5–10fache vergrößern. Sie drücken so gegen die Darminnenwand und lösen den Entleerungsreiz aus. Diese Wirkung

Die drei Säulen des guten Stuhlgangs: Bewegung, Ballaststoffe und viel Flüssigkeit

tritt allerdings erst bei längerer Einnahme (mindestens 3 Tage) ein, haben Sie also etwas Geduld. Die Einnahme von Leinsamen oder Flohsamen können Sie auch mit Milchzucker (Lactose) oder Kleie kombinieren.

Eine Vielzahl von Abführmitteln basieren auf den Arzneipflanzen, die sogenannte Anthranoide als Wirkstoffe enthalten. Dazu gehören Aloe, Sennesblätter und -früchte, Faulbaumrinde und Rhabarberwurzel. Wegen ihrer pflanzlichen Herkunft glauben viele Verbraucher, daß diese Abführmittel harmlos und deshalb für eine längere Behandlung geeignet seien. Das stimmt in diesem Fall leider nicht. Solche Arzneimittel verflüssigen den Stuhl, indem sie Wasser- und Mineralien aus der Nahrung im Darm zurückhalten, und führen bei dauerhaftem Gebrauch zu Wasser- und Elektrolytverlust, insbesondere aber zu Kaliumverlust. Ein Teufelskreis entsteht: die Darmbewegung wird gehemmt, und ohne Abführmittel geht schließlich gar nichts mehr. Außerdem wird in Fachkreisen noch darüber diskutiert, ob Anthranoide möglicherweise Krebs auslösen.

Die Umstellung von Abführmitteln auf Quellstoffe sollte schrittweise erfolgen

Über eines sind sich die Wissenschaftler jedoch einig: Solche Arzneipflanzen dürfen nicht länger als 1–2 Wochen eingenommen werden. Außerdem sollen sie nur dann eingesetzt werden, wenn es aus medizinischen Gründen erforderlich ist, so zum Beispiel zur Entleerung des Darms vor Untersuchungen, kurzzeitig bei Hämorrhoiden oder Afterrissen.

Die Wirkung der einzelnen Anthranoid-Pflanzen ist unterschiedlich stark und nimmt parallel zu den Nebenwirkungen in der folgenden Reihenfolge ab: Aloe > Sennesblätter > Sennesblüten > Faulbaumrinde > Rhabarberwurzel. Namhafte Wissenschaftler empfehlen deshalb einen schrittweisen Ausstieg in der angeführten Reihenfolge, die allmählich mit Leinsamen ergänzt und durch mehr Bewegung, Flüssigkeit und ballaststoffreicher Kost, wie Obst, Gemüse und Vollkornprodukte, unterstützt wird. Stellvertretend wird die Faulbaumrinde beschrieben.

Magen-Darm- und Leberbeschwerden

Leinsamen

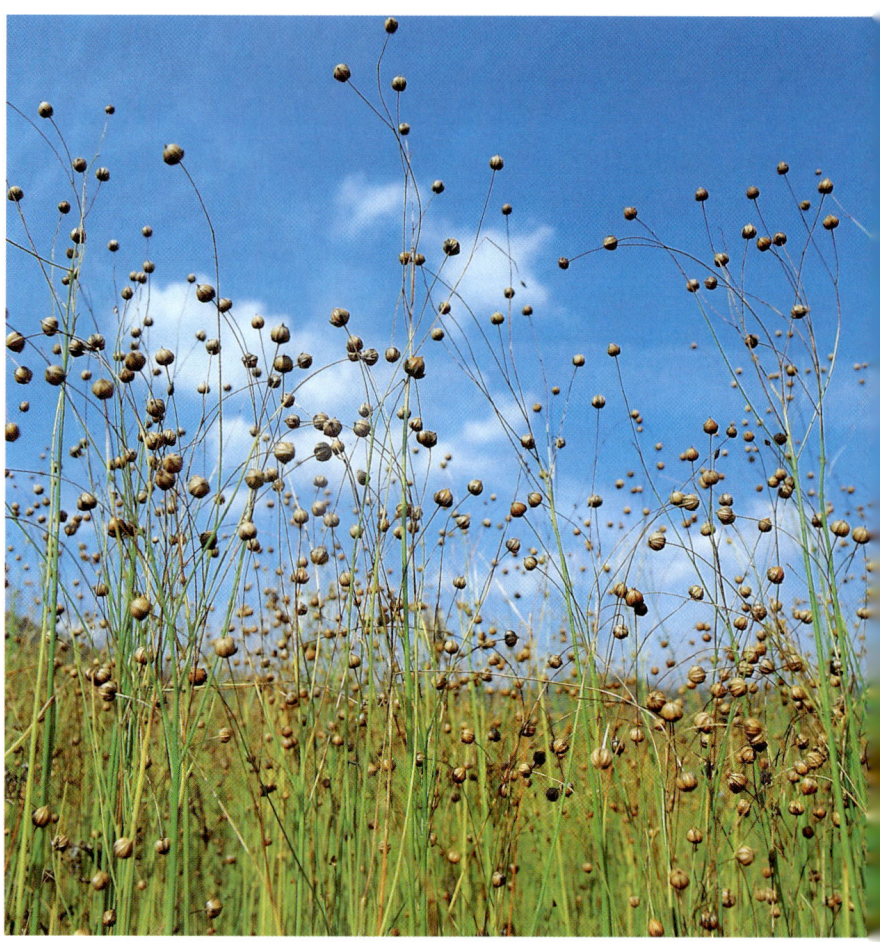

Andere Namen
Flachs, Saatlein

Botanischer Name
Linum usitatissimum

Pflanzenfamilie
Leingewächse/Linaceae

Beschreibung der Pflanze
Bis zu 1 Meter hohe Pflanze mit länglich-lanzettlichen Blättern. Die endständigen blauen Blüten verwandeln sich in eine Fruchtkapsel mit glänzenden, einförmigen Samen

Vorkommen
Überwiegend Mittelmeergebiet

Verwendete Pflanzenteile
Samen

Blütezeit
Juni – Juli

Sammelzeit
August – September

Wirkstoffe
Ballaststoffe, Schleimstoffe, Öl

Wirkung
Durch Quellung wird die Darmtätigkeit angeregt – so wirkt Leinsamen mild abführend; bei akuten Magen-Darm-Entzündungen als Schleimzubereitung

Nebenwirkungen
Wenn zu wenig Wasser dazu getrunken wird, kann es zum Darmverschluß kommen. Die Blausäure (vergleichbar der Blausäure im Marzipan) ist für die Praxis nicht relevant

Gegenanzeigen
Darmverschluß

Anwendung
1 Eßlöffel unzerkleinerter oder leicht aufgebrochener Leinsamen wird mit 1 Tasse (mindestens 150 ml) Wasser eingenommen. Nicht im Wasser vorquellen lassen! Geschroteter Leinsamen quillt bereits im Magen vor, übt also weniger Druck auf die Darmwand aus und setzt außerdem das fette Öl frei (1 Portion geschroteter Leinsamen hat etwa 300 Kalorien). Achten Sie auf qualitativ hochwertigen Samen (Mindestquellzahl 5). Lassen Sie sich beim Kauf beraten

Tagesdosis
2–3mal zwischen den Mahlzeiten essen. Für Schleimzubereitung gegen Magenschleimhautentzündung läßt man 2–3 Eßlöffel mit ½ Liter Wasser über Nacht vorquellen

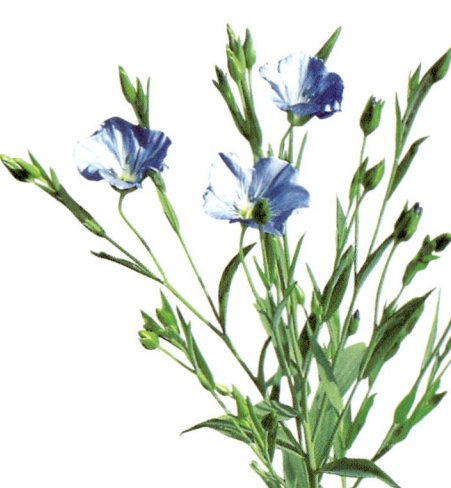

Verstopfung

Flohsamen

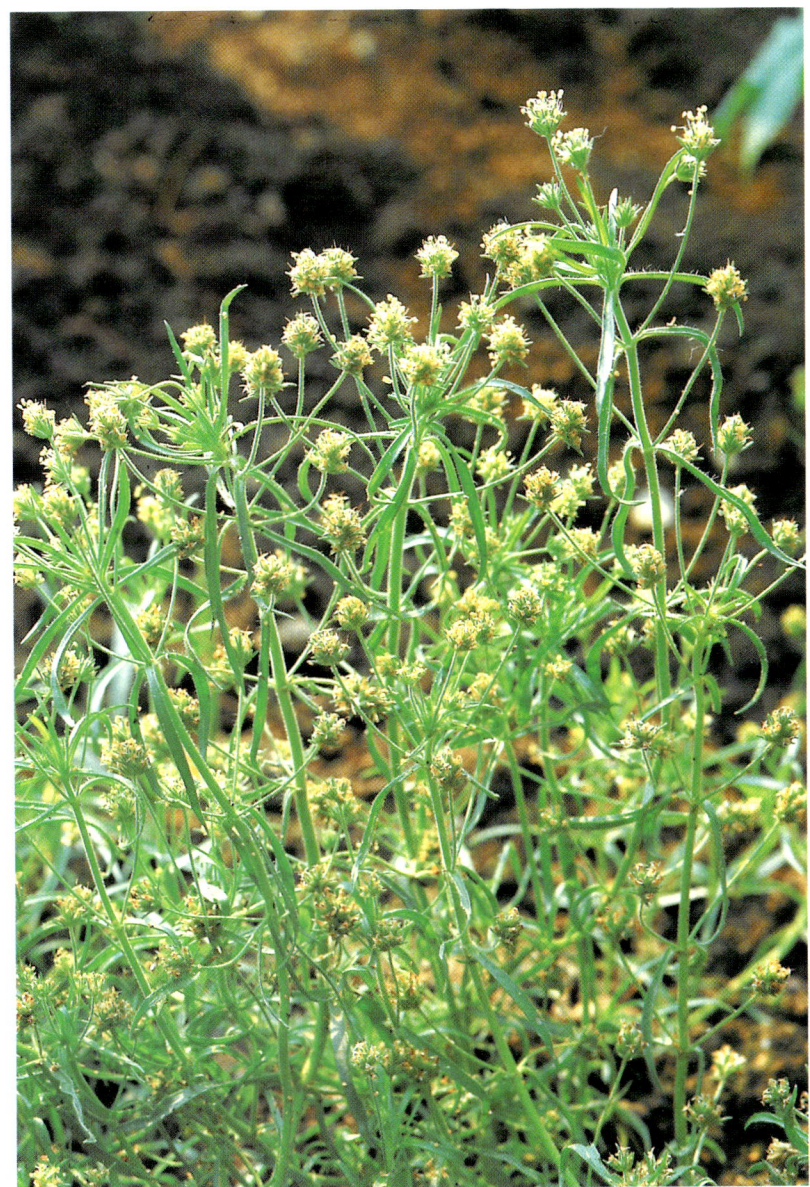

Anderer Name
Wegerichsamen

Botanischer Name
Plantago psyllium und *Plantago ovata* (indischer Flohsamen)

Pflanzenfamilie
Wegerichgewächse/Plantaginaceae

Beschreibung der Pflanze
Aus einer grundständigen Rosette aus länglich-lanzettlichen Blättern wächst ein etwa 50 Zentimeter langer Stiel, an dessen Ende eine kugelige bis walzenförmige Blütenähre steht. Die Samen sind dunkelbraun, glänzend und länglich

Vorkommen
Mittelmeergebiete, bzw. Indien, Persien

Verwendete Pflanzenteile
Samen und Samenschale

Wirkstoffe
Schleimstoffe

Wirkung
Mit Wasser vervielfachen die Samen ihr Volumen und wirken mild abführend

Nebenwirkungen
In seltenen Fällen treten allergische Reaktionen auf. Zu Beginn der Einnahme können Blähungen oder Druckgefühle auftreten, die bei weiterer Behandlung verschwinden; evtl. zunächst weniger einnehmen

Gegenanzeigen
Darmverschluß und Verengung der Speiseröhre

Übliche Darreichungsformen
Pulver, Granulate

Anwendung
1–2 Teelöffel Samen oder Samenschalen mit 1 großen Glas Wasser oder anderer Flüssigkeit aufnehmen

Tagesdosis
3mal täglich

Faulbaum

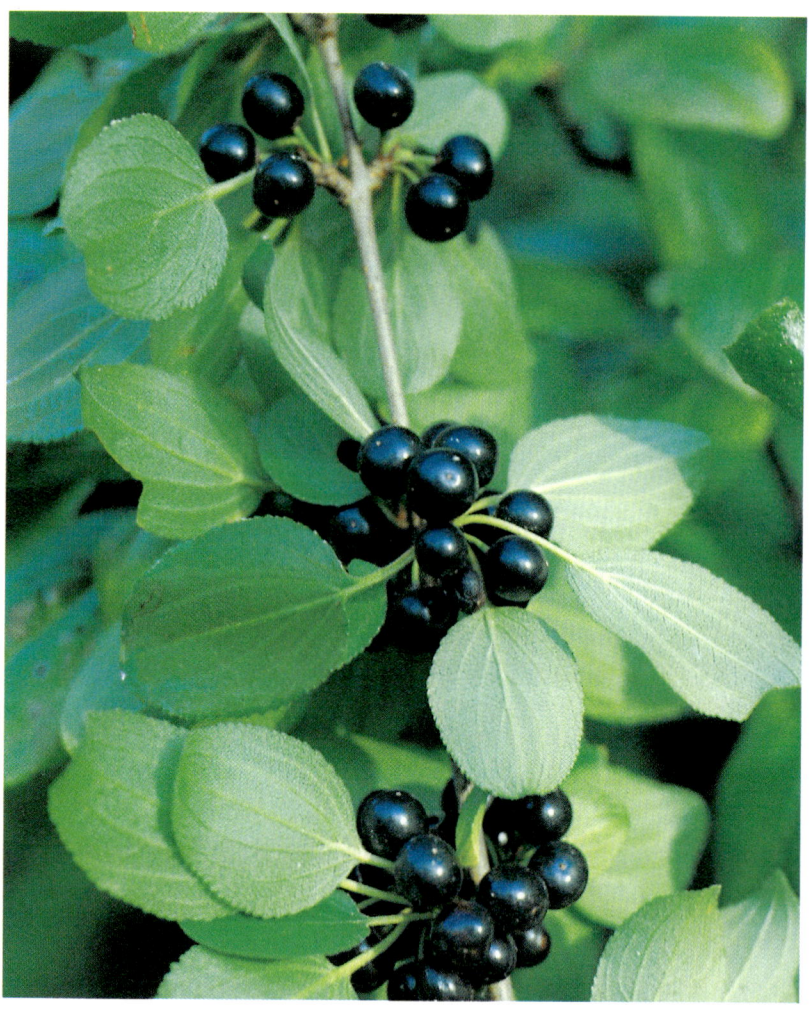

Andere Namen
Gichtholz, Hundsbeere

Botanischer Name
Rhamnus frangula

Pflanzenfamilie
Kreuzdorngewächse/Rhamnaceae

Beschreibung der Pflanze
Bis zu 5 Meter hoher Strauch mit dünnen Ästen und glänzender, graubrauner Rinde. Die Blätter sind eiförmig-lanzettlich mit markanter Aderung. Die grünlich-weißen Blüten stehen in den Blattachseln; die Beeren sind schwarzviolett und giftig

Vorkommen
Gemäßige Zonen Europas und Asiens; in Auwäldern und Hecken sowie an Wegrändern

Verwendete Pflanzenteile
Getrocknete Rinde

Blütezeit
Mai – Juni

Sammelzeit
März – Mai

Wirkstoffe
Anthranoide

Wirkung
Ziehen Wasser und Elektrolyte in den Darm und verhindern deren Aufnahme; somit entsteht eine starke, abführende Wirkung

Nebenwirkungen
Mineralverlust, insbesondere Kaliummangel; Verfärbung der Darmschleimhaut, die bald nach dem Absetzen der Droge wieder verschwindet

Wechselwirkungen mit anderen Arzneimitteln
Verstärkt die Wirkung von herzwirksamen Medikamenten, die Fingerhutwirkstoffe enthalten (Digitoxin) sowie von Entwässerungsmitteln (Diuretika); lassen Sie sich beim Arzt oder in der Apotheke dazu beraten

Gegenanzeigen
Schwangerschaft, Stillzeit, Darmverschluß

Übliche Darreichungsformen
Tees, Tropfen, Dragees

Teezubereitung
1 Teelöffel Rinde mit 1 Tasse kochendem Wasser übergießen, nach 10 Minuten abseihen

Tagesdosis
Abends 1 Tasse trinken. Die Anwendung soll nur über wenige Tage, höchstens aber über 2–3 Wochen erfolgen

Durchfall

Durchfall ist ein Symptom, mit verschiedenen Ursachen. Oft steckt nur eine typische Sommerdiarrhoe, ein harmloser Reisedurchfall oder eine vorübergehende Streßsituation dahinter, auf die der Darm empfindlich reagiert. Bleibt der Stuhlgang aber trotz der Behandlung mit Stopfmitteln nach 3–4 Tagen flüssig oder ist er mit hohem Fieber verbunden, müssen vom Arzt chronische Darmerkrankungen und bakterielle Infekte unbedingt möglichst bald abgeklärt werden.

Ein hoher Flüssigkeits- und Mineralienverlust ist hingegen allen Durchfällen gemeinsam. Und das stellt vor allem für Kleinkinder eine große Gefahr dar – sie drohen regelrecht auszutrocknen. Deshalb sind bei Durchfällen – egal welche Ursache dahinter steckt – Elektrolytlösungen immer das Mittel der ersten Wahl. Sie können als Fertigmischung aus der Apotheke bezogen werden oder selbst nach einer Empfehlung der Weltgesundheitsorganisation gemischt werden.

Die herkömmliche Methode „Cola und Salzstangen" bringt zuviel Zucker und zu wenig Elektrolyte und ist deshalb nicht empfehlenswert. Achten Sie besonders bei Kindern darauf, daß darüber hinaus genug, also 3–4 Liter Flüssigkeit, getrunken wird, zum Beispiel Tomaten- oder Apfelsaft, Tee oder Suppe. Dazu werden leichte, fettarme Kost und Pektinpräparate beziehungsweise geriebene Äpfel empfohlen.

Leichte Sommer-, Reise- oder Streßdurchfälle können zusätzlich mit Heilpflanzen behandelt werden. Sie haben besonders bei Kindern eine wichtige Bedeutung. Die stopfende Wirkung wird bei den meisten Heilpflanzen durch die enthaltenen Gerbstoffe ausgelöst (ihren Namen haben sie von der Lederherstellung). Sie bewirken, daß sich das Eiweiß der Magen- und Darmschleimhaut zu einer Schutzschicht zusammenzieht; man spricht auch von einer adstringierenden Wirkung. Diese Schutzschicht bewirkt zum einen, daß akute Darmentzündungen abheilen können, und verhindert zum anderen, daß giftige Substanzen über den Darm aufgenom-

Elektrolytlösungen: Geben Sie auf 1 Liter Wasser oder Apfelsaftschorle 2 Eßlöffel Traubenzucker (Glukose), ½ Teelöffel Kochsalz, ¼ Teelöffel Natron und ¼ Teelöffel Kaliumchlorid. Von dieser Mischung soll der Patient so viel wie möglich zu sich nehmen. Nach 1–2 Tagen tritt eine deutliche Besserung ein

men werden. Solche Gerbstoffe finden wir in zahlreichen Pflanzen. Bedeutend für die Behandlung von Durchfällen sind vor allem Blutwurz und Heidelbeeren. Frauenmantelkraut und schwarzer Tee können ebenfalls eingesetzt werden. Zwar ist die Wirkung von Tee deutlich weniger zusammenziehend als die der Blutwurz oder von Heidelbeeren. Da schwarzer Tee aber nahezu in jedem Haushalt vorhanden und deshalb griffbereit ist, soll er hier trotzdem erwähnt werden. Übrigens: Die unfermentierte Form – der grüne Tee ist zwar weniger schmackhaft, aber dafür wirksamer bei Durchfällen. Voraussetzung für die zuverlässige stopfende Wirkung ist bei allen erwähnten Arzneipflanzen die ausreichend hohe Dosierung.

Weitere Arzneipflanzen gegen Durchfall sind Zaubernuß, Walnußblätter und Gänsefingerkraut. Da diese gerbstoffhaltigen Pflanzen auch bei Haut- und Schleimhautverletzungen verwendet werden, finden Sie nähere Beschreibungen dazu auf den Seiten 188–193.

Zunehmend an Bedeutung bei Durchfallerkrankungen gewinnt die Wurzel einer in Südafrika heimischen Pflanze, der Uzarawurzel (siehe Seite 107). Ihre wirksamen Bestandteile hemmen die Darmbewegung. So kommt es zu einer sehr schnellen und zuverlässigen Wirkung, die die Uzarawurzel auch zu einem sinnvollen Bestandteil der Reiseapotheke macht.

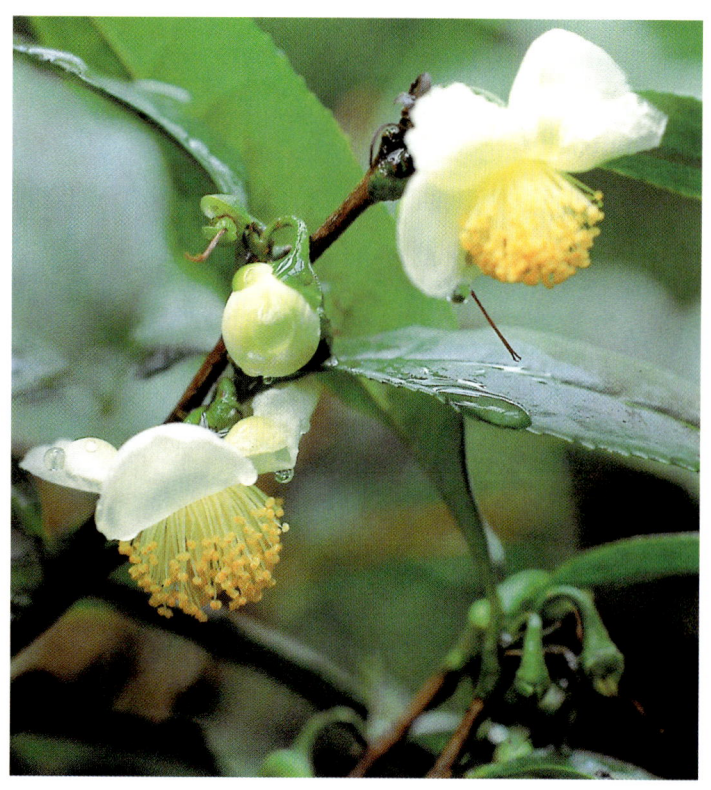

Blühender Teestrauch

Durchfall

Blutwurz

Anderer Name
Tormentill

Botanischer Name
Potentilla erecta

Pflanzenfamilie
Rosengewächse/Rosaceae

Beschreibung der Pflanze
Aus dem etwa fingerdicken Wurzelstock, der sich beim Anschneiden blutrot verfärbt (daher der Name), wachsen mehrere Stengel mit 5 fingrig-gefiederten Blättern, die den Stengel umschließen. Die gelben Blüten sitzen endständig und haben meist 4 Kronblätter

Vorkommen
Europa bis Mittelasien; an fast allen sonnigen und warmen Stellen

Verwendete Pflanzenteile
Wurzelstock

Blütezeit
Mai – August

Sammelzeit
März – April und September – Oktober

Wirkstoffe
Blutwurz ist die stärkste in Deutschland heimische Gerbstoffdroge

Wirkung
Adstringierend, gegen Durchfall; äußerlich auch bei Haut- und Schleimhautentzündungen

Nebenwirkungen
Nicht bekannt

Übliche Darreichungsformen
Tees, Tropfen, Kapseln, Pulver

Teezubereitung
1 Teelöffel Wurzel mit 1 Tasse Wasser kalt ansetzen, kurz aufkochen und sofort abseihen

Tagesdosis
3–4mal täglich 1 Tasse trinken

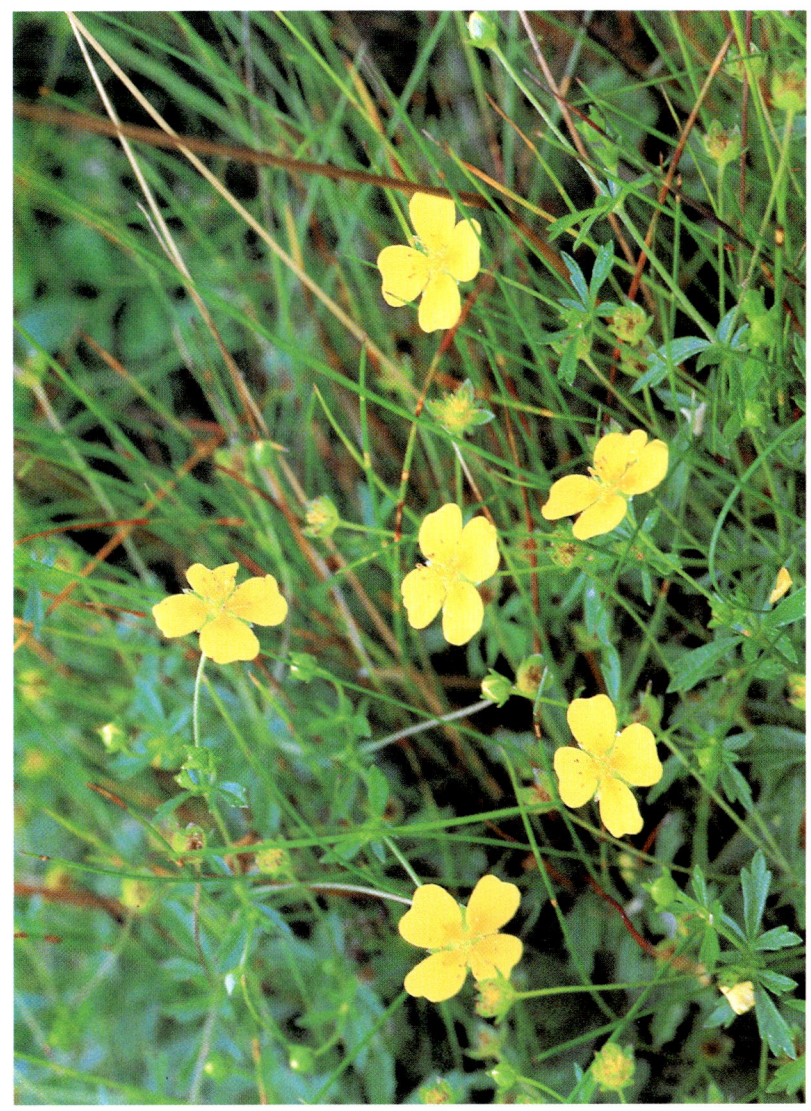

Magen-Darm- und Leberbeschwerden

Heidelbeere

Andere Namen
Blaubeeren, Bickbeere

Botanischer Name
Vaccinium myrtillus

Pflanzenfamilie
Heidekrautgewächse/Ericaceae

Beschreibung der Pflanze
Der kriechende, stark verzweigte Strauch hat gesägte, eiförmig-lanzettliche Blätter. In den Blattachseln sitzen die grünrötlichen Blüten, aus denen sich die schwarz-blauen Beeren entwickeln

Vorkommen
Nahezu auf der gesamten nördlichen Halbkugel; in schattigen Wäldern, Heiden und Torfmooren

Verwendete Pflanzenteile
Getrocknete Früchte; frische wirken eher abführend

Blütezeit
April – August

Sammelzeit
Juli – August

Wirkstoffe
Gerbstoffe, blauer Farbstoff, Flavonoide

Wirkung
In ausreichend hoher Dosierung wirken Heidelbeeren adstringierend und somit stopfend

Nebenwirkungen
Nicht bekannt

Übliche Darreichungsformen
Tees, getrocknete Früchte kauen (4–5mal täglich 1 Eßlöffel), auch als ungesüßter Saft mit Quark

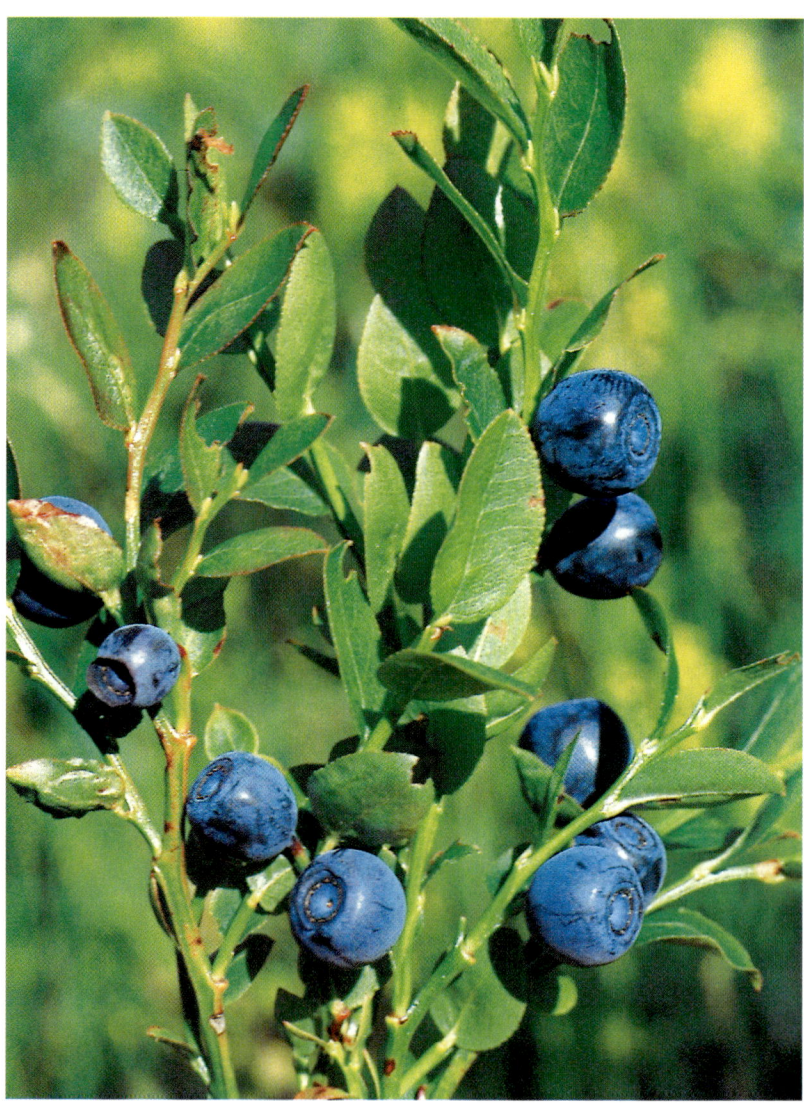

Teezubereitung
Bei Kindern 3, bei Erwachsenen bis zu 5 gehäufte Eßlöffel der getrockneten Früchte mit ½ Liter Wasser übergießen, etwa 10 Minuten kochen, abseihen

Tagesdosis
Diese Abkochung über den Tag verteilt warm trinken; entsprechend 30–60 Gramm

Vorsicht:
Die traditionell verwendeten Heidelbeerblätter werden von den Wissenschaftlern negativ beurteilt, da sie bei Dauergebrauch zu chronischen Vergiftungen führen können; ihre Wirkung zur Senkung des Blutzuckerspiegels konnte hingegen bislang nicht ausreichend belegt werden

Uzarawurzel

Durchfall

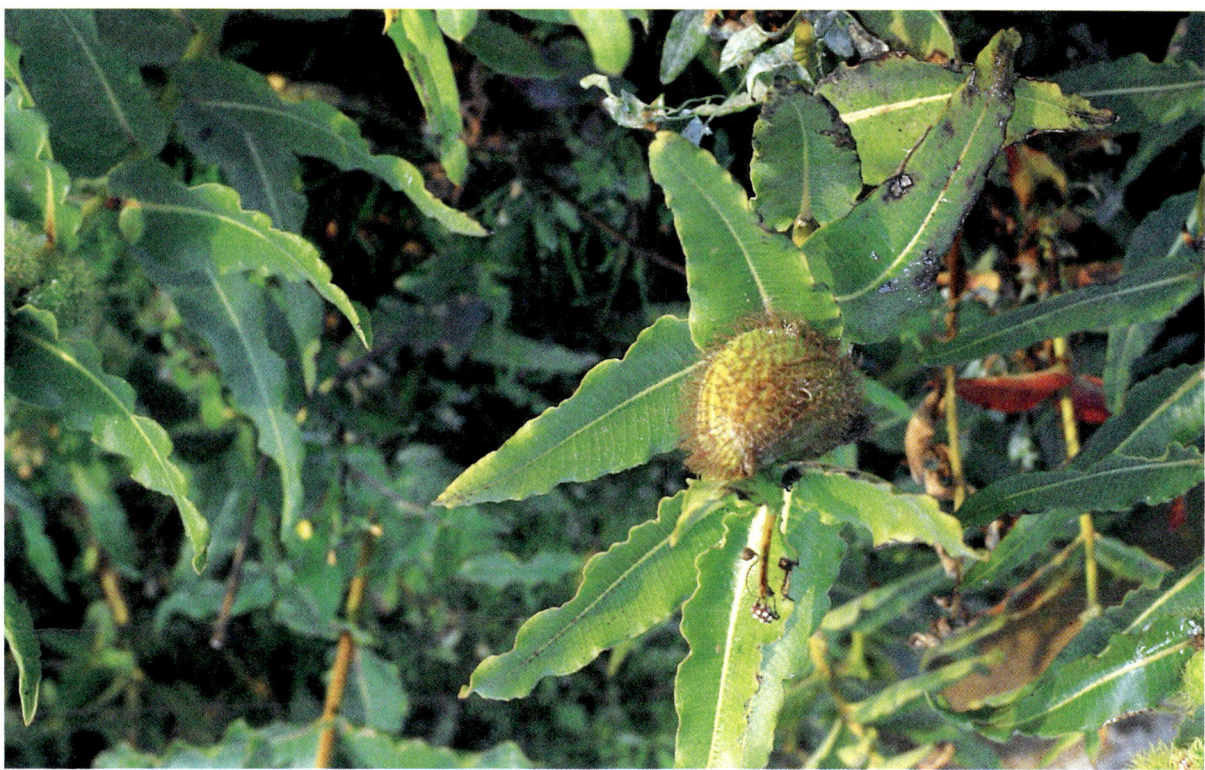

Andere Namen
Wilde Baumwolle, Milchbusch

Botanischer Name
Xysmalobium undulatum

Pflanzenfamilie
Schwalbenwurzgewächse/
Asclepiadaceae

Beschreibung der Pflanze
Bis zu 1 Meter hoher Strauch mit
finger- bis armdicker Wurzel

Vorkommen
Südafrika

Verwendete Pflanzenteile
Wurzel

Sammelzeit
April – Mai

Wirkstoffe
Glykoside (Uzarin, Xysmalorin)

Wirkung
Normalisiert die gesteigerte Bewegung des Dünndarms, löst Krämpfe und stoppt so den Durchfall

Nebenwirkungen
Sind bei bestimmungsgemäßem
Gebrauch nicht zu befürchten

Wechselwirkung mit anderen Arzneimitteln
Uzarawurzel sollte nicht gleichzeitig mit Herzmitteln eingenommen werden, die Wirkstoffe aus dem Fingerhut (Digitalis) enthalten

Übliche Darreichungsformen
Dragees, Tropfen

Tagesdosis
Sofern nicht anders verordnet, sollten die Angaben des Herstellers nicht überschritten werden

Magen-Darm- und Leberbeschwerden

Teemischungen

Nach Belieben und Geschmack können die Heilpflanzen auch gemischt werden. Für die einzelnen Beschwerden sind hier einige Teemischungen zusammengestellt:

Zum Appetitanregen und zur Magensaftbildung

Enzianwurzel	25 Teile
Pomeranzenschale	25 Teile
Tausendgüldenkraut	25 Teile
Wermutkraut	25 Teile

Übergießen Sie 2 Teelöffel der Mischung mit 1 Tasse kochendem Wasser, und lassen Sie den Aufguß 5–10 Minuten stehen, bevor Sie ihn abseihen. Der Tee sollte nicht zu heiß eine ½ Stunde vor den Mahlzeiten schluckweise getrunken werden

Verdauungsschwäche mit Blähungen

Löwenzahnwurzel mit Kraut	25 Teile
Pfefferminzblätter	25 Teile
Tausendgüldenkraut	25 Teile
Fenchelfrüchte (angestoßen)	25 Teile

2 Teelöffel der Mischung mit 1 Tasse kochendem Wasser übergießen, abgedeckt 10 Minuten ziehen lassen, abseihen. Eine ½ Stunde vor den Mahlzeiten 1 Tasse Tee nicht zu heiß schluckweise trinken

Bei Verdauungsschwäche (galletreibend)

Löwenzahnwurzel mit Kraut	25 Teile
Pfefferminzblätter	25 Teile
Schöllkraut	20 Teile
Mariendistelfrüchte	30 Teile

1 Eßlöffel der Mischung wird mit 1 Tasse kochendem Wasser übergossen, anschließend abgedeckt 15 Minuten ziehen lassen und abseihen. Davon 3mal täglich 1 Tasse vor den Mahlzeiten trinken

Der Klassiker bei Blähungen heißt AFK-Tee

Anisfrüchte	30 Teile
Fenchelfrüchte	30 Teile
Kümmel	30 Teile

Bevor Sie 2 Teelöffel des „Windtees" mit 1 Tasse kochendem Wasser übergießen, sollten Sie sie in einem Mörser o. ä. anstoßen. Lassen Sie den Tee 10 Minuten abgedeckt ziehen, danach abseihen. Mehrmals täglich 1 Tasse während der Mahlzeiten trinken. Dieser Tee ist auch für Babys und Kinder gut geeignet

Bei Blähungen und Krämpfen im Magen-Darm-Bereich

Kamillenblüten	40 Teile
Pfefferminzblätter	30 Teile
Fenchelfrüchte (angestoßen)	30 Teile

Auf 1 Eßlöffel der Mischung geben Sie 1 Tasse kochendes Wasser, nach 5–10 Minuten abgießen und zu den Mahlzeiten trinken

PS: Ergänzt man noch 30 Teile Baldrianwurzel, erhält man eine Mischung gegen einen nervösen Magen

Bei Magenschleimhautentzündung

Kamillenblüten	50 Teile
Pfefferminzblätter	30 Teile
Süßholzwurzel	20 Teile

1 Eßlöffel der Mischung wird mit 1 Tasse kochendem Wasser übergossen, nach etwa 10 Minuten abseihen und nicht zu heiß in kleinen Schlucken trinken

Gegen Magenbeschwerden bei Kindern

Kamillenblüten	50 Teile
Pfefferminzblätter	30 Teile
Melisseblätter	20 Teile

1 Teelöffel der Mischung wird mit 1 Tasse kochendem Wasser übergossen, abgedeckt 10 Minuten ziehen lassen, abseihen. Davon 4–5 Tassen täglich trinken

Bei Verstopfung

Kamillenblüten	25 Teile
Sennesfrüchte	25 Teile
Faulbaumrinde	25 Teile
Fenchelfrüchte (angestoßen)	25 Teile

Geben Sie 1 ½ Teelöffel der Mischung auf 1 Tasse kochendes Wasser, nach 10 Minuten abseihen und abends 1 Tasse davon trinken. Diese Teemischung sollte nicht länger als 1 Woche getrunken werden. Ergänzen Sie eine ballaststoffreiche Ernährung mit Leinsamen oder Flohsamen

Leberbeschwerden

Die Leber ist unser größtes Stoffwechselorgan; durch sie werden fast alle Substanzen, die wir aufnehmen, geschleust, umgearbeitet und so für den Körper verwertbar gemacht oder entgiftet – wie in einer Kläranlage! Die insgesamt hohe Belastung verkraftet das Organ im allgemeinen gut, wenn es nicht durch Viren oder Gifte geschädigt wird.

Als Lebergifte gelten verschiedene Medikamente sowie Lösungsmittel. Der häufigste Grund jedoch für Leberschäden ist regelmäßiger Alkoholkonsum. Da die Leber auch die für den Fettabbau nötige Gallensäure produziert, werden Fette nun nicht mehr ausreichend abgebaut und beginnen, sich in der Leber einzulagern. Dieser Vorgang kann zunächst noch rückgängig gemacht werden, denn bei Abstinenz erholt sich das Organ wieder. Erst nach 6–8 Jahren übermäßigem Alkoholkonsum kommt es – dann aber ziemlich rasch – zu entzündlichen Veränderungen, die das Lebergewebe zerstören: Eine Leberzirrhose bildet sich aus. Diese Veränderung kann zwar nicht mehr vollständig repariert, aber durch sofortige Abstinenz gestoppt werden.

Von speziellen Leberdiäten halten die Wissenschaftler heute nichts mehr. Erlaubt ist weitgehend alles, was vertragen wird. Nur sollte der Patient auf Kaffee, Hülsenfrüchte, blähende Kohlsorten und fettes, gebratenes Fleisch weitgehend verzichten. Übergewichtige Patienten müssen ihr Gewicht reduzieren.

Die medikamentöse Behandlung der Leber ist bislang nur in sehr bescheidenem Umfang möglich, wobei die größte Bedeutung auch heute noch pflanzlichen Heilmitteln zukommt. In zahlreichen wissenschaftlichen Studien konnten die Forscher den Früchten der Mariendistel leberschützende Eigenschaften nachweisen. Die Regenerationsfähigkeit des Organs wird durch die Einnahme von Mariendistelpräparaten erwiesenermaßen erhöht – das macht sie zum bevorzugten Arzneimittel bei Hepatitis, chronischen Lebererkrankungen und

Ist die Leber geschädigt, darf auf keinen Fall weiter Alkohol getrunken werden. Klären Sie mit dem Arzt oder Apotheker ab, ob die Arzneimittel, die Sie regelmäßig einnehmen, der Leber schaden

Magen-Darm- und Leberbeschwerden

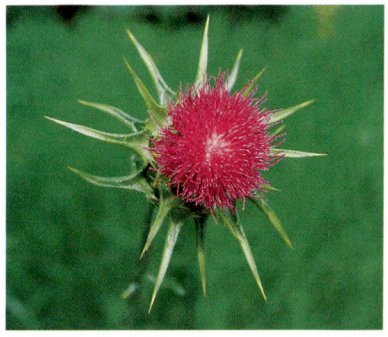

der Fettleber. Der aus der Mariendistel isolierte Wirkstoff Silibinin wird sogar als Gegengift bei Knollenblätterpilzvergiftungen gespritzt.

Mit dem standardisierten Gesamtextrakt der Artischockenblätter wurden in letzter Zeit Untersuchungen durchgeführt, die belegen, daß auch die Artischocke durchaus über leberschützende und regenerationsfördernde Wirkungen verfügt.

Artischocke

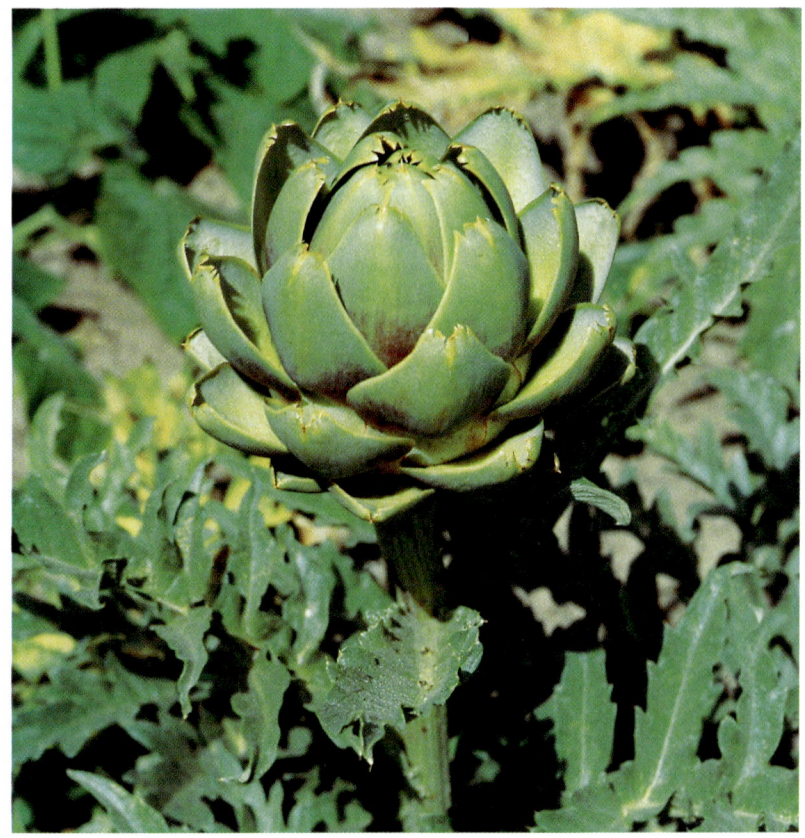

Botanischer Name
Cynara scolymus

(Die botanische Beschreibung der Pflanze finden Sie auf Seite 87)

Wirkstoffe
Bitterstoffe, Cynarin, Flavonoide, Gerbstoffe

Wirkung
Leberschützend, gallenflußfördernd, cholesterinsenkend

Nebenwirkungen
Mögliche allergische Reaktionen gegen Korbblütler

Gegenanzeigen
Verschluß der Gallenwege, Magengeschwüre

Übliche Darreichungsformen
Standardisierte Präparate wie Kapseln und Dragees

Teezubereitung
1 Teelöffel Blätter mit 1 Tasse heißem Wasser aufbrühen, nach 10 Minuten abseihen

Tagesdosis
3mal täglich ½ Stunde vor den Mahlzeiten mäßig warm trinken

Leberbeschwerden

Mariendistel

Andere Namen
Fieberdistel, Heilandsdistel

Botanischer Name
Silybum marianum

Pflanzenfamilie
Korbblütengewächse/Asteraceae

Beschreibung der Pflanze
Die krautige, distelartige Pflanze hat einen steifen, aufrechten Stengel mit dornig gezähnten, buchtig gefiederten Blättern. Am Ende der teilweise verzweigten Stengel sitzt die amethystfarbene Korbblüte, umgeben von zahlreichen, stacheligen Hüllblättern, die wie Schuppen übereinanderliegen. Die Früchte sind eiförmig-platt und auf einer Seite mit einem Haarschopf versehen

Vorkommen
Mittelmeergebiet

Verwendete Pflanzenteile
Früchte ohne Haarschopf

Blütezeit
Juli – August

Sammelzeit
August – September

Wirkstoffe
Flavonoide (Silimarin)

Wirkung
Leberschützend, besonders bei Knollenblätterpilzvergiftung; regt den Gallenfluß leicht an

Nebenwirkungen
Nicht bekannt

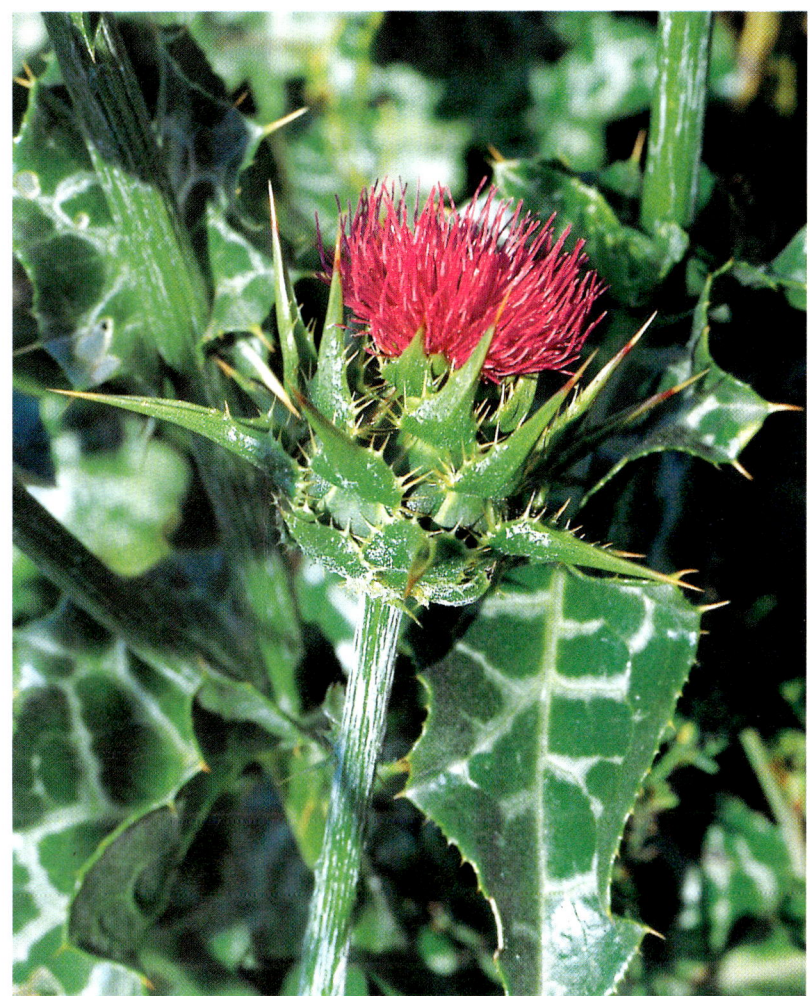

Übliche Darreichungsformen
Tees, Tropfen, Tabletten, Dragees, Ampullen

Teezubereitung
2 Teelöffel der angequetschten Früchte mit 1 Tasse kochendem Wasser übergießen, nach 15 Minuten abseihen

Tagesdosis
3mal täglich 1 Tasse trinken

Der Tee beeinflußt die Verdauung günstig, um aber Lebervergiftungen zu behandeln, sollten Sie standardisierte Fertigpräparate mit 200–400 Milligramm Silymarin (Silybin) pro Tag einnehmen. Bei einer Knollenblätterpilzvergiftung werden die isolierten Inhaltsstoffe (Silybinin) injiziert

Herzbeschwerden und Gefäßerkrankungen

*Während Herzerkrankungen
schon seit über zwei Jahrhunderten
mit Fingerhut behandelt
werden, feiert die Behandlung
von Gefäßerkrankungen
gerade in den letzten Jahren
gute Erfolge*

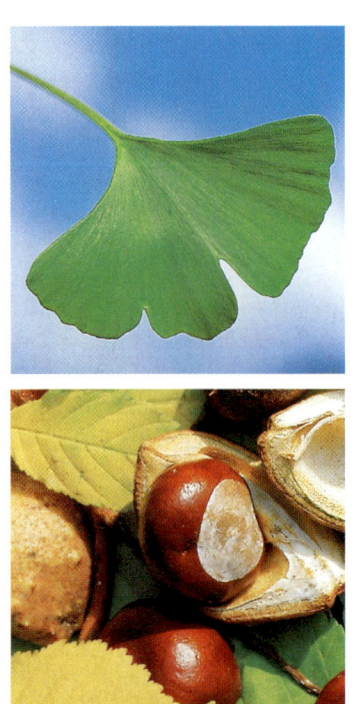

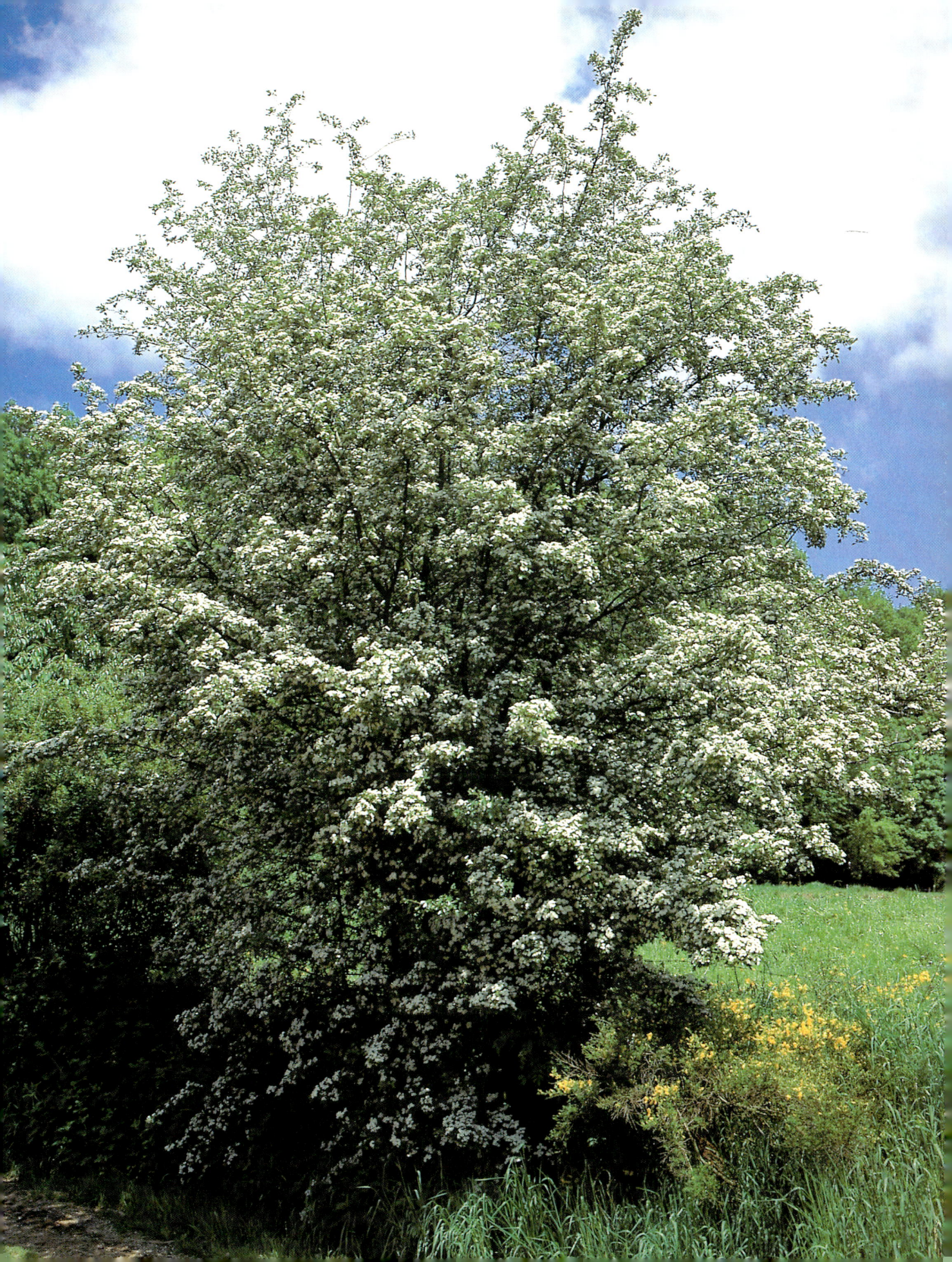

Herzbeschwerden und Gefäßerkrankungen

Herzmuskelschwäche

Vor einer Selbstbehandlung sollten Sie in jedem Fall einen Arzt aufsuchen

Noch in diesem Jahrhundert gehörten die Herz-Kreislauf-Erkrankungen zu den Domänen der Phytotherapie. Das hat sich inzwischen gewandelt. Die Pflanzenwirkstoffe werden inzwischen, wegen der genauen Dosierbarkeit, nur noch als isolierte Reinsubstanzen verschrieben, wie die Wirkstoffe des Fingerhutes, andere, wie die der Schlangenwurz, sind Dank der Entwicklung sehr gut wirksamer, synthetischer Blutdruckmittel eigentlich überholt. Nur wenige Heilpflanzen sind zur Behandlung von Herz-Kreislauf-Beschwerden heute noch zeitgemäß.

Der Motor unseres Körpers ist das Herz. Es ist die Pumpe, die das Blut bewegt, um uns mit Sauerstoff und Nährstoffen zu versorgen. Wenn diese Pumpe schwächer wird, der Herzmuskel nicht mehr genügend Kontraktionskraft hat, um sich zusammenzuziehen, hat das weitreichende Folgen: Alle Organe werden dadurch schlecht mit Sauerstoff versorgt, besonders das Gehirn leidet darunter. Es kommt zu Blutstauungen in den Organen, zu Lungenödemen, Wasseransammlung in den Beinen. Durch den langsamen Blutfluß besteht außerdem die Gefahr von Gefäßverschlüssen durch die Verklumpung der Blutplättchen.

Die Gründe für das Nachlassen der Herzkraft sind mannigfaltig und müssen vom Arzt abgeklärt werden. In vielen Fällen ist langanhaltender, nicht behandelter Bluthochdruck oder sind altersbedingte Veränderungen des Herzens die Ursache.

Die Einschränkung der Herzleistung entsteht nicht von einem auf den anderen Tag, sondern beginnt schleichend. Eine rechtzeitige Diagnose ist deshalb sehr wichtig, um durch eine medikamentöse Therapie die verminderte Leistungsfähigkeit des Herzens auszugleichen. Nur so können irreversible Schäden an den Organen verhindert werden. Beobachten Sie Beschwerden beim Treppensteigen oder anderen körperlichen Anstrengungen, wird es Zeit, Ihre Herzleistung vom Arzt überprüfen zu lassen.

Herzmuskelschwäche

Treten Herzbeschwerden bereits im Ruhezustand oder bei leichten körperlichen Belastungen auf, wird in erster Linie mit den Wirkstoffen des Fingerhutes behandelt. Sie enthalten herzwirksame Glykoside (wie Digitoxin) und erhöhen die Kontraktionskraft des Herzens. Als Folge kann das Herz wieder langsamer schlagen und so wirtschaftlicher arbeiten. Wegen der exakten Dosierbarkeit werden die isolierten Wirkstoffe des Fingerhutes eingesetzt, die trotz ihres pflanz-

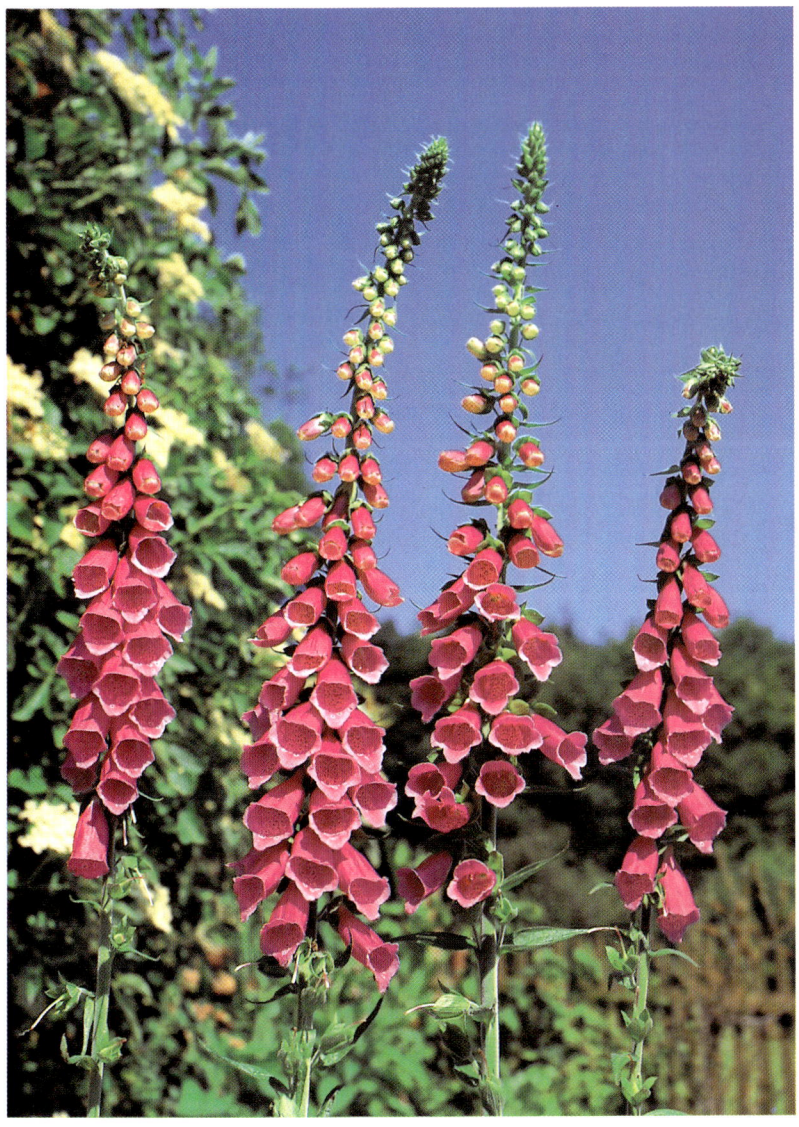

Auch die Einnahme von pflanzlichen Arzneien sollte mit dem Arzt oder Apotheker abgesprochen werden, damit es nicht zur Verstärkung der Herz- und Blutdruckmedikamente kommt

Purpurfarbener Fingerhut

lichen Ursprungs nicht mehr als Heilpflanzenpräparat im engeren Sinn gesehen werden können. Sie sind sehr stark wirksam und führen bei leichter Überdosierung bereits zu gefährlichen Nebenwirkungen. Deshalb dürfen sie nur vom Arzt eingesetzt werden.

Liegen leichtere Formen der Herzschwäche vor, können Pflanzenextrakte von Adoniskraut, Maiglöckchen und Meerzwiebel in Absprache mit dem Arzt eingenommen werden. Auch diese Extrakte enthalten herzwirksame Glykosiden, daneben aber auch weitere Wirk- und Begleitstoffe in einer Zusammensetzung, wie sie in der Natur vorkommen. Deshalb werden sie im allgemeinen besser vertragen. Da sie leicht wieder ausgeschieden werden, ist die Gefahr der Überdosierung geringer. Beachten Sie aber, daß die Wirkung von Fingerhutwirkstoffen verstärkt wird. Nehmen Sie also nicht beide Medikamente gleichzeitig ein. Ein Risiko besteht auch dann, wenn gleichzeitig eine Entwässerungstherapie durchgeführt wird, oder bei regelmäßigem Gebrauch von Abführmitteln. In beiden Fällen können Kaliummangel-Zustände entstehen.

Auf der sicheren Seite bewegen Sie sich bei der Einnahme von Weißdorn. Leichte Formen der Herzschwäche werden heute erfolgreich mit den Blüten und Blättern des bei uns heimischen Strauches behandelt. Außerdem bewirkt Weißdorn eine bessere Durchblutung des Herzmuskels. Das Herz wird besser mit Sauerstoff versorgt und kann mehr leisten. Weißdorn zeigt keinen hochspezialisierten Wirkungsmechanismus, sondern wirkt wohltuend auf das gesamte Herz.

Weißdorn ist das ideale Pflanzenheilmittel für das Altersherz und kann ohne Bedenken regelmäßig eingenommen werden, ohne daß Nebenwirkungen zu befürchten sind. Erwarten Sie allerdings keine schnelle Hilfe im Notfall. Die Heilpflanze ist eher zur dauerhaften, unterstützenden Maßnahme geeignet, um eine Verschlimmerung der Herzschwäche zu vermeiden. Bei Schmerzen in der Herzgegend sollten Sie in jedem Fall sofort einen Arzt aufsuchen.

Weißdorn ist eine maßgeschneiderte Pflanze für das Altersherz

Adonisröschen

Botanischer Name
Adonis vernalis

Pflanzenfamilie
Hahnenfußgewächse/Ranunculaceae

Beschreibung der Pflanze
Die krautige, 20–40 Zentimeter hohe Pflanze mit den doppelt gefiederten Blättern trägt endständig eine große, leuchtendgelbe, strahlige Blüte

Vorkommen
Süd-, Mittel- und Südosteuropa; in Deutschland kaum noch anzutreffen

Verwendete Pflanzenteile
Kraut

Blütezeit
April – Mai

Sammelzeit
Während der Blüte

Wirkstoffe
Herzwirksame Glykoside (Adonitoxin)

Wirkung
Erhöht die Kontraktionskraft des Herzens. Adoniskraut hilft bei leichter Herzschwäche und Herzbeschwerden besonders dann, wenn sie mit nervösen Begleitsymptomen einhergehen

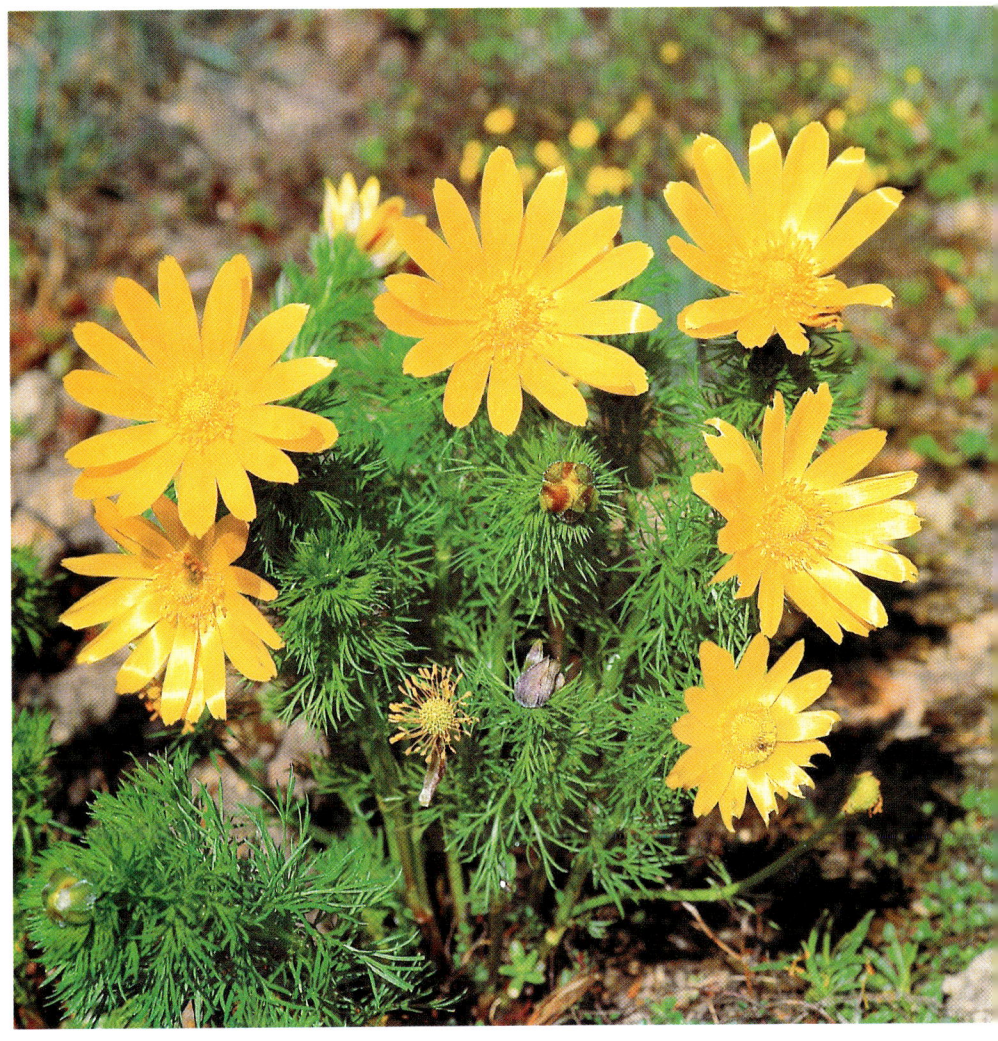

Nebenwirkungen
Bei Überdosierung treten Übelkeit, Erbrechen und Herzrhythmusstörungen auf. Adoniskraut verstärkt die Wirkung von Digitalispräparaten. Entwässernde Arzneimittel (Saluretika) und regelmäßige Anwendung von Abführmitteln können die Herzwirkung verstärken

Übliche Darreichungsformen
In Kombination mit Maiglöckchen, Meerzwiebel, Weißdorn in Tropfen oder Dragees

Teezubereitung
Nicht möglich, da die Wirkstoffe sehr empfindlich sind. Da Adoniskraut obendrein giftig ist, sollten nur standardisierte Fertigpräparate eingenommen werden

Herzbeschwerden und Gefäßerkrankungen

Maiglöckchen

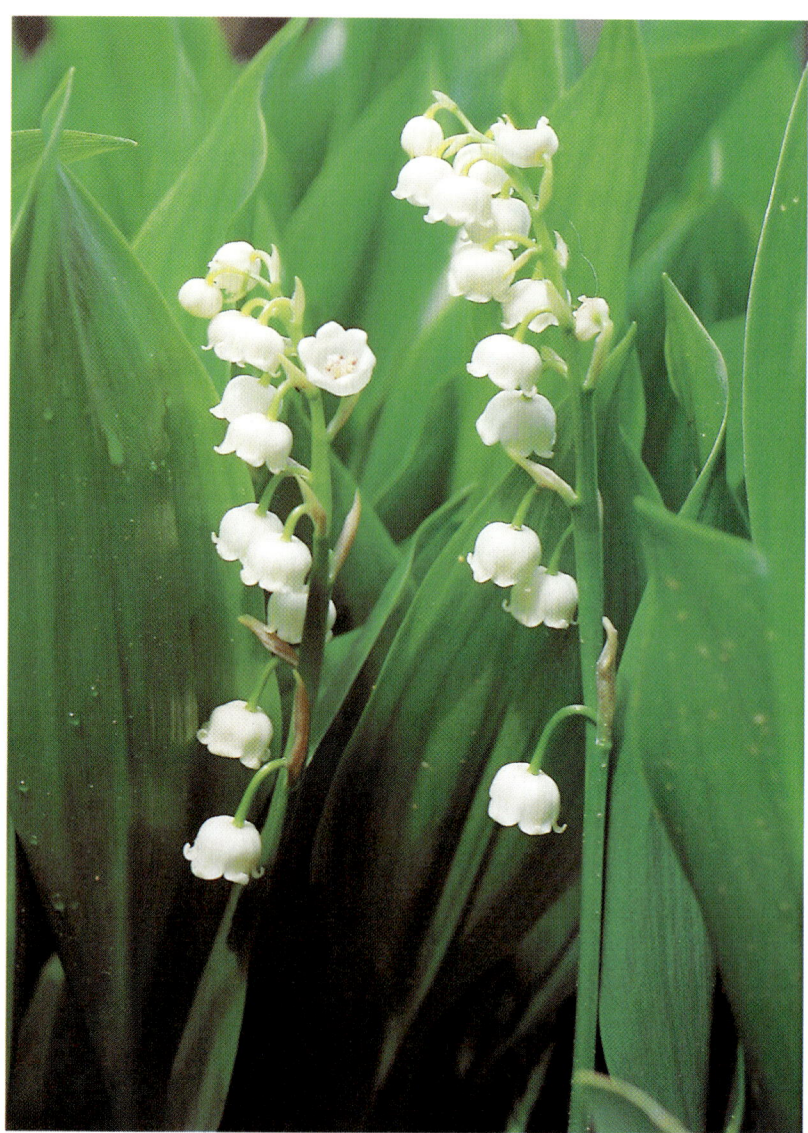

Andere Namen
Marienglöckchen, Maienlilie

Botanischer Name
Convallaria majalis

Pflanzenfamilie
Liliengewächse/Liliaceae

Beschreibung der Pflanze
Aus dem verzweigten Wurzelstock entspringen in der Regel 2 große elliptisch-lanzettliche Blätter. An deren Seite sprießt der gerade Blütenstengel mit den weißen, nickenden, glöckchenförmigen Blüten, die in einer Traube stehen. Die Glöckchen verwandeln sich zu orangeroten Beeren

Vorkommen
Europa, gemäßigte Klimazonen Asiens bis Japan, teilweise Nordamerika; in Buchenwäldern

Verwendete Pflanzenteile
Kraut

Blütezeit
Mai – Juni

Sammelzeit
Während der Blütezeit im Mai

Wirkstoffe
Herzwirksame Glykoside (Convallatoxin)

Wirkung
Erhöht die Kontraktionskraft des Herzens; Anwendung bei leichter Herzschwäche

Nebenwirkungen
Bei Überdosierung können Übelkeit, Erbrechen und Herzrhythmusstörungen auftreten. Die Wirkung von Maiglöckchenkraut wird durch entwässernde Arzneimittel (Saluretika) und Abführmittel verstärkt

Übliche Darreichungsformen
Tropfen, Dragees

Teezubereitung
Wird wegen der starken Schwankung der Wirkstoffe in der Pflanze nicht empfohlen

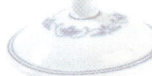

Weißdorn

Andere Namen
Hagedorn, Mehlbaum

Botanischer Name
Crataegus laevigata, monogyna und andere Weißdornarten

Pflanzenfamilie
Rosengewächse/Rosaceae

Beschreibung der Pflanze
Der bis zu 5 Meter hohe Strauch oder Baum hat dornige Zweige mit 3- oder 5fach gelappten Blättern und weißrosa Blüten, die in Doldenrispen stehen. Daraus entwickeln sich die hagebutteähnlichen, roten Früchte

Vorkommen
Mitteleuropa; in Hecken und Gebüschen sowie lichten Wäldern

Verwendete Pflanzenteile
Blätter, Blüten und Früchte

Blütezeit
Mai – Juni

Sammelzeit
Zur Blütezeit im Mai werden Blätter und Blüten gesammelt, die Früchte im August und Oktober

Wirkstoffe
Flavonoide, Procyanidine

Wirkung
Erweitert die Herzkranzgefäße und fördert so die Durchblutung des Herzens, außerdem steigert Weißdorn die Kontraktionskraft des Herzmuskels

Nebenwirkungen
Nicht bekannt

Übliche Darreichungsformen
Tropfen, Ampullen, Dragees, Kapseln, Frischpflanzensaft

Teezubereitung
1 Teelöffel Blätter, Blüten und Früchte mit kochendem Wasser übergießen, nach 15 Minuten abseihen

Tagesdosis
3–4mal täglich 1 Tasse trinken

Frischpflanzensaft
Die frischen Blüten und Blätter auspressen. 3mal täglich 1 Eßlöffel Saft einnehmen

Die Anwendung von Weißdorn sollte kurmäßig über einen längeren Zeitraum, am besten mit standardisierten Fertigpräparaten, erfolgen

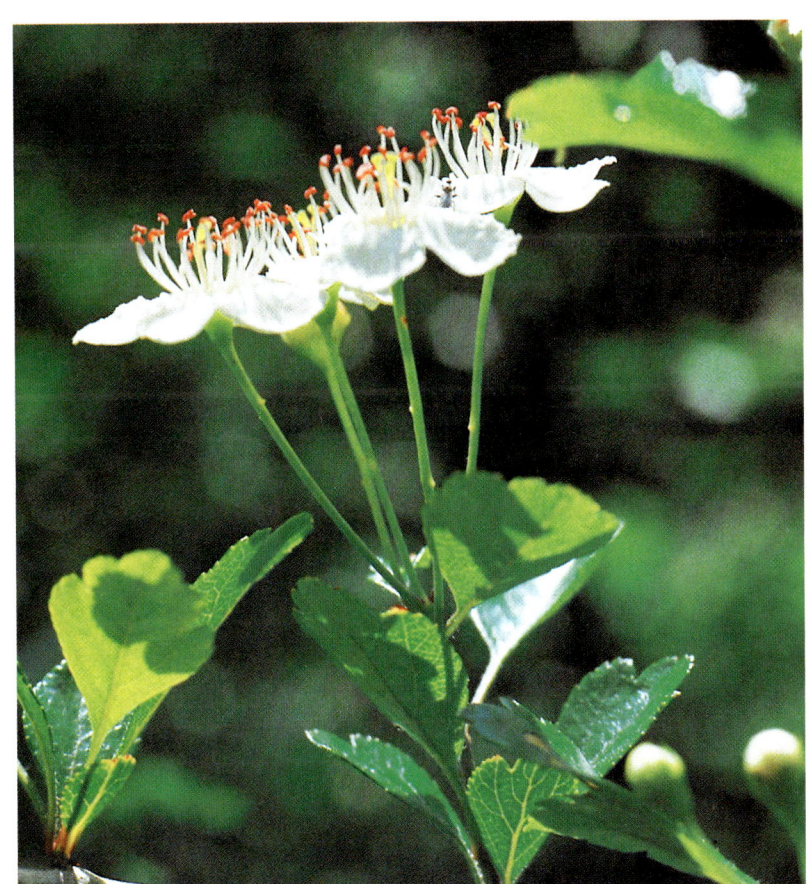

Herzbeschwerden und Gefäßerkrankungen

Arteriosklerose

Unser Körper ist durchzogen von einem dichten Geflecht von Blutgefäßen, den Adern. Die vom Herzen wegführen und sauerstoffreiches Blut transportieren, heißen Arterien, die das „verbrauchte" Blut zum Herzen zurückbringen Venen. Das ist der große Blutkreislauf. Der sogenannte kleine Kreislauf findet zwischen Herz und Lunge statt, in der das Blut mit Sauerstoff angereichert wird. Diesem System verdankt es der Körper, daß er von der Haarwurzel bis zum kleinen Zeh mit Sauerstoff und Nährstoffen versorgt wird. Gerät der Kreislauf ins Stocken, wird es gefährlich, vor allem für Herz und Gehirn.

Unter Arteriosklerose versteht man die „Verkalkung" der Blutgefäße. Sie werden durch Einlagerungen härter, unbeweglicher und enger. Entsprechend wird der Durchfluß des Blutes schwieriger, der Transport von Sauerstoff und Nährstoffen zu den Organen behindert, Abfallprodukte werden schlechter von den Organen wegtransportiert. Im schlimmsten Fall bleiben die Blutplättchen an den Wucherungen hängen und verstopfen die Arterien völlig.

Das Gehirn, das viel Sauerstoff verbraucht, zeigt seine schlechte Versorgung durch Abnahme der geistigen Leistungsfähigkeit. Vergeßlichkeit, Konzentrationsmangel, Orientierungsschwierigkeiten sind die Folgen. Aber auch Kopfschmerzen, Schwindel und Ohrensausen sind erste Anzeichen der schlechteren Versorgung mit dem lebenswichtigen Sauerstoff. Ist eine Arterie gänzlich verstopft, kommt es zu einem Schlaganfall.

Die Folgen einer „Arterienverkalkung" betreffen auch die feinen Blutgefäße, die Koronargefäße, die den Herzmuskel umgeben und ihn mit Sauerstoff versorgen. Sind diese Gefäße verengt, kommt es zu einem Angina-pectoris-Anfall. Dabei treten Schmerzen in der Brust auf, die sich über den linken Arm ausbreiten und auch zu Übelkeit führen. Man hat das Gefühl, die Brust müsse bersten vor Enge (daher rührt der Name angina = Enge, pectus = Brust). Bei einem totalen Ver-

Erste Anzeichen von Arterienveränderungen können Schwindel, Konzentrationsmangel, Vergeßlichkeit, Ohrengeräusche oder Kopfschmerzen sein

schluß eines Herzkranzgefäßes spricht man von einem Herzinfarkt. Andere Anzeichen für eine Gefäßverengung sind Schmerzen in den Beinen beim Gehen. Deshalb legen die Betroffenen gerne kleine Pausen bei längeren Spaziergängen ein und kaschieren diese Verschnaufpausen, indem sie die Schaufensterauslagen betrachten. So bekamen diese Symptome den Namen Schaufensterkrankheit. Dieser harmlos klingende Name darf nicht über die Schwere der Krankheit hinwegtäuschen, und daß sie sich soweit verschlimmern kann, daß die Schmerzen auch nachts auftreten und sich sogar Beingeschwüre ausbilden.

Alle angeführten arteriosklerotischen Prozesse laufen langsam ab und sind nicht mehr rückgängig zu machen. Vorbeugen ist also wie so oft besser als Heilen. Zu den Faktoren, die Gefäße verkalken lassen, gehören neben vererbten Faktoren zum Beispiel Bluthochdruck, erhöhte Fettwerte, Übergewicht, Rauchen, schlecht eingestellter Diabetes und Gicht – überwiegend ernährungsbedingte Faktoren also.

Zwei Heilpflanzen wirken sich günstig auf die Gefäßveränderungen aus. Sie versprechen zwar keine Wunder, doch belegen wissenschaftliche Studien ihre vorbeugende und therapeutische Wirkung: der Fächerbaum, auch unter dem Namen Ginkgo bekannt, und der Knoblauch. Übrigens wird der Extrakt von Artischocken zur Zeit auf seine cholesterinsenkende Wirkung überprüft (siehe Seite 87).

Ginkgo ist ein ganz außergewöhnliches Gewächs, es lohnt sich, ihn sich einmal näher zu betrachten: Mit den Worten von Charles Darwin würde man ihn heute als lebendes Fossil bezeichnen, denn er ist der letzte Vertreter einer Pflanzenfamilie, die schon vor 300 Millionen Jahren auf der Erde wuchs. Alle seine Verwandten sind schon lange ausgestorben, nur der Ginkgo trotzte den Jahrmillionen. Und nicht nur denen, sondern auch der Atombombenexplosion von Hiroshima, die Flora und Fauna auf so grauenhafte Weise komplett vernichtete. Auch ein imposanter Ginkgobaum brannte

Fast alle Faktoren, die zu Gefäßveränderungen führen, lassen sich durch die Ernährung beeinflussen

Ginkgo

Herzbeschwerden und Gefäßerkrankungen

dabei ab. Doch wie ein Wunder brachte der Baum im darauffolgenden Frühling einen neuen Sproß hervor. Der hat sich inzwischen zu einem stattlichen Baum entwickelt und gilt heute als Symbol der Hoffnung. In Japan und China wird Ginkgo religiös verehrt und gilt dort als Zeichen für ein langes Leben. Kein Wunder, denn der Baum kann über tausend Jahre alt werden. Außerdem ist er erstaunlich widerstandsfähig gegen jede Art von Umweltgiften, weshalb er häufig an verkehrsreichen Straßen gepflanzt wird.

Der Baum, dessen ungewöhnliche Blattform Goethe im West-Östlichen Diwan genau beschreibt, gehört zu den besonders gut untersuchten pflanzlichen Heilmitteln. In wissenschaftlichen Studien konnte gezeigt werden, daß seine Wirkstoffe die Durchblutung von Gehirn und Körper fördern. Dadurch verbessern sich die Symptome wie Kopfschmerzen, Schwindel und Ohrensausen, und die Konzentrationsfähigkeit nimmt zu. Bei vielen Betroffenen sind auch positive Auswirkungen auf die Schaufensterkrankheit erkennbar, die schmerzfrei zurückgelegte Laufstrecke nimmt zu. Wegen seiner guten Verträglichkeit kann Ginkgoextrakt regelmäßig eingenommen werden, wobei die Qualität der Extrakte eine wichtige Rolle spielt: Nicht alle Fertigarzneimittel genügen dem Qualitätsanspruch des Bundesinstitutes für Arzneimittel.

„Dieses Baumes Blatt, der von Osten meinem Garten anvertraut, gibt geheimen Sinn zu kosten, wie's den Wissenden erbaut"
(Johann Wolfgang von Goethe)

Knoblauch

Der in Europa schon lange populäre Knoblauch ist das zweite wichtige Gefäßtherapeutikum und gleichzeitig eines der wohlschmeckendsten „Arzneimittel" überhaupt.

Auch die Knoblauchknolle hat ihre Tradition. Alten Überlieferungen zur Folge wurde sie bereits den Arbeitern der Cheops Pyramide gegeben, um sie vor Infektionskrankheiten zu schützen. (Ungeklärt ist hingegen noch ihre Wirksamkeit gegen Vampire.) Knoblauch ist nicht nur ein vielverwendetes Gewürz, sondern eignet sich wegen seiner antibakteriellen Wirkung auch als natürliches Konservierungsmittel.

Die neuesten wissenschaftlichen Untersuchungen über die Wirkung der traditionellen Heilpflanze belegen: 1. Die Inhaltsstoffe des Knoblauchs unterstützen sehr wirksam eine Diät zur Senkung erhöhter Blutfettwerte. 2. Knoblauch verbessert die Fließfähigkeit des Blutes und senkt einen erhöhten Blutdruck. All das erreichen Sie mit einer Tagesdosis von 4 Gramm rohem Knoblauch pro Tag. Gekocht verliert die Knolle ihre Wirkung.

Knoblauchpräparate sind wegen der gut belegten Wirkung der Inhaltsstoffe der Verkaufsschlager von Apotheken, Reformhäusern und Supermärkten. Doch nicht alle Präparate erfüllen die vom Bundesinstitut für Arzneimittel empfohlenen Qualitätsvoraussetzungen für die Wirksamkeit.

Für die Wirkung wird nämlich die Substanz Allicin und seine Umwandlungsprodukte verantwortlich gemacht. Es entsteht aus einer wirkungslosen Vorstufe, dem Alliin, das übrigens geruchlos ist. Ein Enzym, das beim Zerquetschen der Zehe frei wird, wandelt das Alliin erst in das wirksame Allicin. Dieser Wirkstoff sorgt nun auch erst für den charakteristischen Duft. Allicin selbst ist nicht sehr stabil. Es wird beim Kochen zerstört und übersteht auch keine lange Lagerung. Deshalb ist es sinnvoll, Präparate einzunehmen, bei denen die Umwandlung von Alliin zu Allicin erst nach der Einnahme geschieht. Das ist nur möglich, wenn das Knoblauchpräparat so schonend hergestellt wurde, daß weder Alliin noch das Enzym Alliinase zerstört wurde. Bei den Trockenpulverextrakten ist das teilweise möglich. Sie enthalten den Gesamtextrakt, der durch Gefriertrocknung oder Entwässerung der Knolle gewonnen wird.

Auf dem Markt befinden sich zahllose Knoblauchpräparate. Wählen Sie ein hochdosiertes Präparat, das auf den Wirkstoff Alliin standardisiert wurde. Bei hochdosierter Einnahme (0,6–1,2 Gramm pro Tag) kommt die Wirkung der Knolle sogar den synthetischen Lipidsenkern sehr nahe – bei unvergleichlich geringem Risiko.

Knoblauchpräparate

Umwandlung der Knoblauchwirkstoffe:

$$Alliin \xrightarrow{Enzym\ Alliinase} Allicin$$

+ weitere Abbauprodukte

Herzbeschwerden und Gefäßerkrankungen

Ginkgo

Andere Namen
Fächerbaum, Silberaprikose, Mädchenhaarbaum, japanischer Tempelbaum

Botanischer Name
Ginkgo biloba

Pflanzenfamilie
Ginkgogewächse/Ginkgoaceae

Beschreibung der Pflanze
Bis zu 40 Meter hoher Baum mit zunächst kaum verzweigten Ästen und kurzen Trieben mit dichten Blätterbündeln. Die Blätter sind fächerförmig meist mit einem Einschnitt in der Mitte. Statt einer Mittelrippe zeigt das Blatt zwei seitliche Rippen. Die männlichen und weiblichen Blüten sitzen auf verschiedenen Bäumen. Die Nußfrucht ist gelblich oval und riecht ranzig

Vorkommen
Ostasien, auch Nordamerika und Europa

Verwendete Pflanzenteile
Blätter

Blütezeit
März – April

Sammelzeit
September

Wirkstoffe
Flavonoide, Ginkgolide, Bilobalide

Wirkung
Fördert die Durchblutung von Gehirn und Körper, macht das Blut dünnflüssiger

Nebenwirkungen
Beim Spritzen können allergische Reaktionen auftreten.

Übliche Darreichungsformen
Dragees, Tropfen, Tabletten, Ampullen

Tagesdosis
Entsprechend 100–120 Milligramm des Gesamtextraktes

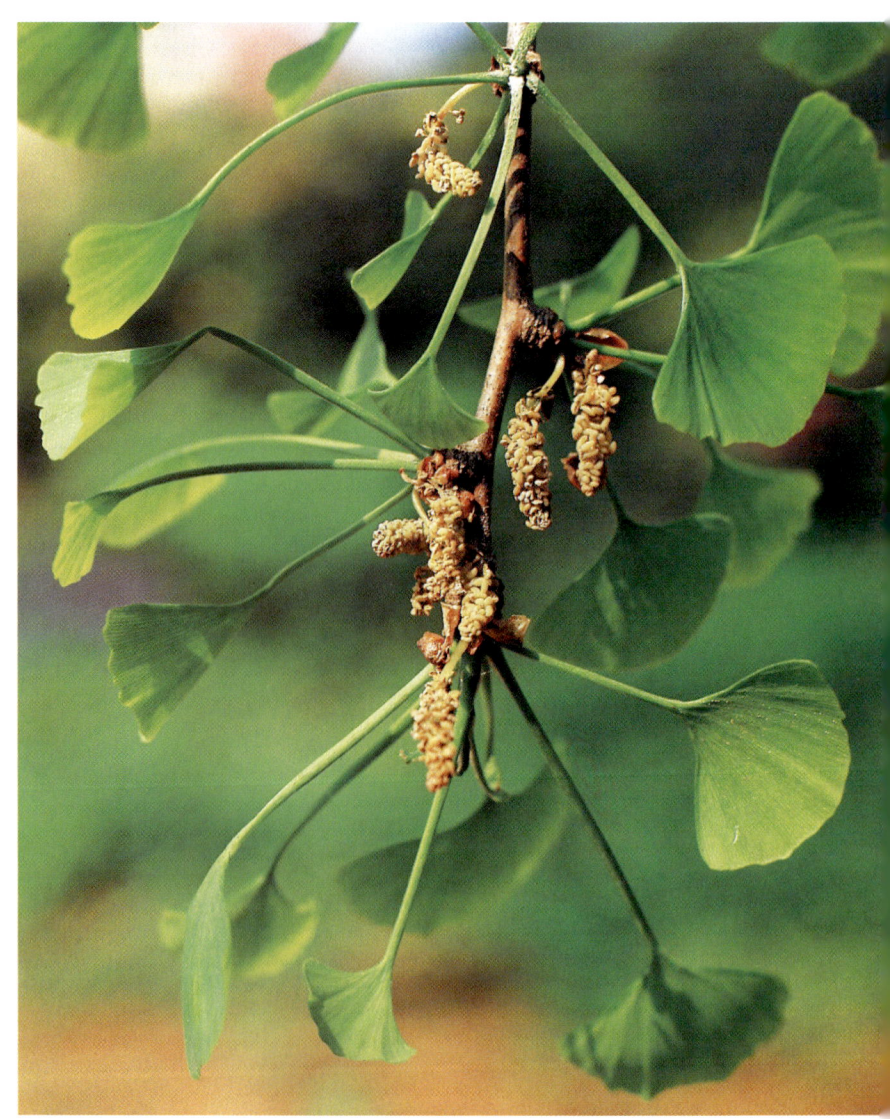

Knoblauch

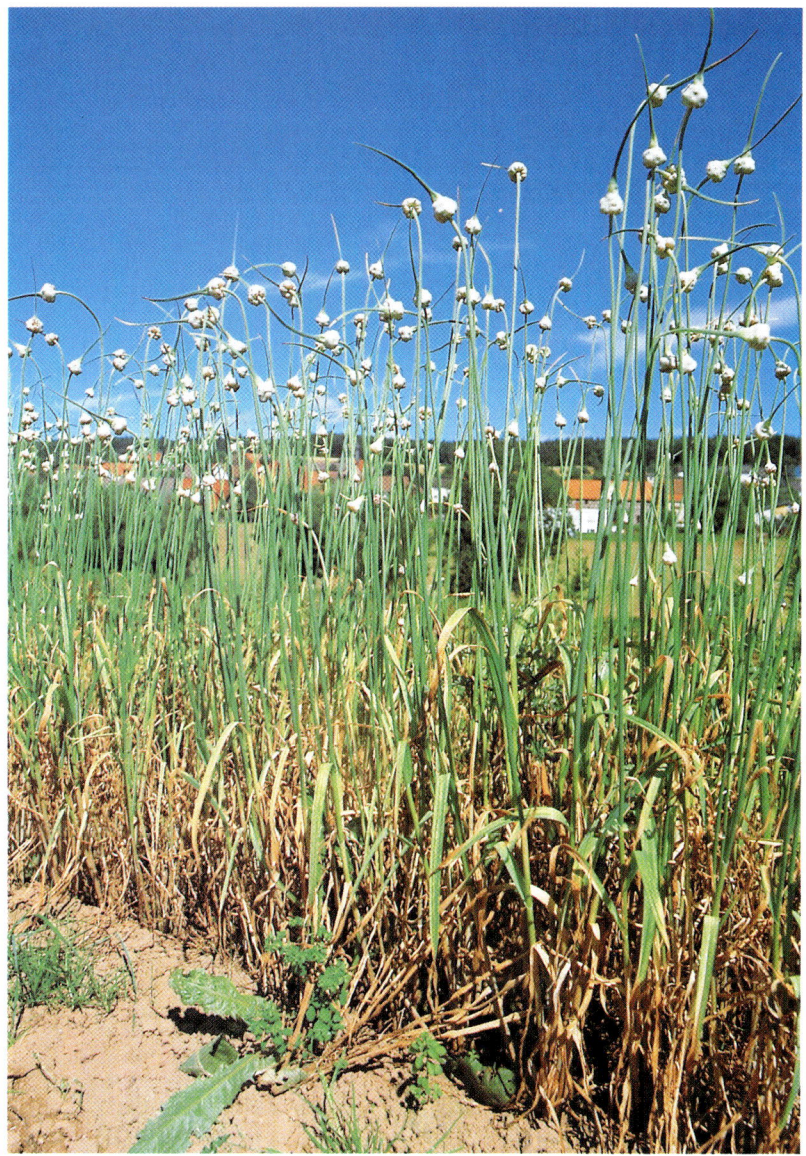

Andere Namen
Knofel, Knoflak, Gruserich

Botanischer Name
Allium sativum

Pflanzenfamilie
Liliengewächse/Liliaceae

Beschreibung der Pflanze
Die Zwiebel besteht aus einzelnen Teilen, den Zehen, die von einer häutigen Schale umgeben sind. Aus der mittleren Zwiebel wächst ein aufrechter Stengel mit linealen Blättern, der in einer doldenartigen Blüte endet. Die Blüten und die dazwischen stehenden Brutzwiebeln sind von einer langen geschnäbelten Hülle umgeben

Vorkommen
In Zentralasien beheimatet, wird Knoblauch heute weltweit angebaut

Verwendete Pflanzenteile
Zwiebel

Blütezeit
Juli – August

Sammelzeit
September

Wirkstoffe
Alliin und seine Abbauprodukte

Wirkung
Antibakteriell, antimykotisch; senkt die Blutfette, verbessert die Fließeigenschaften des Blutes, leichte Blutdrucksenkung

Nebenwirkungen
In seltenen Fällen treten Magen-Darm-Beschwerden, allergische Reaktionen oder Blutdruckabfall auf. Der Geruch läßt sich auch durch „Knoblauchpillen" nicht völlig vermeiden, denn er ist schließlich ein Zeichen seiner Wirksamkeit

Übliche Darreichungsformen
Frische Zehen, Kapseln, Dragees

Tagesdosis
4 Gramm frische, rohe Zehen oder entsprechend 0,6–1,2 Gramm Trockenextrakt oder 6 Milligramm Alliin beziehungsweise 3 Milligramm Allicin

Herzbeschwerden und Gefäßerkrankungen

Venöse Durchblutungsstörungen

Verbrauchtes, sauerstoffarmes Blut wird von den Venen zum Herzen zurückgebracht. Da es dabei ein beträchtliches Gefälle überwinden muß, braucht es dazu eine kräftige Pumpe. Im wesentlichen ist das die Beinmuskulatur (unterstützt von Atmung, Herztätigkeit und der Kontraktion der Venen). Durch Anspannung der Muskulatur beim Laufen wird das Blut zum Herzen gepreßt. Daß es beim Entspannen nicht wieder zurückfließt, verhindern die Venenklappen – sie sind für das Blut nur in einer Richtung durchlässig. Durch ständiges Sitzen und Stehen, wie es in vielen Berufen der Fall ist, kommt es in den oberflächlichen Venen zu einem Blutstau, und die Venenwände beulen regelrecht aus. Erbliche Vorbelastung und hormonelle Einflüsse, zum Beispiel durch die „Pille" oder während einer Schwangerschaft, wirken sich negativ auf die Durchblutung aus.

Diese perlenschnurartigen Verdickungen – die Krampfadern – sehen nicht nur unschön aus, sondern sind auch gefährlich. Denn jetzt schließen die Venenklappen nicht mehr vollständig, das Blut kann wieder zurückfließen: Das System Venenpumpe funktioniert nicht mehr. Die Beine werden schwer. Das Blut drückt auf die poröser werdenden Gefäßwände und preßt Flüssigkeit ins Gewebe. Der Betroffene bekommt geschwollene Beine, sogenannte Ödeme. Juckreiz, Schmerzen und höchst unangenehme nächtliche Wadenkrämpfe sind die Symptome.

Vorbeugende Maßnahmen

Wer in Sitz- oder Stehberufen tätig ist, tut gut daran, seine Wadenmuskulatur durch kleine Venenübungen zwischendurch zu stärken.

- Das kann sogar am Arbeitsplatz geschehen: Stellen Sie dabei die Füße im 120-Grad-Winkel vor ihren Stuhl und ziehen Sie die Fußspitzen abwechselnd nach oben.
- Beim Warten an einer Ampel: Verlagern Sie Ihr Gewicht abwechselnd von den Fußzehen auf die Fersen.
- Benutzen Sie öfter mal Treppe statt Aufzug, Fahrrad statt Auto.

Venöse Durchblutungsstörungen

➪ Führen Sie Einkäufe oder den Spaziergang mit dem Hund zügig gehend durch.
➪ Immer, wenn es irgendwie möglich ist, legen Sie Ihre Beine hoch und kreisen mit den Fußzehen.
➪ Regelmäßige kalte Güsse an den Beinen trainieren die Venen.

Meiden sollten Sie heiße Bäder und Sonnenbestrahlung sowie enge Kleidung wie (Mieder, einschnürende Gürtel und Socken)

Frauen in Sitz- oder Stehberufen mit Veranlagung zur Venenschwäche sollten ihrer Erkrankung rechtzeitig mit Stützstrümpfen vorbeugen. Diese müssen straff sitzen, bedürfen aber nicht der genauen Anpassung. Und keine Angst vorm Omalook. Stützstrümpfe sind aus feinem Damenstrumpfgewebe und mittlerweile in allen Modefarben zu erhalten. Nicht zu verwechseln sind die Stützstrümpfe mit den Kompressionsstrümpfen, die man nach Operationen, zum Teil auch während der Schwangerschaft oder bei Krampfadern tragen sollte. Sie müssen vom Arzt je nach Beschwerden in unterschiedlichen Kompressionsklassen verschrieben werden und genau angepaßt werden.

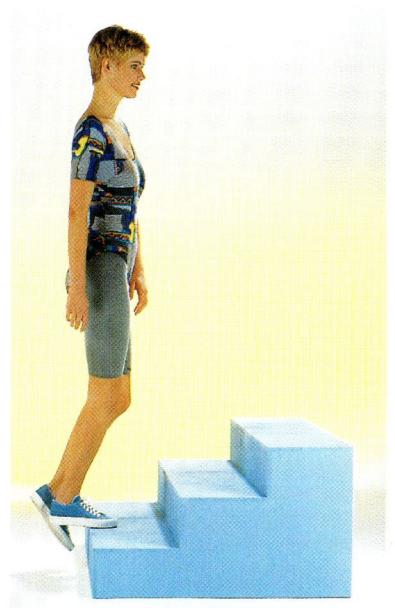
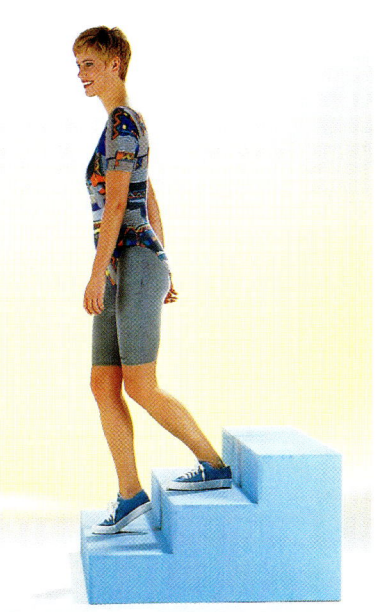

Auch Treppensteigen hilft bei venösen Durchblutungsstörungen: Treten Sie immer nur mit dem Fußballen auf

Herzbeschwerden und Gefäßerkrankungen

Medikamentöse Unterstützung für die Venen kommt aus der Pflanzenwelt – Roßkastanienextrakt, Mäusedorn und Steinklee spielen dabei die entscheidenden Rollen. Sie dichten die geschädigten Venengefäße ab und verhindern, daß Wasser ins Gewebe dringt, also das Entstehen von Ödemen. Sie sind besonders geeignet bei den ersten Anzeichen von Venenbeschwerden: müde und schwere Beine, zum Teil verbunden mit Juckreiz, Spannungsgefühl und ziehenden Schmerzen in den Waden.

Aber auch im fortgeschrittenen Stadium unterstützen die Pflanzen die Wirkung von Kompressionsbehandlung und operativen Maßnahmen. Von keinem der pflanzlichen Heilmittel dürfen Sie allerdings erwarten, daß die Krampfadern wieder verschwinden.

Anwendung

Die Anwendung von Roßkastanien, Mäusedorn und Steinklee sollte mindestens über einen Zeitraum von 4 Wochen und in ausreichend hoher Dosierung erfolgen. Wissenschaftlich dokumentiert ist die Wirkung bisher nur von hochdosierten Fertigpräparaten aus der Apotheke, die eingenommen werden können, also Kapseln, Dragees oder Tropfen. Salben oder Gels zeigen zwar einen wohltuenden Effekt durch Massagewirkung oder Kühlung, eine günstige Wirkung auf die Venen konnte allerdings noch nicht ausreichend belegt werden. Auch die Injektion von Venenpräparaten ist nicht sinnvoll und sollte wegen möglicher Nebenwirkung unterbleiben.

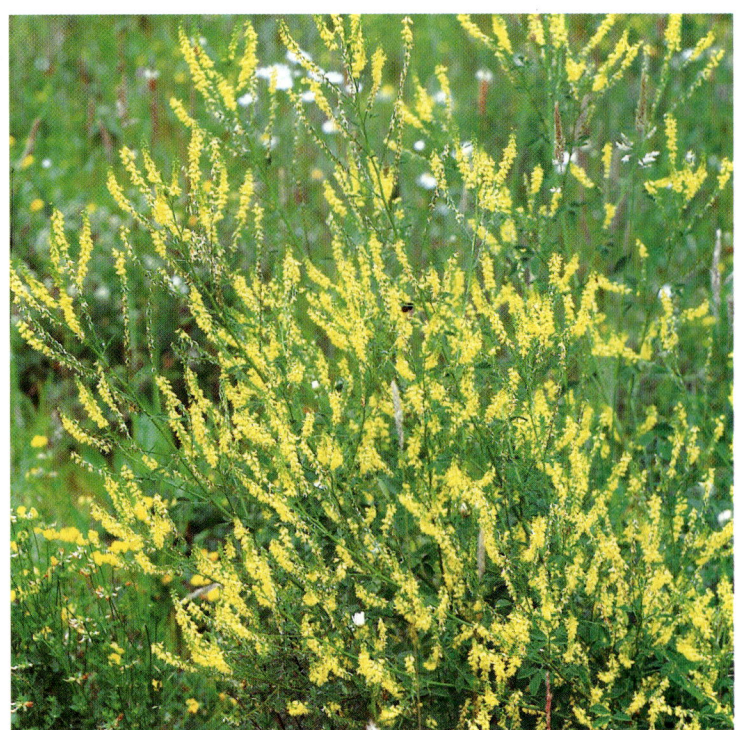

Gelber Steinklee

Roßkastanie

Botanischer Name
Aesculus hippocastanum

Pflanzenfamilie
Roßkastaniengewächse/Hippocastanaceae

Beschreibung der Pflanze
Der bis zu 35 Meter hohe stattliche Baum trägt große, fingerförmige Blätter, die kerzenartigen Blütenstände tragen zahlreiche weiß bis rötliche Blüten. Der Fruchtknoten entwickelt sich zu einer stacheligen, grünen Kapsel, die zwei glänzend braune Samen mit hellem Nabelfleck enthalten

Vorkommen
Europa

Verwendete Pflanzenteile
Samen

Blütezeit
Mai – Juni

Sammelzeit
September – Oktober

Wirkstoffe
Saponine (Aescin), Flavonoide

Wirkung
Fördert den venösen Rückstrom und bessert die Ödeme; Anwendung bei chronischen Beschwerden der Beinvenen

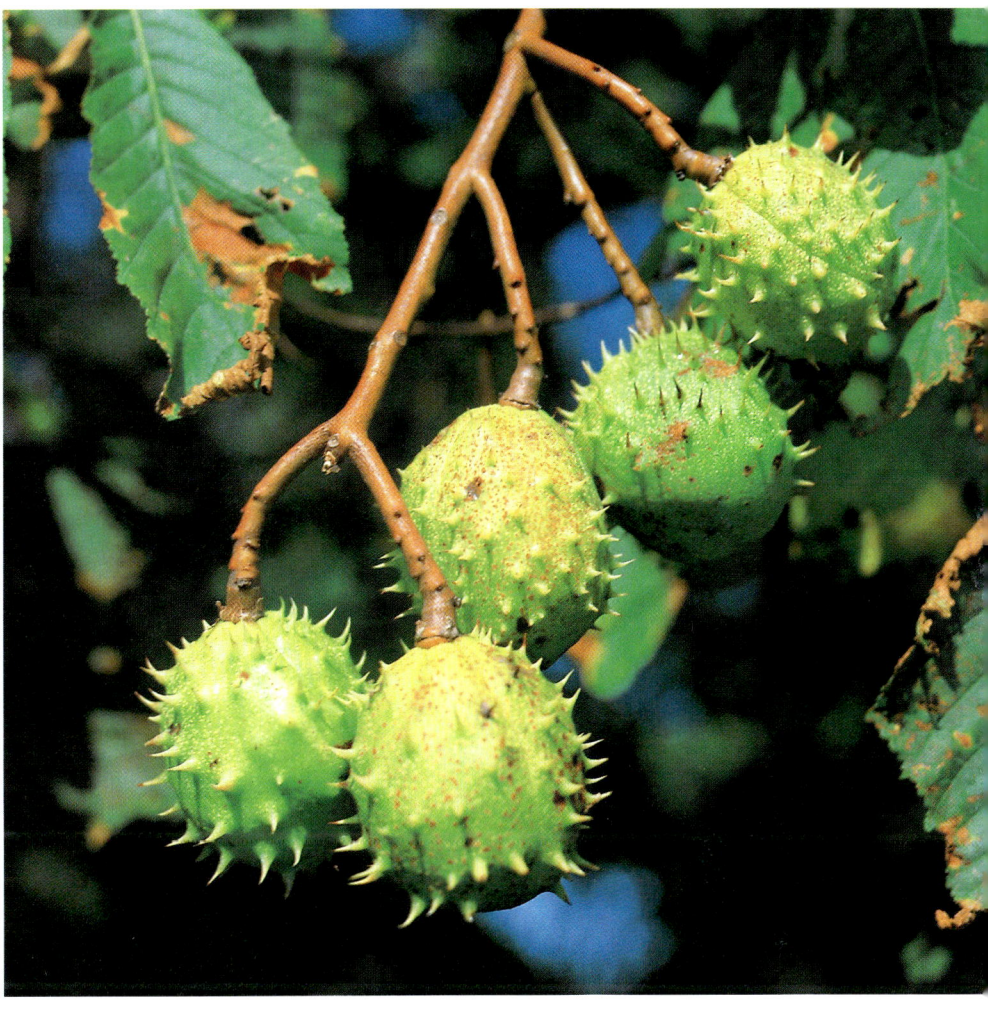

Nebenwirkungen
In seltenen Fällen Schleimhautreizungen im Magentrakt. Das kann durch Kapseln, die den Wirkstoff erst im Darm freisetzen, verhindert werden

Übliche Darreichungsformen
Kapseln, Dragees, Tropfen, Zäpfchen, Salben, Gels, Ampullen

Tagesdosis
Entsprechend 100 Milligramm Aescin

Roßkastanienwirkstoff Aescin: Bei Venenerkrankungen liegen Enzyme in stark erhöhter Konzentration vor, die die Gefäßwand schädigen. Als Folge werden die Venenwände durchlässiger für Eiweiße und Wasser, was die Ödeme zur Folge hat. Aescin stabilisiert zum einen die Hülle, in dem das Enzym eingeschlossen ist, und verhindert so, daß das Enzym die Venen angreift, und zum anderen dichtet es die Gefäßwände ab, indem es sie von innen auskleidet

Mäusedorn

Andere Namen
Stechmyrte, Fleischerbesen

Botanischer Name
Ruscus aculeatus

Pflanzenfamilie
Spargelgewächse/Asparagaceae

Beschreibung der Pflanze
Der bis zu 80 Zentimeter hohe immergrüne Halbstrauch hat einen ausgedehnten Wurzelstock und grüne, verzweigte Stengel, die sich blattartig verbreitern und zugespitzt eiförmig sind. Die eigentlichen Blätter sind kleine Schuppen, auf denen die Blüten sitzen. Die Frucht ist kräftig rot und kirschgroß

Vorkommen
Mittelmeergebiet

Verwendete Pflanzenteile
Wurzelstock

Wirkstoffe
Saponine (Ruscin, Ruscosid)

Wirkung
Venentonisierend, bessert Ödeme, entzündungshemmend, leicht entwässernd

Nebenwirkungen
Selten Magenbeschwerden und Übelkeit

Übliche Darreichungsformen
Kapseln, Zäpfchen, Salben; Cremes meist in Kombination mit Roßkastaniensamen oder Steinkleekraut

Tagesdosis
Entsprechend der Menge 7–11 Milligramm der gesamten Ruscogenine

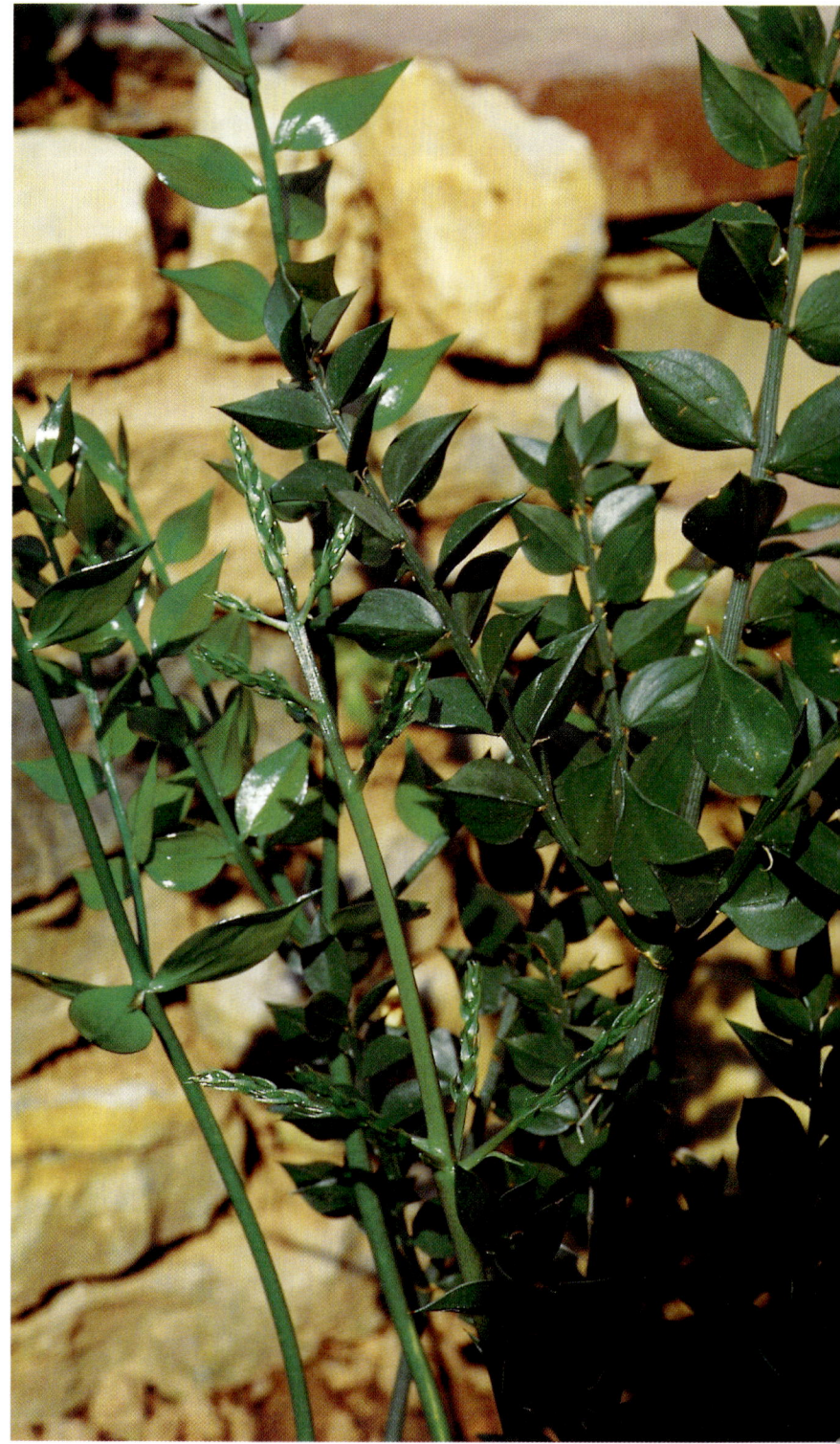

Steinklee

Anderer Name
Mottenklee

Botanischer Name
Melilotus officinalis und *altissimus*

Pflanzenfamilie
Schmetterlingsblütengewächse/Fabaceae

Beschreibung der Pflanze
Die bis zu 1 ½ Meter hohe Pflanze hat einen aufrechten, verzweigten Stengel mit dreigeteilten Blättern. Die gelben Blüten stehen in vielblütigen Trauben

Vorkommen
Europa, weite Teile Asiens; sonnige, trockene Plätze

Verwendete Pflanzenteile
Kraut

Blütezeit
Mai – September

Sammelzeit
Juni – September

Wirkstoffe
Cumarine, Flavonoide

Wirkung
Verbessert den venösen Rückfluß und somit die Ödeme

Nebenwirkungen
In seltenen Fällen treten Kopfschmerzen auf

Übliche Darreichungsformen
In Kombination mit anderen Venenmitteln in Kapseln, Salben, Cremes

Teezubereitung
1 ½ Teelöffel Steinklee mit 1 Tasse kochendem Wasser übergießen, nach 10 Minuten abseihen

Tagesdosis
2–3mal 1 Tasse trinken oder von den Fertigarzneimitteln entsprechend 3–30 Milligramm Cumarin

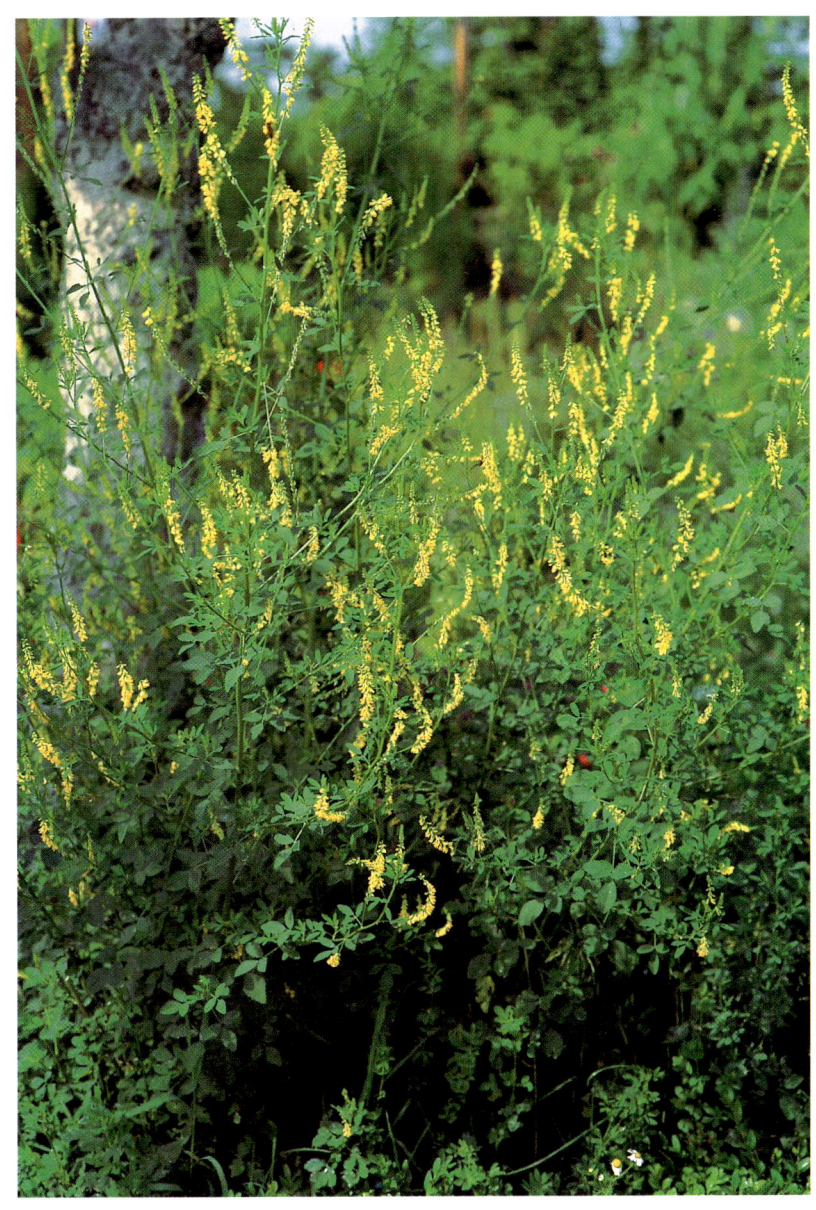

Harnwegs-erkrankungen

Blasenentzündung, Steinleiden und Prostatabeschwerden lassen sich mit pflanzlichen Mitteln gut in den Griff bekommen

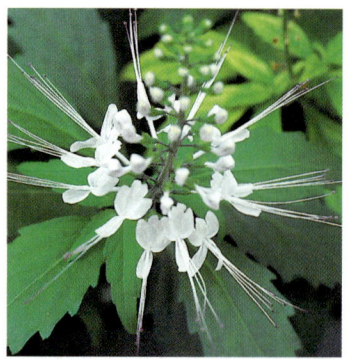

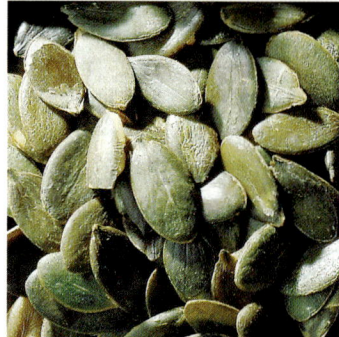

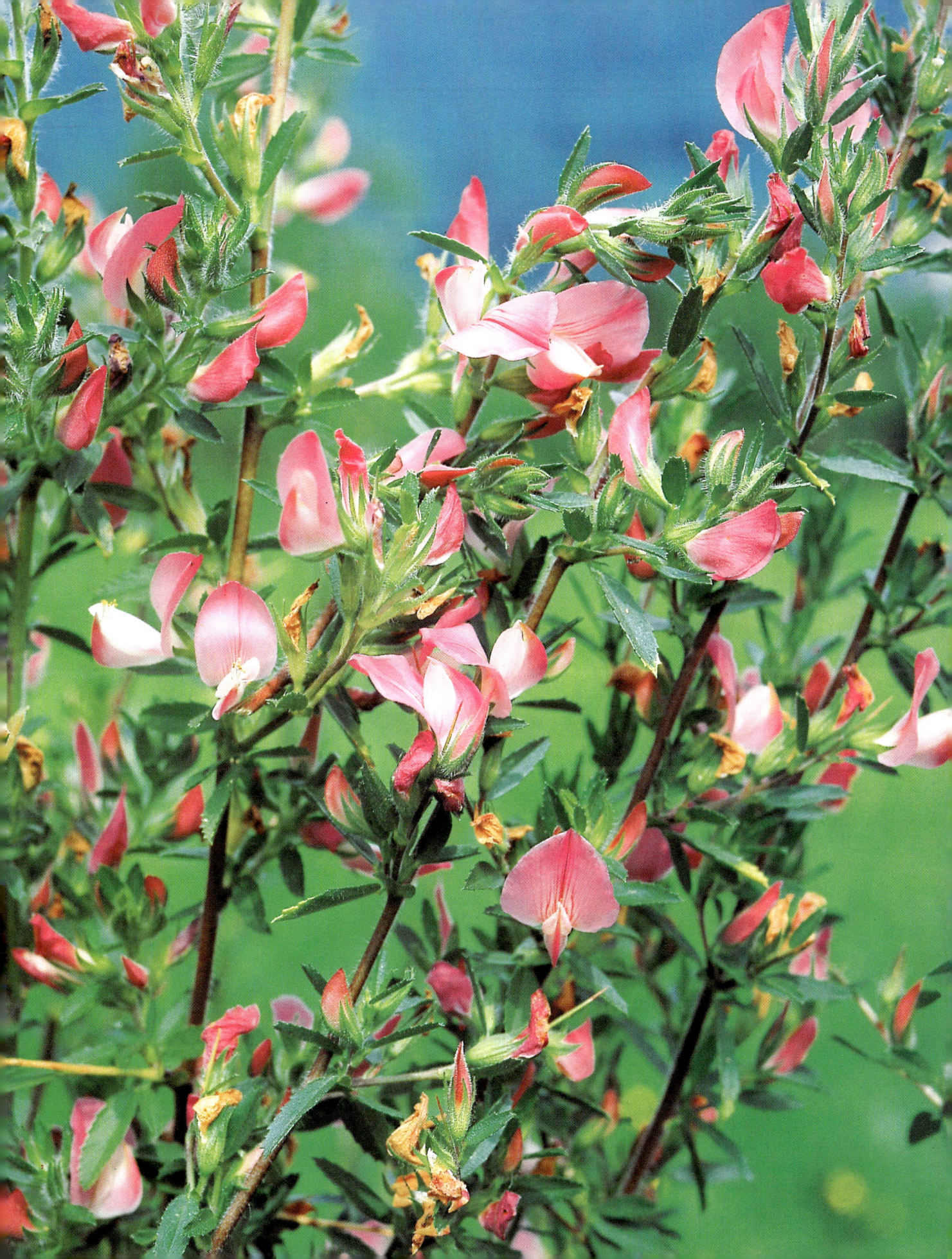

Durchspülungstherapie

Unsere beiden Nieren erfüllen eine wichtige Ausscheidungsfunktion im Körper. Sie filtern aus dem Blut die Substanzen, die der Körper nicht mehr benötigt, und scheiden sie mit dem Harn aus. Der Weg führt dabei über die Harnleiter, die Blase und abschließend die Harnröhre. Häufig auftretende Erkrankungen in diesem Bereich sind Harnwegsinfektionen, Reizblase, Harnsteinleiden oder bei Männern eine Vergrößerung der Vorsteherdrüse, die auf den Harnleiter drückt, das sogenannte Prostataleiden. Pflanzliche Heilmittel bieten vielfach Hilfe.

Harntreibende Tees haben nach wie vor eine starke Bedeutung zum Durchspülen der Nieren und der Harnwege, da gleichzeitig viel Flüssigkeit aufgenommen wird. Sie dienen der Vorbeugung, Therapie und zur Unterstützung medikamentöser Therapien von Harnwegsinfektionen und Steinerkrankungen. Ihre Wirkung darf aber nicht mit der von entwässernden Blutdrucksenkern, den Diuretika, verwechselt werden: Harntreibende Tees senken weder den Blutdruck noch zeigen sie eine ausschwemmende Wirkung bei Ödemen. Einige wirken sich sogar negativ auf Wasseransammlung im Gewebe aus und sollten von den Betroffenen nicht getrunken werden.

Infektionen der Harnwege

Die Harnwege sind beim gesunden Menschen frei von Bakterien. Im Umfeld der Ausscheidungsöffnung befinden sich jedoch reichlich Keime, die versuchen, in der Harnröhre hochzuklettern, und bis zur Blase, zum Harnleiter im schlimmsten Fall sogar zur Niere zu gelangen. Als Folge entsteht dann zunächst eine Blasenentzündung, die sich durch häufiges mit Brennen verbundenem Wasserlassen bemerkbar macht. Unbehandelt kann sie sich zu einer manifesten Nierenbeckenentzündung ausweiten.

Die verkühlte Blase tritt besonders häufig bei Frauen auf. Bei ihnen ist die „Wanderstrecke" der Bakterien – sprich die Harnröhre – kürzer, die Bakterien sind also schneller am Ziel. Kommt es beim Radfahren, Motorradfahren oder beim

Geschlechtsverkehr zu Verziehungen im Bereich des Beckenbodens und des Blasenschließmuskels, dringen die Bakterien leicht in die Blase ein. Begünstigend für eine Blasenentzündung ist außerdem, daß bei Frauen die Ausscheidungsöffnungen von Harnröhre, Darm und Scheide sehr dicht beieinanderliegen. Bakterien werden also leicht verschleppt. Deshalb sollten Frauen besonders auf eine sorgfältige Hygiene achten.

Wie beim Schnupfen spielt auch bei Blasenentzündungen die allgemeine Abwehrlage eine wichtige Rolle, die durch Unterkühlung oder Streß ganz erheblich verschlechtert wird. Die Beschwerden treten gerne bei berufsbedingten Reisen oder nach dem Genuß der ersten Sonnenstrahlen im Frühjahr auf einer Parkbank auf. Harnwegsinfektionen entstehen manchmal nach der Untersuchung der Harnröhre mittels eines Katheders oder nach Operationen in diesem Bereich. Auch Harnsteine sind Fremdkörper, an denen sich Bakterien ansiedeln und vermehren können. Sogar Verhütungsmaßnahmen mit Diaphragma oder Schaumzäpfchen sowie enge Jeans und Slips werden von Ärzten als fördernde Faktoren von Harnwegsinfektionen genannt.

Um zu verhindern, daß die Bakterien in den Harnwegen aufsteigen und sich festsetzen, ist die Durchspülungstherapie mit harntreibenden Tees das Mittel der ersten Wahl: Sie spülen damit die Bakterien einfach weg. Das funktioniert allerdings nur dann, wenn Sie so viel Tee und Wasser trinken, daß Sie etwa alle 2–3 Stunden ausreichend Urin ausscheiden. Bereits bei den ersten Anzeichen von Blasenbeschwerden sollten Sie Ihre Trinkmenge verdoppeln. Verschwinden die Beschwerden in den folgenden 2–3 Tagen nicht oder treten sie nach kurzer Zeit erneut auf, muß unbedingt ein Arzt aufgesucht werden. Womöglich müssen Antibiotika oder vergleichbare Arzneimittel eingesetzt werden, deren Einnahme mit Heilpflanzentees unterstützt werden sollte. Besonders bei jüngeren Kindern, Schwangeren sowie Männern und Frauen ab dem 40. Lebensjahr sollte ein Arzt befragt werden.

Wer häufig unter Blasenentzündungen leidet, kann sich die Stärkung der Abwehrkraft durch den Sonnenhut zu nutze machen (siehe dazu Seite 73/74)

Außer einer guten Kanne Heiltee sollten Sie noch mindestens drei Liter kalorienfreie Flüssigkeit zu sich nehmen

Einfache Harnuntersuchungen mit Teststäbchen aus der Apotheke, die Bakterien nachweisen, kann der Patient auch zu Hause durchführen

Steinerkrankungen

Auch wenn Blut im Urin ist oder Fieber auftritt, ist umgehend ein Arzt aufzusuchen.

Zurück zur Durchspülungstherapie mit Heilpflanzentees: In Betracht kommt Birkenblätter, Brennessel, Goldrutenkraut, Hauhechelwurzel, Katzenbartblätter, Schachtelhalmkraut und Wacholder. Ihre harntreibende Wirkung muß durch reichlich Flüssigkeit unterstützt werden. Die leicht krampflösende Wirkung der Heilpflanzen erleichtert noch zusätzlich das Wasserlassen. Bei eingeschränkter Herz- oder Nierentätigkeit sollten Sie eine Durchspülungstherapie nur in Absprache mit dem Arzt durchführen.

Unter den Heilpflanzen, die bei Harnwegsinfektionen helfen, stellen Bärentraubenblätter eine Besonderheit dar. Sie hemmen das Bakterienwachstum und wirken so desinfizierend in den Harnwegen. Als kombinierte Teemischung mit harntreibenden Heilpflanzen machen Bärentraubenblätter eine Antibiotikatherapie oft sogar überflüssig oder können bei Geschäftsreisen und am Wochenende zumindest über die Zeit hinweghelfen, in der Ihr Arzt schwer erreichbar ist. Trotzdem gilt auch hier spätestens nach dem dritten Tag mit Blasenbeschwerden: Arzt aufsuchen. Bei der Anwendung ist zu beachten, daß der für die Wirkung verantwortliche Pflanzeninhaltsstoff nur im alkalischen Harn entsteht. So muß dem Tee immer eine Messerspitze Natron zugegeben werden. Essen Sie während der Therapie viel Gemüse und verzichten Sie auf Fleisch und Obstsäure. Da die Blätter einen recht hohen Gerbstoffgehalt haben, können bei längerer Einnahme Magenreizungen auftreten. Das können Sie durch den Kaltauszug vermeiden, bei dem die Gerbstoffe nicht miterfaßt werden.

Zu den Substanzen, die über die Niere ausgeschieden werden, gehören auch Mineralstoffe, wie Calcium, Magnesium und Harnsäure. Liegen sie in hohen Konzentrationen vor, verbinden sich diese Substanzen zu schwerlöslichen Kristallen, die je nach Größe Nierengrieß oder Nierensteine genannt werden. Im Gegensatz zum feinkörnigen Nierengrieß, der mit reichlich Flüssigkeit meist schmerzfrei abgeht, lösen die Nierensteine kolikartige Schmerzen aus, wenn sie sich von der Niere lösen und im engen Rohr des Harnleiters hängenbleiben. Die Ursachen für Nierensteine sind sehr unterschiedlich und müssen vom Arzt abgeklärt werden. Sie können unter anderem in Verbindung mit Gicht oder einer Überfunktion der Nebenschilddrüsen entstehen. Die Behandlung von Nierensteinen gehört immer in die Hände eines Arztes.

Viele „steinreiche" Patienten glauben, sich etwas Gutes zu tun, wenn sie stark calciumhaltige Nahrungsmittel meiden. Das sollten Sie aber auf keinen Fall tun, denn Calcium ist ein lebenswichtiges Mineral. Verzichten Sie jedoch auf eine fleischbetonte und kochsalzreiche Ernährung. Eventuell sollten Brausetabletten mit Kaliumcitrat eingenommen werden.

Für alle Patienten, die zu Nierensteinen neigen, ist es besonders wichtig, durch reichlich Flüssigkeitszufuhr den Harn zu verdünnen und dadurch die Konzentration der Mineralsalze zu senken. Besonders bei den Harnsäuresteinen ist vom Hausmittel „warmes Bier" abzuraten; es kann die Steinbildung eher noch begünstigen. Ideal hingegen ist die Durchspülungstherapie mit Heilpflanzentees, da sie im Gegensatz zu Mineralwasser wenig Mineralien, im Gegensatz zu Kaffee kein Coffein und im Gegensatz zu Limonade und Säften keinen Zucker enthalten. Und last but not least: Sie regen zum Wasserlassen an.

Die folgenden Heilpflanzen eignen sich als Tee zubereitet besonders gut zur Durchspülungstherapie sowohl bei Blasenreizung als auch bei Nieren- und Harnsteinen. Die Krappwurzel, die lange Zeit zur Steinauflösung genutzt wurde, kann nach den aktuellen wissenschaftlichen Untersuchungen nicht mehr empfohlen werden, da ihre Abbauprodukte Krebs auslösen können.

Bitte beachten Sie: Bei Wasseransammlung im Gewebe, die als Folge von eingeschränkter Herz- oder Nierentätigkeit auftritt, darf keine Durchspülungstherapie erfolgen

Harnwegserkrankungen

Birke

Botanischer Name
Betula pendula (Hänge- oder Weißbirke) und *pubescens* (Moorbirke)

Pflanzenfamilie
Birkengewächse/Betulaceae

Beschreibung der Pflanze
Der bis zu 30 Meter hohe Baum ist in jungen Jahren mit einer weißen Rinde umgeben. Die jungen Äste der Moorbirke sind aufwärts gerichtet, hängend bei der Hängebirke. Die Blätter sind eiförmig-lanzettlich und gesägt. Die männlichen Blüten hängen in ährenähnlichen Blütenständen an den Enden der Zweige, die weiblichen Blüten stehen an Seitenzweigen. Die Früchte sind geflügelt und fallen nach der Reifung aus den Kätzchen

Vorkommen
Europa, Asien; auf trockenen bis feuchten Böden fast überall

Verwendete Pflanzenteile
Blätter

Blütezeit
April – Mai

Sammelzeit
Mai – Juli

Wirkstoffe
Flavonoide (Hyperosid); in kleineren Mengen Saponine, Gerbstoffe, ätherisches Öl

Wirkung
Leicht harntreibend, Anwendung bei Harnwegsinfektionen und unterstützend bei Nierengrieß

Nebenwirkungen
Nicht bekannt

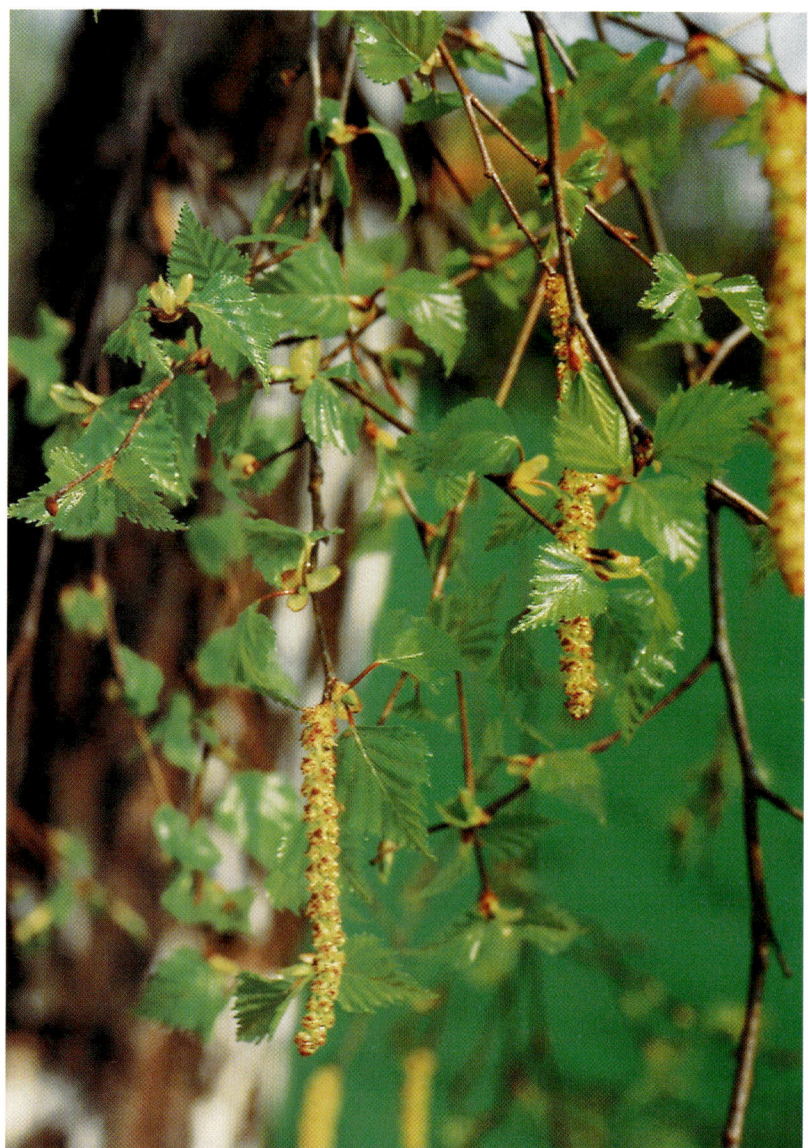

Bei Ödemen (Wasseransammlung im Gewebe) als Folge von eingeschränkter Herz- und Nierentätigkeit sollte die Anwendung unterbleiben

Übliche Darreichungsformen
Tees, Frischpflanzensaft, Tabletten, Lösung

Teezubereitung
2 Eßlöffel Birkenblätter mit 1 Tasse kochendem Wasser übergießen, nach 10 Minuten abseihen

Tagesdosis
Mehrmals täglich 1 Tasse trinken

Brennessel

Botanischer Name
Urtica dioica oder *urens*

Pflanzenfamilie
Brennesselgewächse/Urticaceae

Beschreibung der Pflanze
Die bis zu 1 ½ Meter hohe Staude (Urtica urens ist nur etwa 40 Zentimeter hoch) mit dem vierkantigen Stengel hat eiförmig-lanzettliche, gesägte Blätter, die mit den Brennhaaren besetzt sind. Der zweihäusige, rispenförmige Blütenstand ist grünlich

Vorkommen
Weltweit verbreitet; auf Ödland und Schuttplätzen, an Flußufern, Zäunen, Gruben

Verwendete Pflanzenteile
Blätter, Kraut (die Wurzel wird bei Prostatabeschwerden eingesetzt)

Blütezeit
Juni – Oktober

Sammelzeit
Juni – August

Wirkstoffe
Mineralsalze (vor allem Kalium und Calcium, Kieselsäure), Histamin und Serotonin in den Brennhaaren, Flavonoide

Wirkung
Leicht harntreibend

Anwendung bei leichten Harnwegsinfektionen und unterstützend bei Nierengrieß

Nebenwirkungen
Nicht bekannt

Nicht anwenden bei Ödemen als Folge von eingeschränkter Herz- und Nierenfunktion

Übliche Darreichungsformen
Tees, Kapseln, Frischpflanzensaft

Teezubereitung
2 Teelöffel Blätter mit 1 Tasse kochendem Wasser übergießen, nach 10 Minuten abseihen

Tagesdosis
Mehrmals täglich 1 Tasse trinken

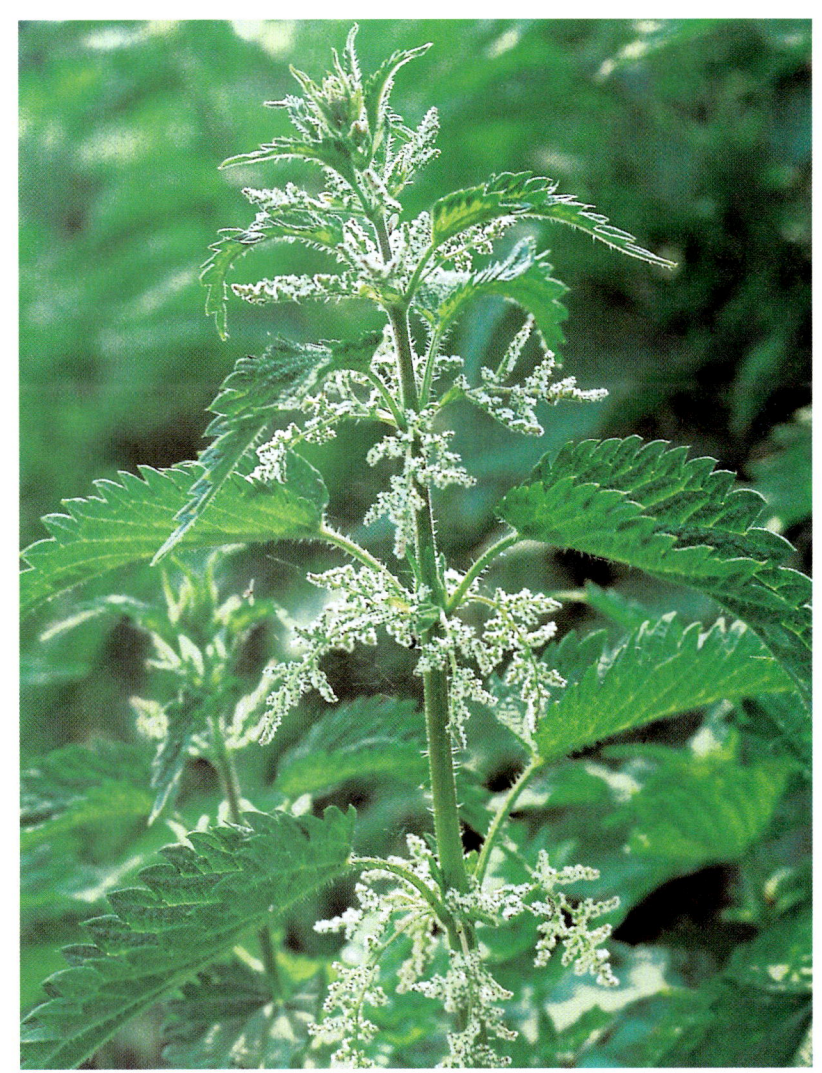

Goldrute

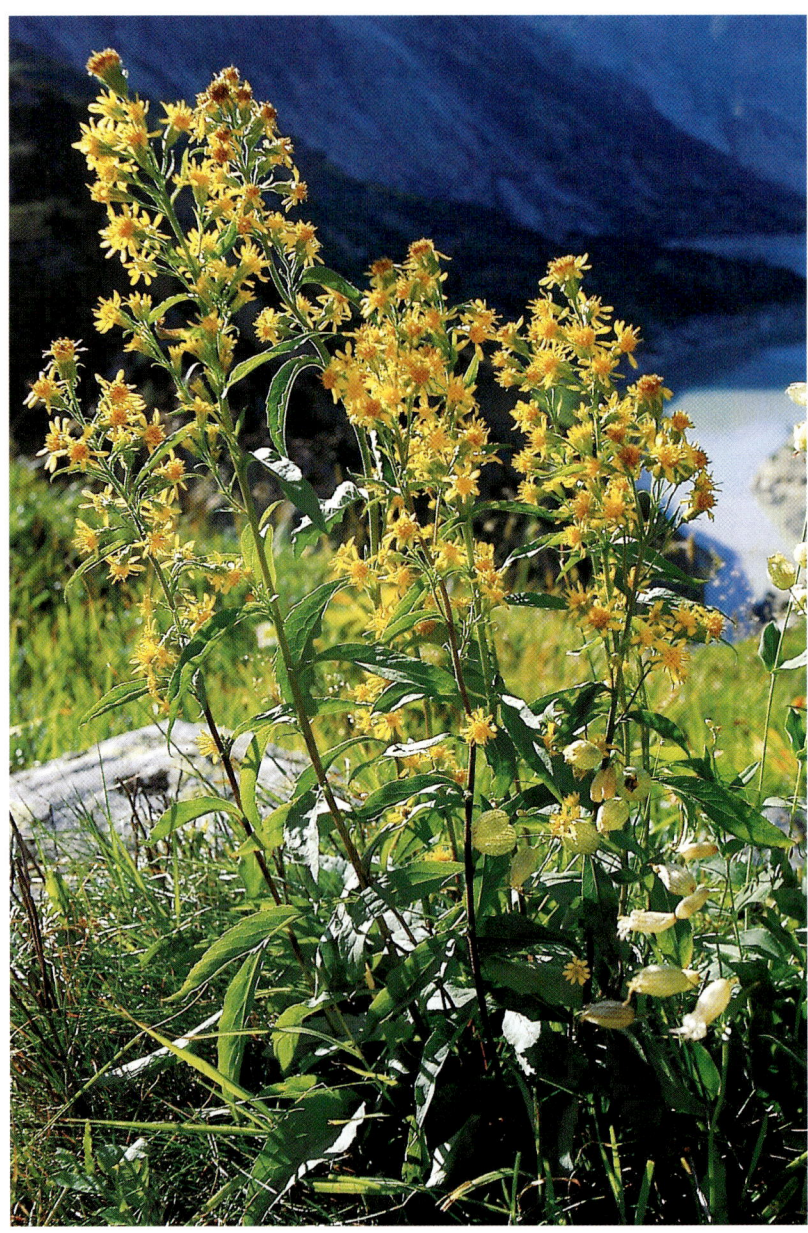

Anderer Name
Goldwundkraut

Botanischer Name
Solidago virgaurea und andere Arten

Pflanzenfamilie
Korbblütengewächse/Asteraceae

Beschreibung der Pflanze
Etwa 1 Meter hohe Staude mit länglich-lanzettlichen gesägten Blättern und endständiger Blütenrispe mit goldgelben Blütenkörbchen

Vorkommen
Europa, Nordamerika; in sonnigen, sehr lichten Wäldern

Verwendete Pflanzenteile
Kraut

Blüte- und Sammelzeit
Juli – September

Wirkstoffe
Flavonoide, Saponine

Wirkung
Harntreibend in Verbindung mit größerer Flüssigkeitsaufnahme; wirkt leicht krampflösend auf die Blasenmuskulatur; entzündungshemmend; Anwendung bei Entzündungen der Harnwege, Harnsteinen, Nierengrieß

Nebenwirkungen
Nicht bekannt.

Eine Durchspülungstherapie sollte nicht bei Ödemen durchgeführt werden, die durch eingeschränkte Herz- oder Nierentätigkeit verursacht wurden

Übliche Darreichungsformen
In Kombination mit anderen Heilpflanzen in Tees, Tropfen und Kapseln

Teezubereitung
2 Teelöffel Kraut mit 1 Tasse kochendem Wasser übergießen, nach 10 Minuten abseihen

Tagesdosis
Mehrmals täglich 1 Tasse trinken

Hauhechel

Andere Namen
Heudorn, Hechelkraut, Ochsenbrech

Botanischer Name
Ononis spinosa

Pflanzenfamilie
Schmetterlingsblütengewächse/Fabaceae

Beschreibung der Pflanze
Aus einer langen Pfahlwurzel treiben mehrere bis etwa 60 Zentimeter hohe dornige Stengel. Die kleinen Blätter sind am Rande gezähnt, die Blüten stehen in lockeren Trauben. An kurzen, dornigen Trieben sitzen 1–3 rosa Schmetterlingsblüten, die sich zu Fruchthülsen umwandeln

Vorkommen
Europa, Asien; an Böschungen und Wald- und Wegrändern

Verwendete Pflanzenteile
Wurzel

Blütezeit
Juni – September

Sammelzeit
August – Oktober

Wirkstoffe
Flavonoide, wenig ätherisches Öl

Wirkung
Leicht harntreibend in Verbindung mit reichlich Flüssigkeitszufuhr; Anwendung bei Harnwegsentzündung und Nierengrieß

Nebenwirkungen
Nicht bekannt

Die Therapie sollte nicht durchgeführt werden, wenn Ödeme vorliegen, die durch Herz- oder Nierenfunktionsstörung bedingt sind

Übliche Darreichungsformen
In Kombination mit anderen Arzneipflanzen als Tees, Tropfen

Teezubereitung
1 Teelöffel Wurzel mit 1 Tasse kochendem Wasser übergießen, nach 30 Minuten abseihen

Tagesdosis
Mehrmals täglich 1 Tasse trinken

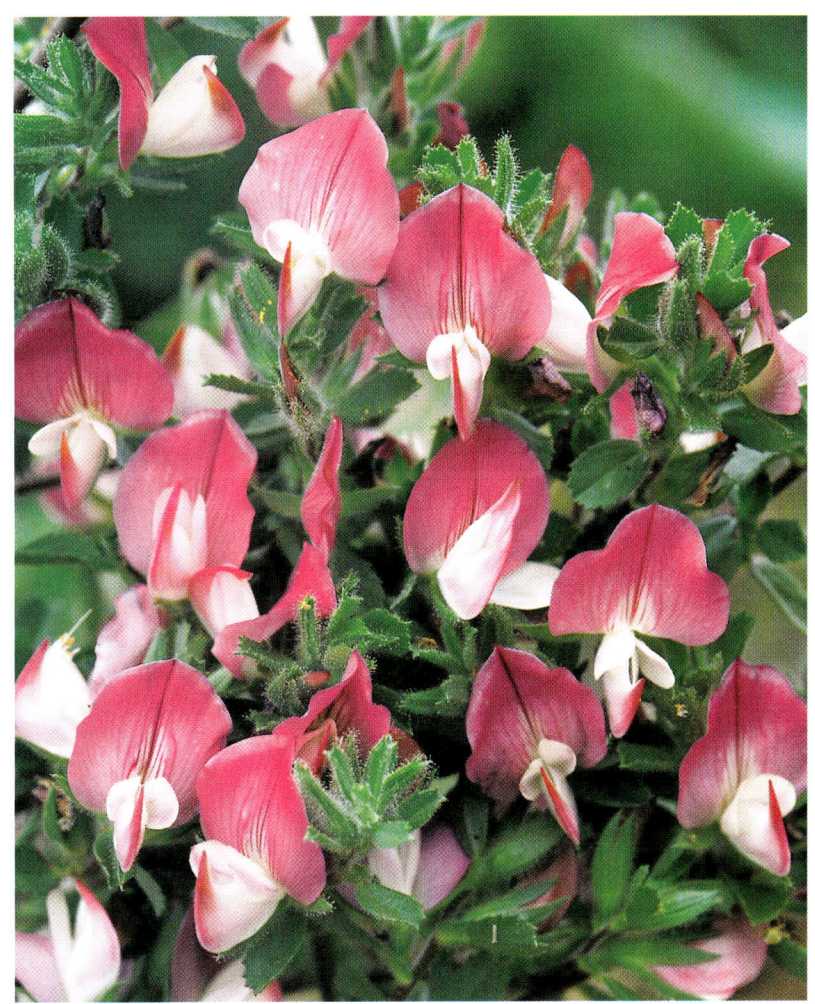

Katzenbart

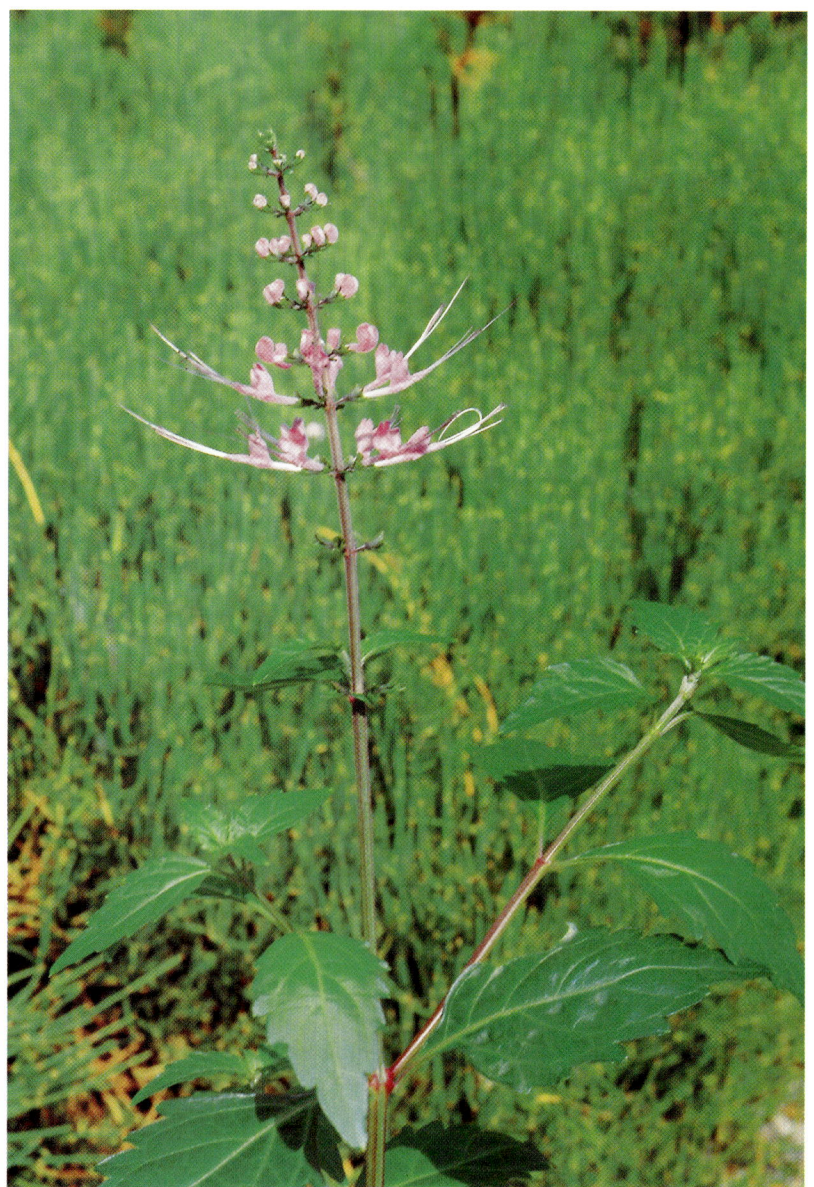

Anderer Name
Indischer Nierentee

Botanischer Name
Orthosiphon aristatus oder *spicatus*

Pflanzenfamilie
Lippenblütengewächse/Lamiaceae

Beschreibung der Pflanze
Der etwa 1 Meter hohe Halbstrauch mit dem vierkantigen Stengel hat eiförmig-lanzettliche, gesägte Blätter. Die hellvioletten Blüten stehen ährenartig; aus ihnen ragen zwei lange Staubfäden, die der Pflanze ihren Namen gaben

Vorkommen
Südostasien, tropisches Amerika, Australien

Verwendete Pflanzenteile
Blätter

Blütezeit
Juli – August

Wirkstoffe
Flavonoide, ätherische Öle, Kaliumsalze

Wirkung
Leicht harntreibend und krampflösend

Nebenwirkungen
Nicht bekannt

Bei durch Herz- oder Nierenfunktionsstörung ausgelösten Ödemen sollte keine Durchspülungstherapie erfolgen

Übliche Darreichungsformen
Tees in Kombination mit anderen Heilpflanzen

Teezubereitung
3 Teelöffel Blätter mit 1 Tasse kochendem Wasser übergießen und 15 Minuten abgedeckt stehen lassen, abseihen

Tagesdosis
Mehrmals täglich 1 Tasse trinken

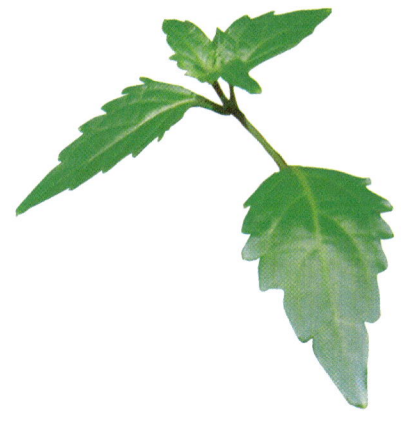

Schachtelhalm

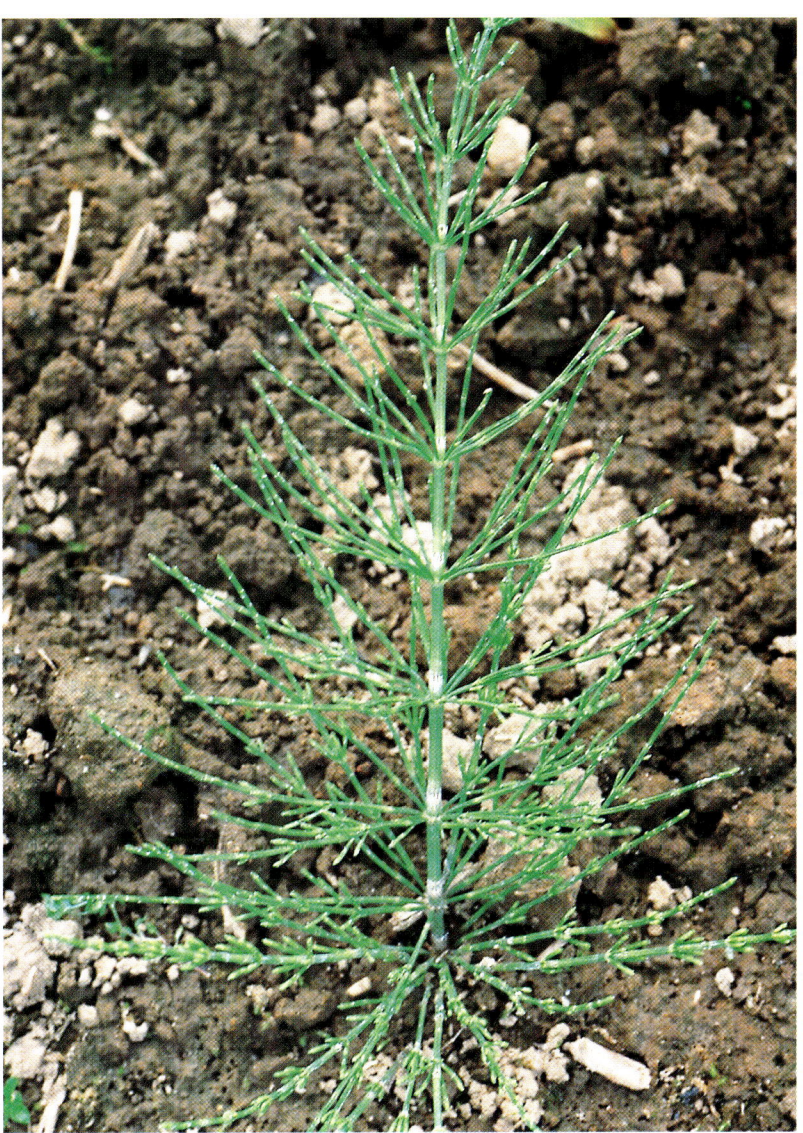

Andere Namen
Zinnkraut, Schafthalm, Pfeifenstiel

Botanischer Name
Equisetum arvense

Pflanzenfamilie
Schachtelhalmgewächse/ Equisetaceae

Beschreibung der Pflanze
Der Wurzelstock treibt im Frühjahr unverzweigte, braune Sprosse, deren endständige Ähre zahlreiche Sporen trägt; die Ähren sterben nach der Sporenreife ab. Danach treiben aus dem Wurzelstock zahlreiche, etwa 50 Zentimeter hohe, unfruchtbare, grüne Sprosse mit quirlig verzweigten Ästen

Vorkommen
Nahezu weltweit verbreitet; auf Äckern, Böschungen und an Gräben auf lehmigen, feuchten Boden

Verwendete Pflanzenteile
Kraut

Sporenreife
März – April

Sammelzeit
Juni – September

Wirkstoffe
Kieselsäure, Kalium und Flavonoide. Wegen des hohen Anteils an Kieselsäure läßt sich mit Schachtelhalm hervorragend Zinn putzen, daher der Name Zinnkraut

Wirkung
Harntreibend bei ausreichender Flüssigkeitszufuhr; Anwendung bei Harnwegsentzündungen, Nierengrieß

Nebenwirkungen
Nicht bekannt

Die Durchspülungstherapie sollte nicht durchgeführt werden, wenn Ödeme vorliegen, die durch eingeschränkte Nieren- oder Herztätigkeit verursacht wurden

Übliche Darreichungsformen
Tees, Kapseln, Frischpflanzensaft

Teezubereitung
2 Teelöffel Kraut mit 1 Tasse kochendem Wasser aufgießen, nach 15 Minuten abseihen

Tagesdosis
Mehrmals täglich 1 Tasse trinken

Harnwegserkrankungen

Bärentraube

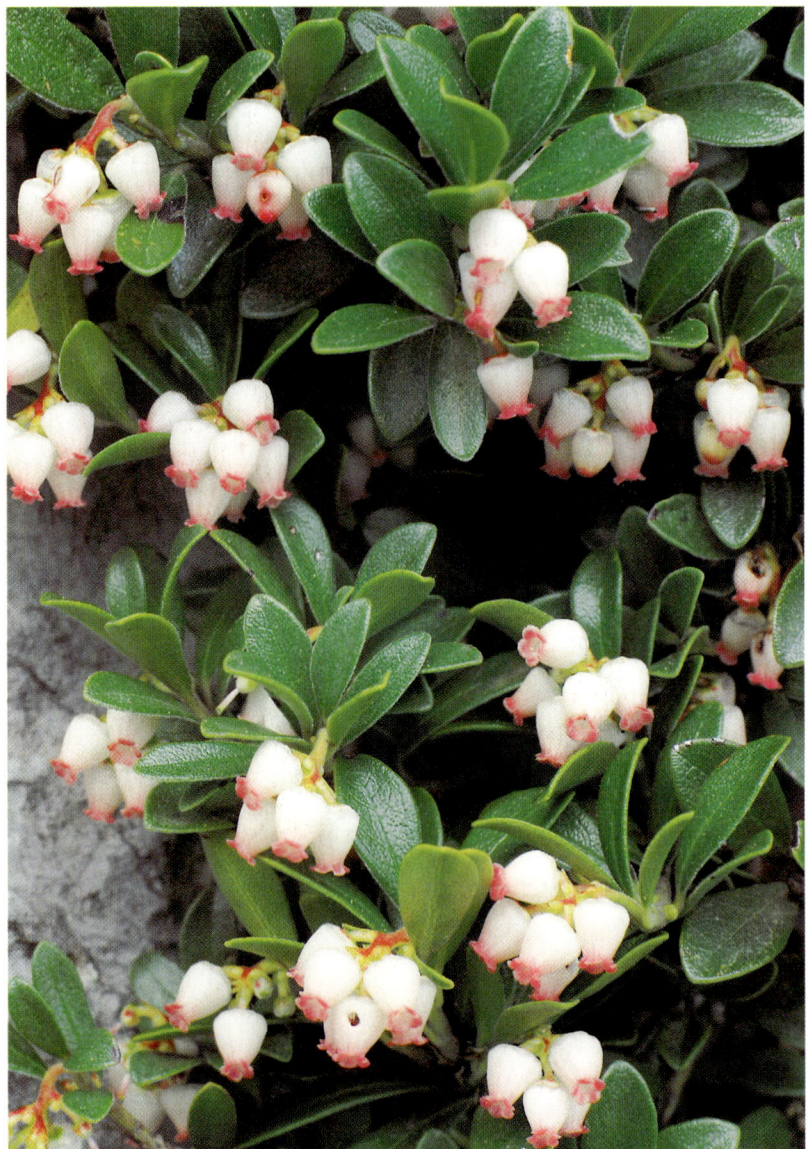

Andere Namen
Mehlbeere, wilder Buchs, Rausch

Botanischer Name
Arctostaphylos uva-ursi

Pflanzenfamilie
Heidekrautgewächse/Ericaceae

Beschreibung der Pflanze
Niederer, immergrüner Strauch mit ledrigen, ganzrandigen Blättern, die vorn abgerundet sind. Die kleinen Blüten sind weiß bis rosa und hängen in Trauben. Aus den Fruchtknoten entwickelt sich die rote, erbsengroße Steinfrucht

Vorkommen
Europa, Asien, Nordamerika; auf Moor- und Heideland

Verwendete Pflanzenteile
Blätter

Blütezeit
April – Mai

Sammelzeit
April – Juni

Wirkstoffe
Arbutin, Flavonoide, Gerbstoffe

Wirkung
Harndesinfizierend, hemmt das Bakerienwachstum

Nebenwirkungen
Bei magenempfindlichen Patienten können Übelkeit und Erbrechen auftreten, besser Kaltauszug trinken

Übliche Darreichungsformen
Tees, Tropfen

Teezubereitung
2 Teelöffel Blätter mit 1 Tasse kaltem Wasser ansetzen, erst nach 2–3 Stunden abseihen. Vor dem Trinken kurz erhitzen und 1 Messerspitze Natron zufügen

Tagesdosis
Mehrmals täglich 1 Tasse trinken

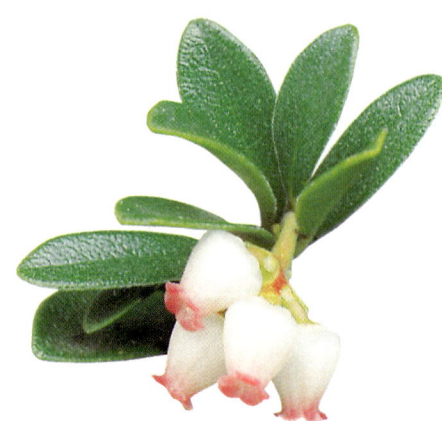

Durchspülungstherapie

Rezepturen zur Durchspülungstherapie bei Harnwegsinfekten und Nierengrieß

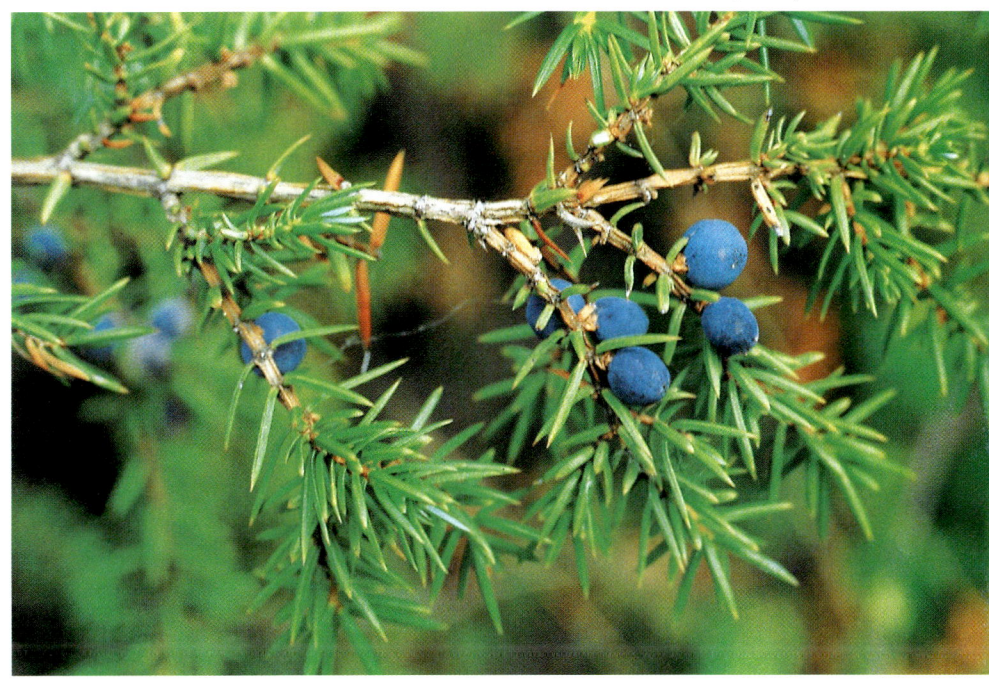

Wacholderbeeren und Goldrutenkraut (unten)

Egal ob Sie die Spülungstherapie zum Vorbeugen von Nierensteinen oder wegen einer Blasenentzündung durchführen, wichtig ist, daß Sie eine größere Menge des Tees zu sich nehmen, also bis zu 6 Tassen täglich und dazu noch 3 Liter Wasser oder Haustee (ohne arzneiliche Wirkung). Deshalb sollte der Tee auch angenehm schmecken. Suchen Sie sich aus den angeführten Rezepturen die aus, die Ihnen am besten schmeckt, oder wechseln Sie öfter mal ab. Süßholz, Pfefferminze, Melisse und Fenchel sollen den Geschmack des Tees verbessern und die Bekömmlichkeit für den Magen erhöhen. Sie können nach Belieben getauscht werden.

Wacholderbeeren	25 Teile
Hauhechelwurzel	25 Teile
Katzenbart	25 Teile
Süßholzwurzel	25 Teile

1 ½ Teelöffel der Mischung mit 1 Tasse kochendem Wasser übergießen, 15 Minuten abgedeckt ziehen lassen, abseihen

Wacholderbeeren	30 Teile
Schachtelhalmkraut	30 Teile
Birkenblätter	20 Teile
Pfefferminzblätter	20 Teile

2 Teelöffel der Mischung mit 1 Tasse kochendem Wasser übergießen, 5–10 Minuten abgedeckt ziehen lassen, abseihen

Bärentraubenblätter	30 Teile
Schachtelhalmkraut	25 Teile
Brennesselkraut	25 Teile
gestoßene Fenchelfrüchte	20 Teile

2 Teelöffel der Mischung mit 1 Tasse kochendem Wasser übergießen, 10 Minuten abgedeckt ziehen lassen, abseihen

Hauhechelwurzel	30 Teile
Goldrutenkraut	30 Teile
Katzenbartblätter	20 Teile
Melissenblätter	20 Teile

1 Teelöffel der Mischung mit 1 Tasse kochendem Wasser übergießen, 10 Minuten abgedeckt ziehen lassen, abseihen

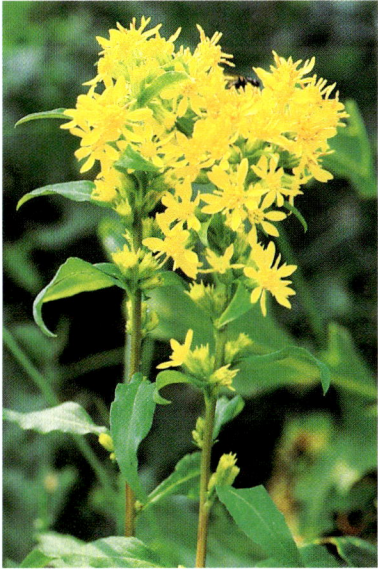

Erkrankungen der Prostata

Schmerzfrei überprüft der Arzt per Ultraschall, Tastuntersuchung, Harnflußmessung und Urinuntersuchung, ob eine Veränderung der Vorsteherdrüse vorliegt

Die Prostata oder Vorsteherdrüse liegt unterhalb der Harnblase des Mannes und umschließt die Harnröhre wie ein Ring. Sie produziert das milchige Sekret, in dem die Spermien schwimmen. Bei einem großen Teil der Männer im fortgeschrittenen Alter ist die Vorsteherdrüse stark vergrößert und sorgt für Beschwerden beim Wasserlassen. Der vergrößerte Ring drückt auf die Harnröhre, so daß der Urin nicht richtig abfließt, die Blase nicht völlig entleert werden kann und ein Teil des Harns in der Blase verbleibt – man spricht von Restharnbildung, die in den unterschiedlichen Stadien der Erkrankung zunimmt und zur Nierenschädigung führt. Typische Merkmale sind der abgeschwächte Harnstrahl und vermehrter Harndrang. Vor allem nachts muß der Betroffene mehrmals zur Toilette. Die Beschwerden des Patienten sind aber nicht an die Größe der Prostata geknüpft: Es gibt durchaus Patienten, die selbst bei ausgeprägter Vergrößerung völlig beschwerdefrei sind.

Die Ursachen für diese Veränderung sind noch nicht eindeutig geklärt. Fest steht nur, daß die Umstellung des männlichen Hormonstoffwechsels mit zunehmendem Lebensalter der wesentliche Faktor ist. Bereits mit 60 Jahren ist die Hälfte aller Männer betroffen, bei den über 80jährigen sogar 90 Prozent. Eine regelmäßige Untersuchung durch den Arzt ist ab der Lebensmitte auf jeden Fall sinnvoll. Die Untersuchungen sind kurz und schmerzlos, zum Beispiel per Ultraschall.

Die Behandlung sollte immer mit dem Arzt abgesprochen werden. Sie erfolgt in den meisten Fällen medikamentös. Nur in etwa 20 Prozent der Fälle muß der Patient operiert werden. Besonders in leichten und mittelschweren Stadien der Erkrankung wird mit Heilpflanzen therapiert. Dafür kommen Kürbiskerne, Brennesselwurzel und Sägepalmenfrüchte in Frage, die aber ausreichend hoch dosiert werden müssen. Ihre Inhaltsstoffe, die Phytosterole, wirken entzündungshemmend und verhindern die Blutansammlung im entzündeten

Prostatagewebe. Über die genaue Wirkungsweise der Phytosterole tappt man noch ziemlich im dunkeln. Wahrscheinlich werden sowohl die Substanzen gehemmt, die für Entzündungen im Körper verantwortlich sind, als auch die verantwortlichen Hormone. Hervorzuheben ist bei der Phytotherapie die ausgesprochen geringe Nebenwirkung. Deshalb trifft die Behandlung sowohl von Seiten der Ärzte als auch bei den Patienten auf eine sehr hohe Akzeptanz. Bisher gibt es aber noch keine Hinweise, daß bereits eine vorbeugende Einnahme solcher Präparate sinnvoll ist.

Brennessel

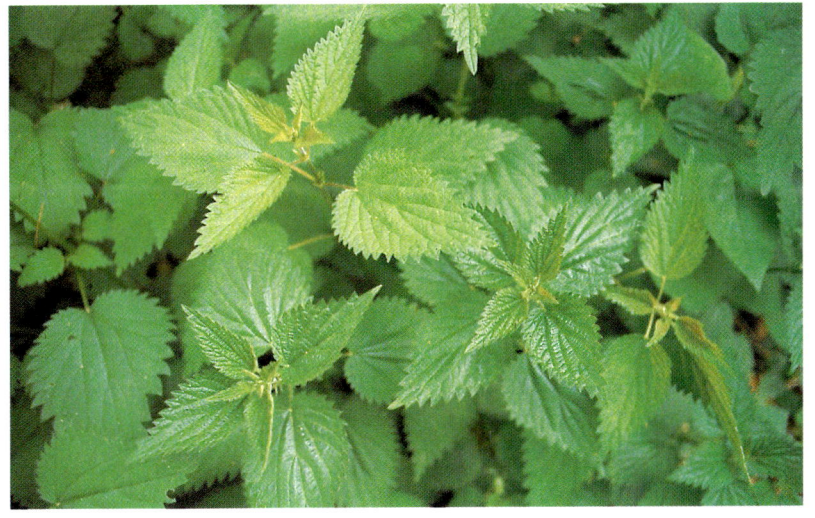

Botanischer Name
Urtica dioica oder *urens*

(Die botanische Beschreibung der Pflanze finden Sie auf Seite 139)

Verwendete Pflanzenteile
Wurzel

Sammelzeit
September – Oktober

Wirkstoffe
Phytosterole (Sitostrol)

Wirkung
Bessert die Beschwerden der vergrößerten Prostata und der Reizblase; Restharnbildung wird verringert und der Harnfluß verbessert; hemmt das Wachstum des Prostatagewebes

Nebenwirkungen
Nicht bekannt

Übliche Darreichungsformen
Tees, Kapseln, Dragees, Tropfen

Teezubereitung
1 Teelöffel der zerkleinerten Brennesselwurzel mit 1 Tasse kaltem Wasser übergießen, 1 Minute aufkochen lassen, nach 10 Minuten abseihen

Tagesdosis
Mehrmals täglich 1 Tasse trinken

Harnwegserkrankungen

Kürbis

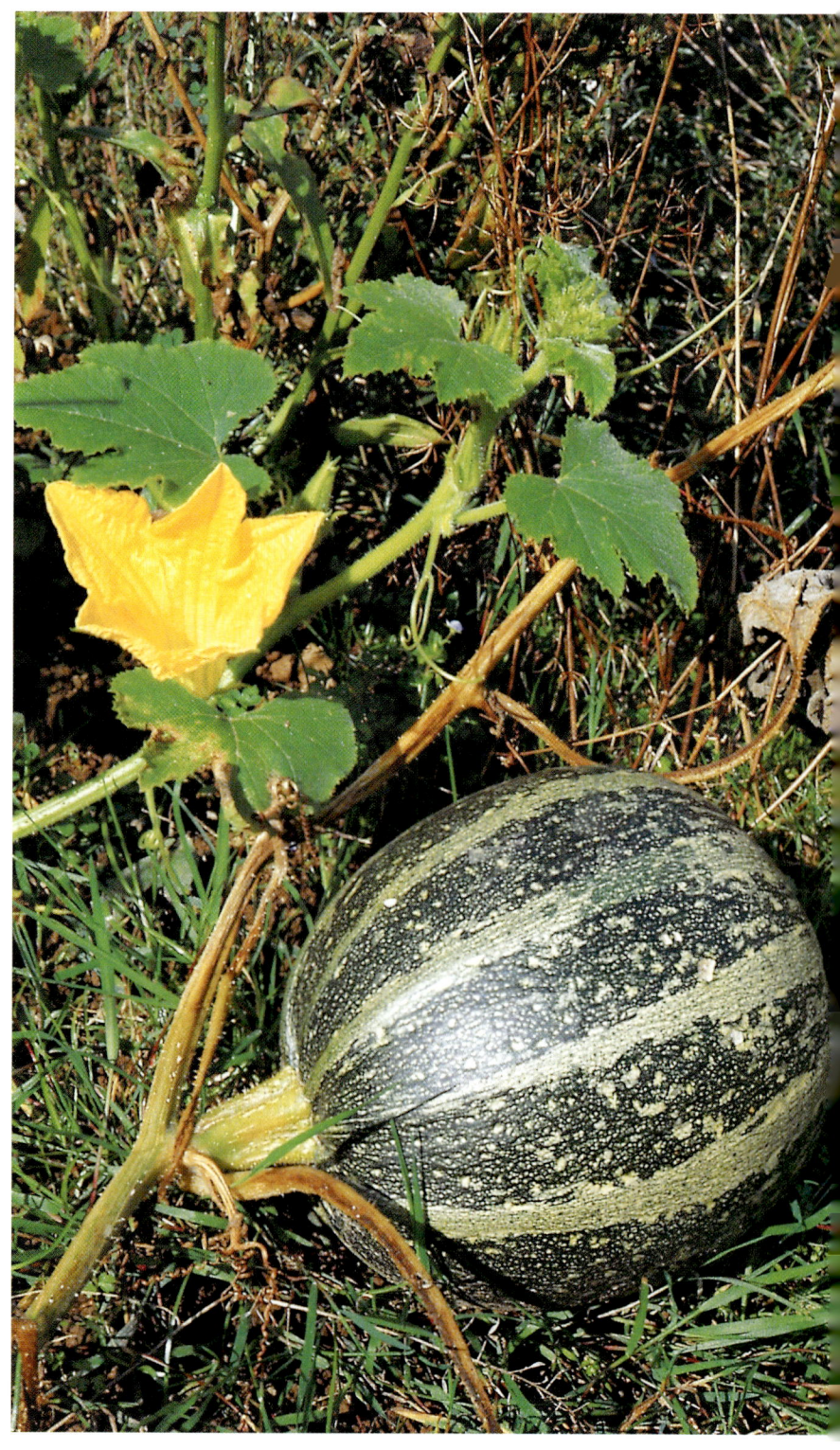

Andere Namen
Kerbs, Pepone, Plutzer

Botanischer Name
Cucurbita pepo

Pflanzenfamilie
Kürbisgewächse/Cucurbitaceae

Beschreibung der Pflanze
Die niederliegenden Ranken des Kürbis werden bis zu 10 Meter lang. Die kantigen Stengel und die fünflappigen Blätter sind mit steifen Haaren überzogen. Aus den goldgelben, glockenförmigen Blüten entstehen die großen, orange bis grünlichen Früchte, die zahlreiche ovale, flache Samen enthalten

Vorkommen
Amerika; heute weit verbreitet

Verwendete Pflanzenteile
Samen

Sammelzeit
Oktober

Wirkstoffe
Phytosterole, Cucurbitin, fettes Öl, Mineralstoffe wie Selen, Vitamin E

Wirkung
Hemmt die Entzündung des Prostatagewebes; verbessert den Harnfluß und vermindert den Restharn

Nebenwirkungen
Nicht bekannt

Übliche Darreichungsformen
Zerkleinerte Samen; Kapseln, Tabletten

Tagesdosis
Soll 10 Gramm zerkleinerter Samen entsprechen

Erkrankungen der Prostata

Sägepalme

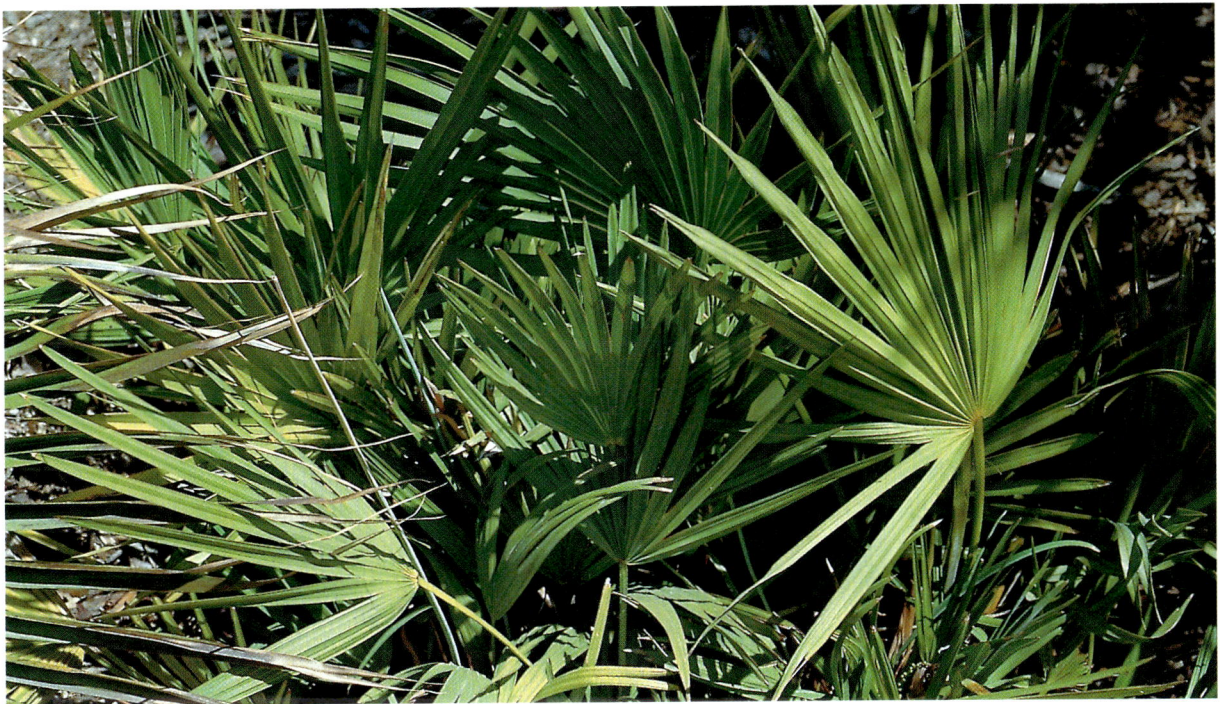

Andere Namen
Sabal, Zwergpalme

Botanischer Name
Serenoa repens

Pflanzenfamilie
Palmengewächse/Arecaceae

Beschreibung der Pflanze
Buschartige Pflanze, die flach am Boden kriecht (repens = kriechend) und nur selten aufrecht steht. An den etwa 1 Meter langen gezähnten Blattstielen stehen die Palmblätter, die in etwa 20 lange Segmente geteilt sind. Die eichelförmigen Beerenfrüchte sind dunkellila mit einem braunen Samen

Vorkommen
Südliche Teile der USA

Verwendete Pflanzenteile
Reife Früchte

Sammelzeit
Oktober – November

Wirkstoffe
Phytosterole

Wirkung
Verbessert die Beschwerden bei vergrößerter Prostata und Reizblase; senkt die Restharnmenge und erhöht den Harnfluß; hemmt das Wachstum des Prostatagewebes

Nebenwirkungen
Nicht bekannt

Übliche Darreichungsformen
Tropfen, Kapseln, Dragees, Zäpfen

Tagesdosis
Fertigpräparate, entsprechend 2 Gramm der getrockneten Früchte

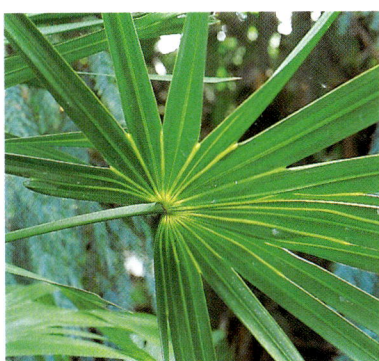

Nervenleiden und Erschöpfungszustände

Wissenschaftliche Untersuchungen beweisen es: Gerade wenn es an die Nerven geht, haben pflanzliche Heilmittel entscheidende Vorteile

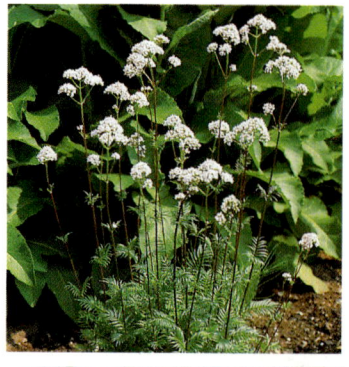

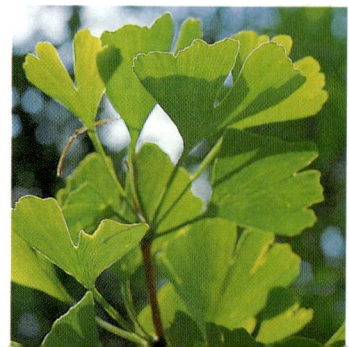

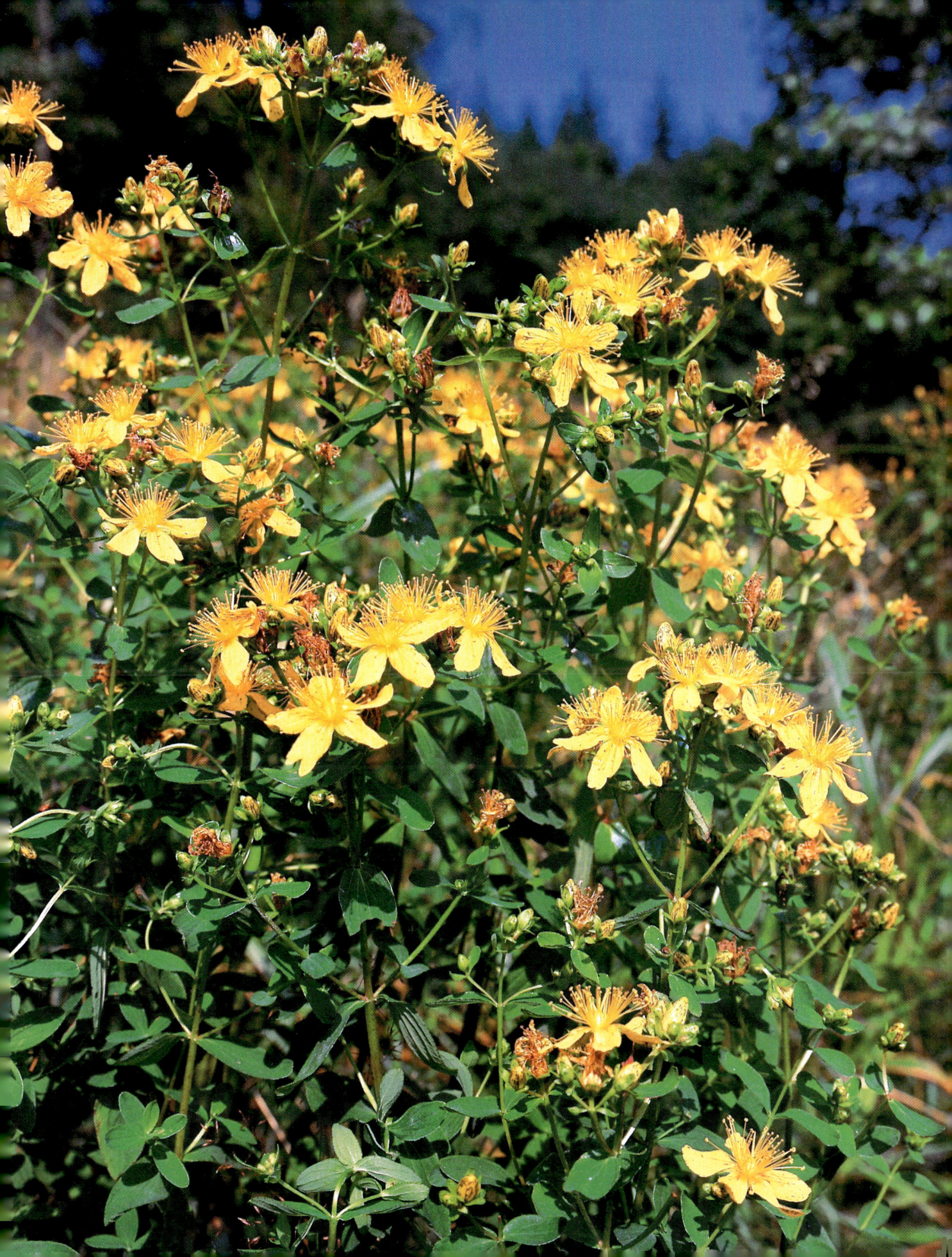

Nervenleiden und Erschöpfungszustände

Abschalten lernen

Sowohl im Beruf als auch in Freizeit und Familie nehmen die Anforderungen an einzelne stetig zu. Nahezu ohne Gelegenheit „zum Abschalten" hetzen viele durchs Leben und versuchen, „noch nebenbei" Höchstleistungen zu vollbringen. Erholung suchen wir vor dem Fernsehgerät, Entspannung ziehen wir aus Zigaretten, Kaffee und Alkohol, den Nachtschlaf sollen uns Tabletten bringen. Nervosität, Angstgefühle, Schlafstörungen und mangelnde Konzentrationsfähigkeit sind die Folgen, unter denen erschreckend viele Menschen leiden.

Auch pflanzliche Heilmittel mit Wirkung auf die Psyche können eine bewußtere und entspanntere Lebensweise nicht ersetzen. Hier sollte jeder vor sich selbst Bilanz ziehen und für sich herausfinden, wo er Grenzen ziehen muß. Dabei können Konzentrations- und Entspannungsübungen, wie sie zum Beispiel beim autogenen Training erlernt werden, eventuell auch eine therapeutische Beratung, hilfreich sein.

Die Vorteile pflanzlicher Nerven- und Beruhigungsmittel sind vor allem gegenüber den synthetischen Präparaten zu sehen, da sie (nahezu) keine Nebenwirkungen aufweisen, nicht zur Abhängigkeit führen und die Lebensqualität nicht verschlechtern. Und trotzdem helfen sie – neuere wissenschaftliche Erkenntnisse belegen das – bei Einschlafstörungen, Nervosität, depressiver Unruhe und Erschöpfungszuständen und sind bei diesen Befindlichkeitsstörungen eine echte Alternative zu synthetischen Arzneimitteln.

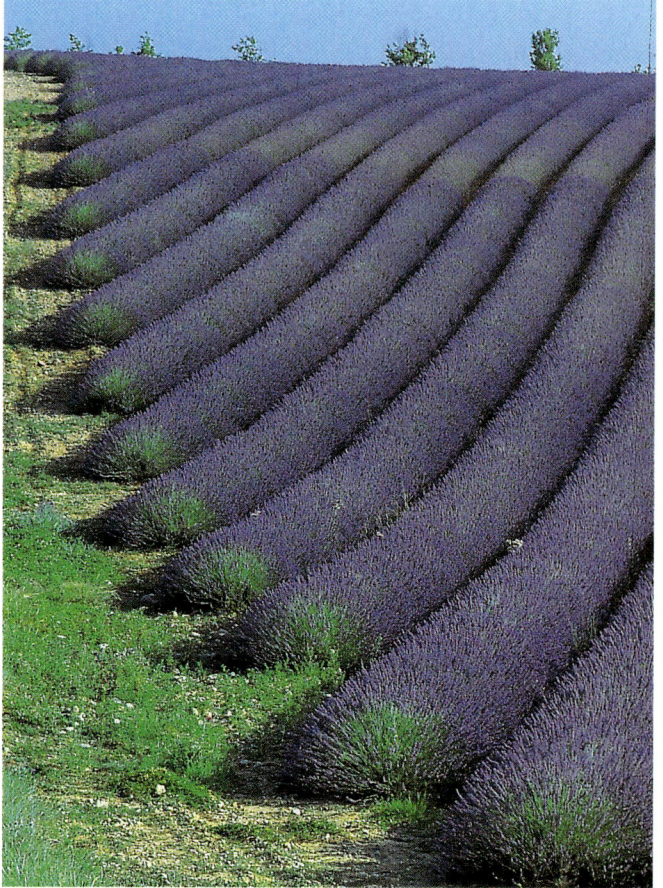

Lavendelfeld in der Provence

Einschlafstörungen

Der Schlaf ist ein lebensnotwendiger, aktiver Prozeß, bei dem in unserem Körper fast alle Regenerations- und Aufbauvorgänge vor sich gehen. Während wir schlafen, durchlaufen wir verschiedene Schlafphasen, die uns wellenartig durch die Nacht begleiten. Es handelt sich um unterschiedlich tiefe Stadien des Erholungsschlafes, die immer wieder unterbrochen werden durch etwa 20minütige Traumphasen, in der wir Erlebtes verarbeiten. Beide Phasen sind für Körper und Psyche unersetzlich. Werden sie dauerhaft gestört, führt es bei den betroffenen Personen zu schweren Schäden.

Synthetische Schlafmittel weisen genau solche Beeinträchtigungen des Schlafes auf. Sie führen zwar beim Patienten zum schnellen Einschlafen, verkürzen aber die Traumphasen oder verringern die Tiefschlafphasen. Der Nachtschlaf bringt demzufolge nicht die körperliche und seelische Erholung, die der Körper braucht. Die Folge ist, daß man sich meist wenig erholt und sich am anderen Morgen sogar verkatert fühlt. Übrigens verschlechtern auch alkoholische Getränke, die ja gerne als Schlummertrunk eingesetzt werden, die Qualität des Schlafes. Zwar machen sie zunächst müde, sorgen aber nur für eine kurze Schlafphase, aus der der Konsument wieder ohne den gewünschten Erholungseffekt aufwacht.

Pflanzliche Beruhigungsmittel beeinflussen die Qualität des Schlafes nicht. Sie wirken schlafanstoßend, wie es die Heilpflanzenwissenschaftler formulieren. Das heißt, sie erzwingen den Schlaf nicht. Diese Wirkung konnte wissenschaftlich nachgewiesen werden für die Wurzel des europäischen Baldrians, für Hopfenzapfen sowie in abgeschwächtem Maße für Melissenblätter und Lavendelblüten. Die exotischen Baldriansorten, also der indische und mexikanische Baldrian, sind bei Einschlafstörungen nicht zu empfehlen. Sie sind wir auch das Passionsblumenkraut eher als leichtes Beruhigungsmittel bei nervösen Beschwerden für den Tag geeig-

Pflanzliche Schlafmittel zeigen zwar kaum Nebenwirkungen und führen auch nicht zur Abhängigkeit, ersetzen aber auf keinen Fall eine gesunde Lebensweise

Nervenleiden und Erschöpfungszustände

net, da sie neben der beruhigenden Komponente leicht stimmungsanhebend wirken und so das Konzentrationsvermögen verbessern. Interessanterweise zeigen einige Untersuchungen, daß sich Baldrian, Hopfen & Co. auch positiv auf nervös bedingte Lernschwierigkeiten bei Kindern auswirken.

Viele Menschen sind von der Wirkung pflanzlicher Beruhigungsmittel enttäuscht und halten sie deshalb für unwirksam. Die Hauptursache dafür ist, daß die Zubereitungen unterdosiert sind. Achten Sie deshalb auf die bei den einzelnen Heilpflanzen angegebene Mindestdosierung.

Ältere Menschen, die über Schlaflosigkeit klagen, sollten bedenken, daß das Schlafbedürfnis mit zunehmendem Alter abnimmt. Auch mehrere Wachphasen (4–10) pro Nacht sind kein Grund zur Sorge, wenn keine organischen Ursachen vorliegen, die ärztlicher Behandlung bedürfen. Bevor Sie zu Schlaf- und Beruhigungsmitteln greifen, hier einige Tips:

- Gewöhnen Sie sich daran, später ins Bett zu gehen, vermeiden Sie einen längeren Mittagsschlaf, und stehen Sie morgens zeitig auf
- Nehmen Sie ab dem Nachmittag keine koffeinhaltigen Getränke mehr zu sich
- Seien Sie körperlich und geistig aktiv – am besten mit anderen Menschen
- Gehen Sie öfter mal an die frische Luft
- Vermeiden Sie abends große Mahlzeiten und viel Alkohol (mehr als 1 Bier). Alkohol macht zwar müde, verkürzt aber den Schlaf
- Bei guter Konstitution kann ein Wannenbad die nötige Bettschwere verschaffen
- Drehen Sie den Wecker um, damit Sie nicht dauernd auf die Uhr schauen – das behindert das Einschlafen
- Stellen Sie sich morgens früh den Wecker, und stehen Sie beim Klingeln auch auf

Schlaftips

So sollte Ihre Schlafstätte aussehen: dunkel, gut durchlüftet, etwa 15 °C warm, mittelharte Matratze

Einschlafstörungen

Baldrian

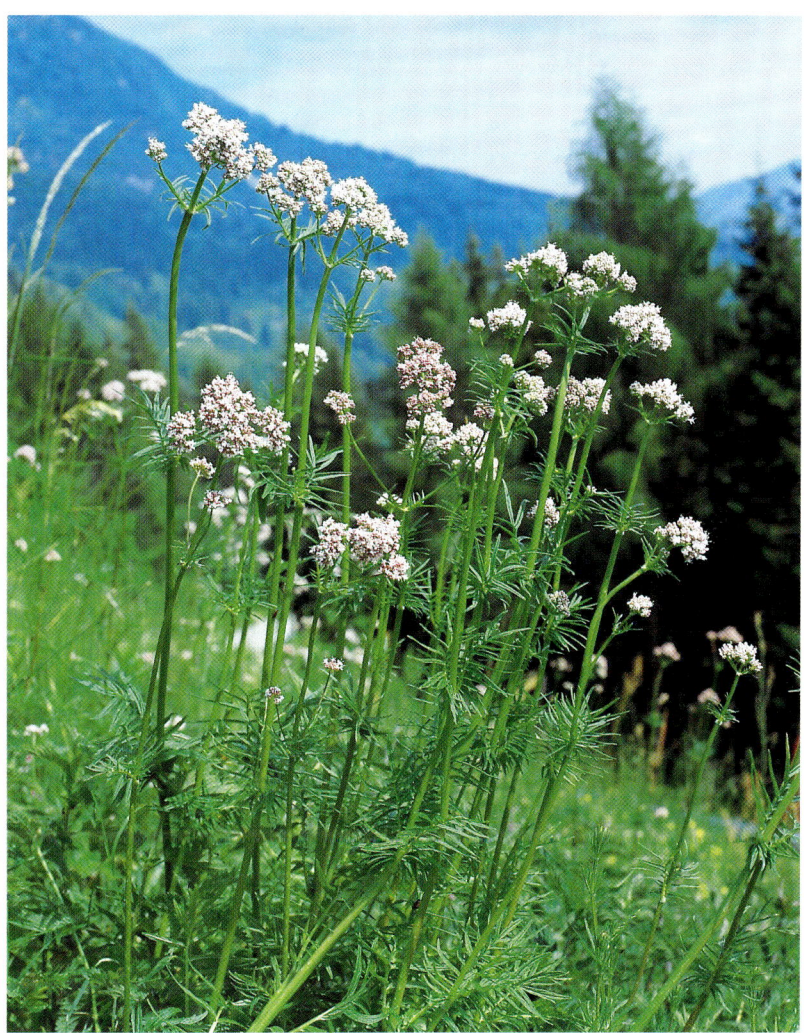

Andere Namen
Katzenkraut, Tollerjan, Mondwurzel, Dreifuß

Botanischer Name
Valeriana officinalis

Pflanzenfamilie
Baldriangewächse/Valerianaceae

Beschreibung der Pflanze
Die bis zu 1 ½ Meter hohe Staude treibt einen aufrechten, gefurchten Stengel mit unpaarig gefiederten Blättern. Am Ende des Stengels stehen zahlreiche kleine, rötlich-weiße fünfzipflige Blüten in Trugdolden

Vorkommen
Europa (bis auf äußersten Süden und Norden), Zentral- und Nordasien, Nordamerika; wächst fast überall

Verwendete Pflanzenteile
Wurzel

Blütezeit
Mai – September

Sammelzeit
September – Oktober

Wirkstoffe
Ätherisches Öl und Valepotriate

Wirkung
Beruhigend, fördert die Schlafbereitschaft; Anwendung bei Unruhezuständen und nervös bedingten Einschlafstörungen

Nebenwirkungen
Nicht bekannt

Übliche Darreichungsformen
Tees, Tropfen, Dragees, Kapseln

Teezubereitung
2 Teelöffel zerkleinerte Baldrianwurzel mit 1 Tasse Wasser übergießen, 5 Minuten abgedeckt ziehen lassen, abseihen. Aus geschmacklichen Gründen empfiehlt sich die Kombination mit Melisse und Passionsblumenkraut

Tagesdosis
Mehrere Tassen schluckweise trinken (entsprechend 15 Gramm pro Tag)

Dosierung für die Tinktur
1 Teelöffel mehrmals täglich einnehmen

Fertigarzneimittel
400–600 Milligramm Extrakt pro Einzeldosis

Vollbad
Geben Sie etwa 100 Gramm zerkleinerte Baldrianwurzel auf 2 Liter heißes Wasser, seihen nach 10 Minuten ab und geben den Aufguß in ein Vollbad

Nervenleiden und Erschöpfungszustände

Hopfen

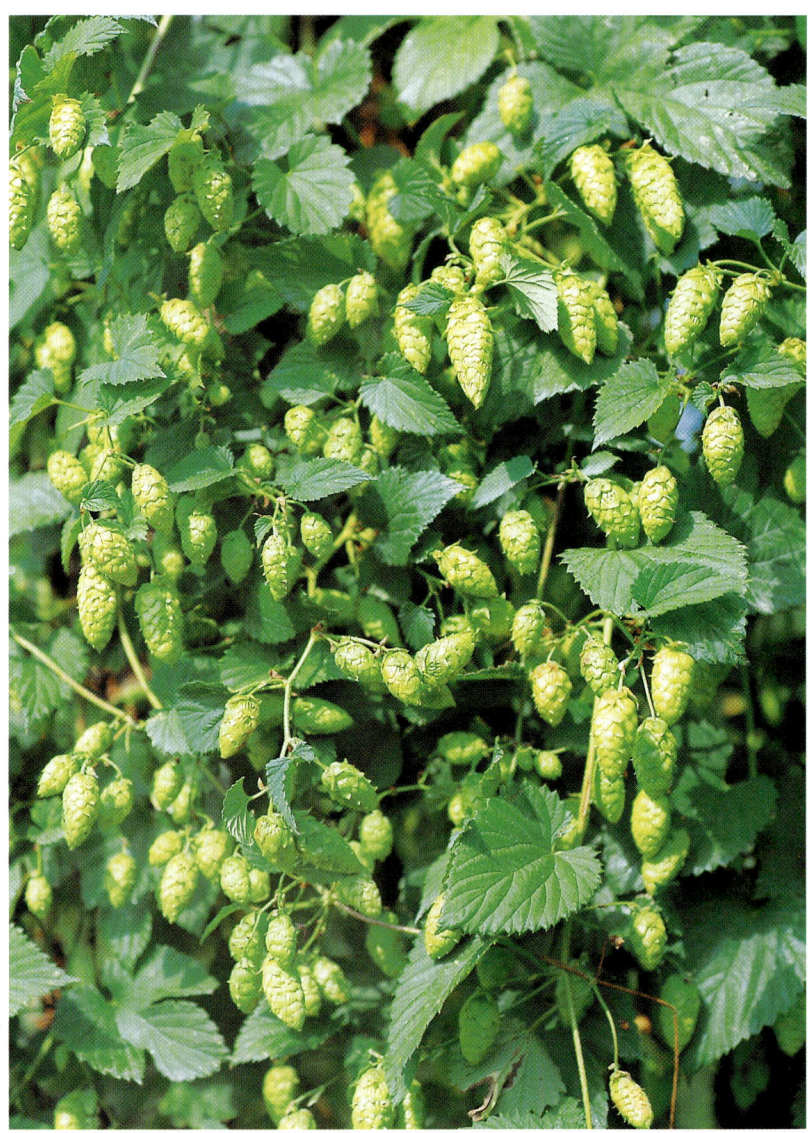

Andere Namen
Bierhopfen, Hoppen

Botanischer Name
Humulus lupulus

Pflanzenfamilie
Hanfgewächse/Cannabaceae

Beschreibung der Pflanze
Das 3–6 Meter lange Schlinggewächs trägt gegenständige, gezähnte zum Teil 3–5fach gelappte Blätter. Die männlichen, fünfzähligen, weiß-grünlichen Blüten hängen in lockeren Rispen. Die weiblichen Blüten sind zu eiförmigen Zapfen zusammengeschlossen, die zunächst gelbgrün sind und sich später gelbbraun färben

Vorkommen
Europa, Nord- und Mittelasien; an Fluß- und Bachufern, in Gebüschen und Hecken

Verwendete Pflanzenteile
Weibliche Blütenstände (Zapfen)

Blütezeit
Juli – August

Sammelzeit
August – September

Wirkstoffe
Ätherisches Öl

Wirkung
Schlaffördernd, beruhigend

Nebenwirkungen
Nicht bekannt

Übliche Darreichungsformen
In Kombination mit Baldrian, Passionsblumenkraut und Melisse in Tees, Kapseln, Dragees, Tropfen

Kräuterkissen
Da ätherische Öle bei relativ niedrigen Temperaturen flüchtig sind, eignen sich Hopfenzapfen als Füllung eines Kräuterkissens. Geben Sie etwa 500 Gramm Hopfen locker gestopft in einen Stoffsack. In einem Kissenüberzug kann er direkt unter den Kopf gelegt werden (siehe Seite 27)

Teezubereitung
1 Teelöffel Blüten mit 1 Tasse kochendem Wasser übergießen, 10 Minuten abgedeckt ziehen lassen, abseihen

Tagesdosis
Mittags und abends 1 Tasse trinken. Bei Kindern bis zu 3 Jahren ist 1 Tasse pro Tag ausreichend

Einschlafstörungen

Melisse

Andere Namen
Zitronenmelisse (Melisse = griechisch Biene), Bienenkraut, Honigblatt

Botanischer Name
Melissa officinalis

Pflanzenfamilie
Lippenblütengewächse/Lamiaceae

Beschreibung der Pflanze
Das etwa 80 Zentimeter hohe Kraut wächst in dichten Büscheln. Die Blätter sind gezähnt, eiförmig-lanzettlich und ähneln denen der Brennessel. In den Blattachseln sitzen die gelblich- bis bläulich-weißen Lippenblüten in Scheinquirlen. Die Blätter verbreiten beim Zerreiben den Geruch nach Zitrone

Vorkommen
Süd- und Mitteleuropa, Nordamerika; bei uns als Kulturpflanze in Gärten

Verwendete Pflanzenteile
Blätter

Blütezeit
Juni – August

Sammelzeit
Vor der Blüte

Wirkstoffe
Ätherisches Öl (Citronellal, Citral), Gerbstoffe

Wirkung
Beruhigend, entblähend durch krampflösende Eigenschaften; antivirale Wirkung bei Lippenbläschen (siehe Seite 198)

Nebenwirkungen
Nicht bekannt

Übliche Darreichungsformen
Tees, Frischpflanzensaft, Tropfen (Melissengeist), Badezusätze

Teezubereitung
2 Teelöffel Blätter mit 1 Tasse kochendem Wasser übergießen, 5 Minuten abgedeckt ziehen lassen, abseihen

Tagesdosis
Mehrmals täglich 1 Tasse trinken; bei Säuglingen gibt man 1 Tasse Tee auf den Tag verteilt

Wegen der milden Wirkung ist eine Kombination mit anderen beruhigenden Heilpflanzen sinnvoll

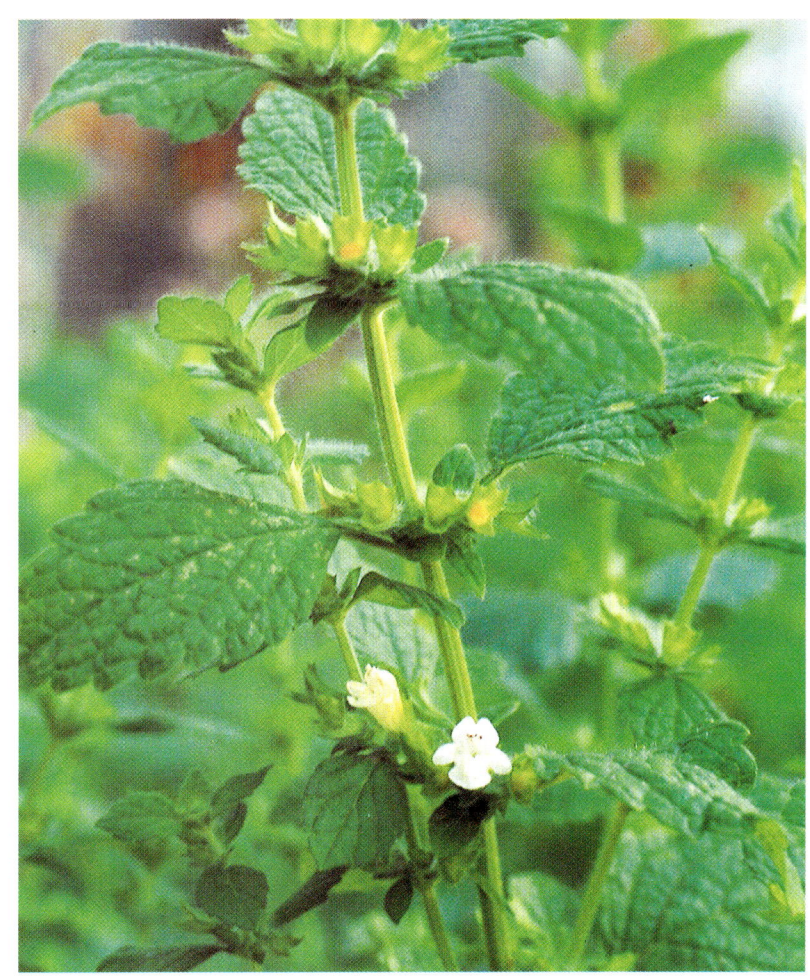

Nervenleiden und Erschöpfungszustände

Lavendel

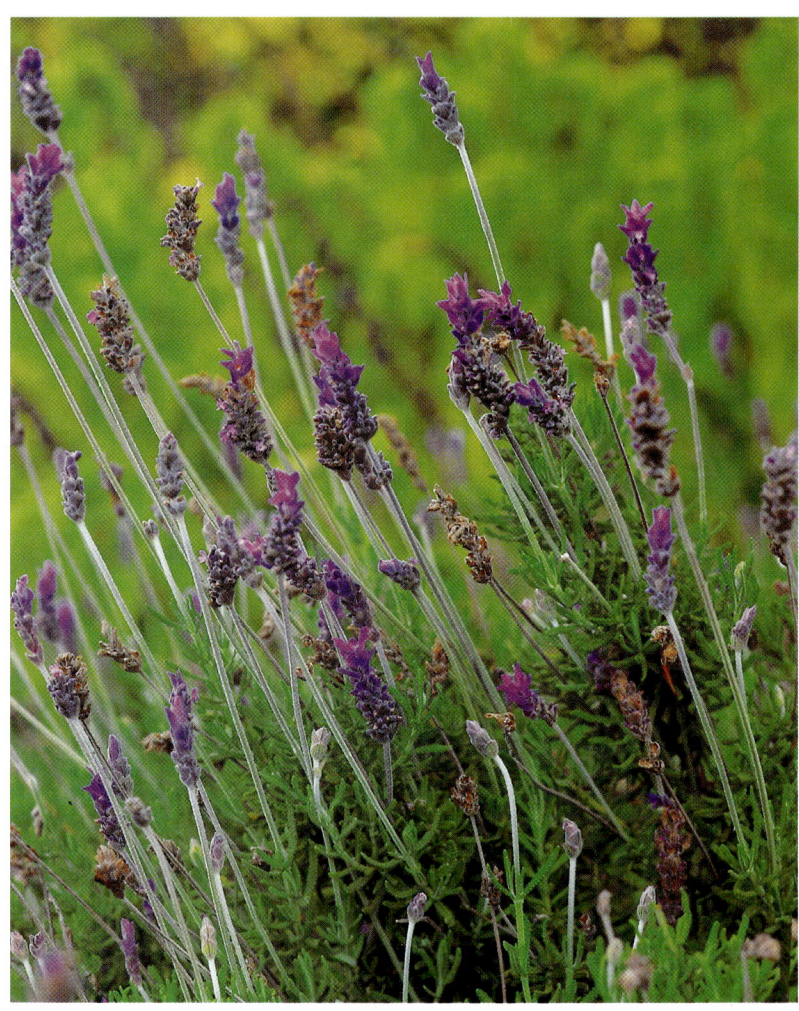

Andere Namen
Kleiner Speik, Tabaksblüten, Lavander (lavere = lateinisch für waschen)

Botanischer Name
Lavandula angustifolia

Pflanzenfamilie
Lippenblütengewächse/Lamiaceae

Beschreibung der Pflanze
Der bis 70 Zentimeter große, stark verästelte Halbstrauch trägt schmale, länglich-lanzettliche Blätter, die am Rand eingerollt sind. Die weit herausragenden Blütenstände setzen sich aus 4–5 Scheinquirlen mit jeweils 6–10 blauvioletten Lippenblüten zusammen

Vorkommen
Mittelmeergebiet; bei uns als Kulturpflanze in Gärten

Verwendete Pflanzenteile
Blüten

Blüte- und Sammelzeit
Juli – August

Wirkstoffe
Ätherisches Öl (Linalylacetat, Linalool, Campher), Gerbstoffe

Wirkung
Leicht beruhigend und verdauungsfördernd

Nebenwirkungen
Nicht bekannt

Übliche Darreichungsformen
Tees, Badezusatz

Teezubereitung
1 ½ Teelöffel Blüten mit 1 Tasse kochendem Wasser übergießen, 5 Minuten abgedeckt ziehen lassen, abseihen

Tagesdosis
Abends 1–2 Tassen trinken. Bis zum 3. Lebensjahr ist 1 Tasse pro Tag ausreichend

Beruhigungsbad
Übergießen Sie etwa 50 Gramm Lavendelblüten mit 1 Liter heißem Wasser, seihen nach 10 Minuten ab und geben den Extrakt in ein Vollbad; die Badedauer sollte 15 Minuten betragen

Inhalieren
Da die beruhigende Wirkung auch beim Inhalieren eintritt, kann man Säuglingen und Kleinkindern auch Lavendelsträußchen ins Zimmer hängen

Einschlafstörungen

Passionsblume

Botanischer Name
Passiflora incarnata

Pflanzenfamilie
Passionsblumengewächse/ Passifloraceae

Beschreibung der Pflanze
Kletterstrauch mit zarten, dreilappigen Blättern, Ranken und großen, blauvioletten Blüten; sie sollen die Leiden Christi darstellen – daher der Name Passionsblume. Die 3 Narben sind die 3 Nägel, der Strahlenkranz die Dornenkrone, die Staubfäden die Wunden, die Ranken die Geißel

Vorkommen
Mittel- und Südamerika, tropische Gebiete; mittlerweile gibt es auch in Mitteleuropa einige Arten, sogar eine winterharte (P. caerulea)

Verwendete Pflanzenteile
Kraut

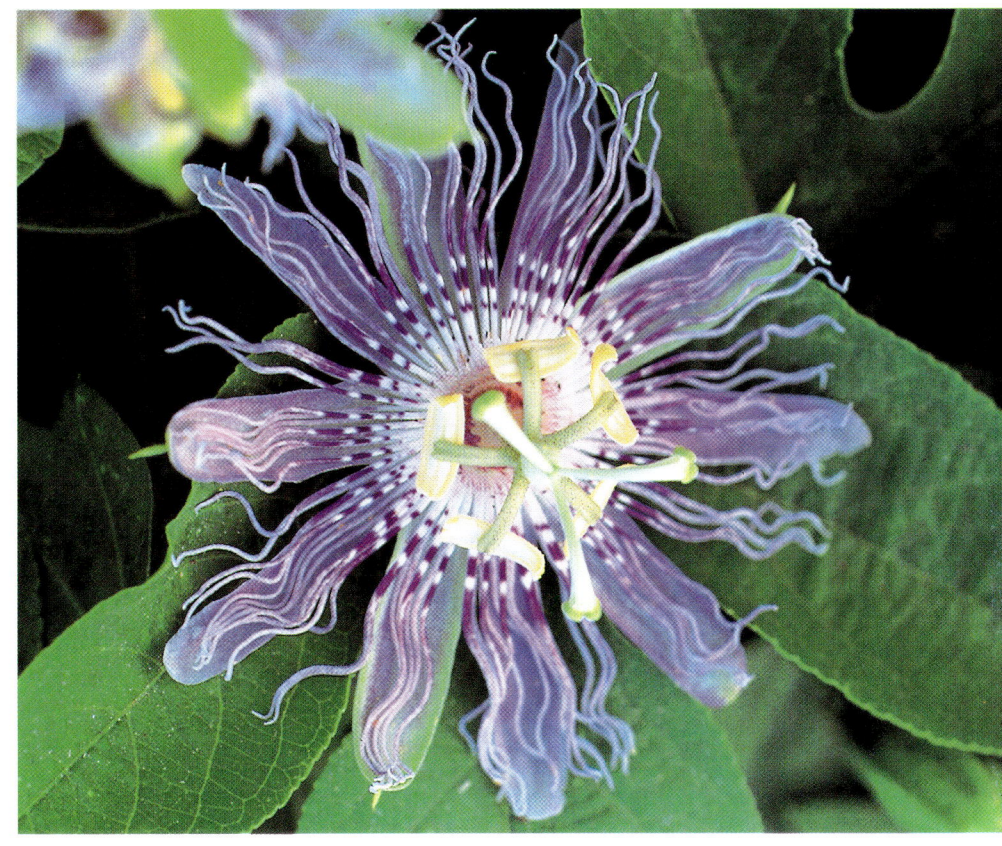

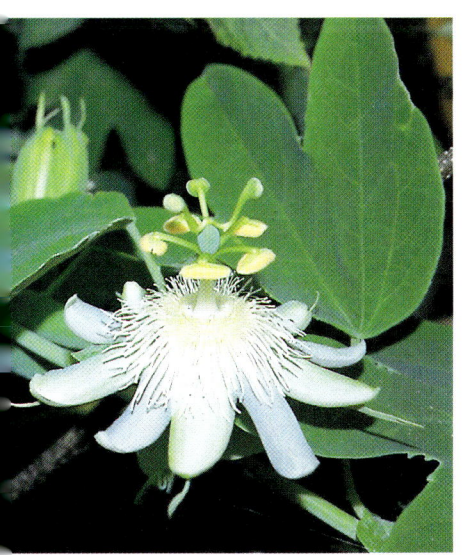

Blütezeit
Sommer

Sammelzeit
Während der Blüte

Wirkstoffe
Flavonoide (Vitexin), Maltol, Cumarine, wenig ätherisches Öl

Wirkung
Sehr mild beruhigend

Nebenwirkungen
Nicht bekannt

Übliche Darreichungsformen
In Kombination mit Hopfen, Baldrian u. a. Heilpflanzen in Tees, Kapseln, Dragees, Saft, Tropfen

Teezubereitung
1 Teelöffel Kraut mit 1 Tasse kochendem Wasser übergießen, 5 Minuten ziehen lassen, abseihen

Tagesdosis
Mehrmals täglich 1 Tasse trinken, entsprechend 4–8 Gramm Droge; bei Fertigarzneimitteln entsprechend 400–800 mg Trockenextrakt

Angstzustände und Depressionen

Neue Studienergebnisse untermauern die Bedeutung von Johanniskraut

Während die pflanzlichen Beruhigungsmittel schon lange bei jedermann bekannt und beliebt sind, sind die „Psychophytos", wie sie von Fachleuten liebevoll genannt werden, erst in der letzten Zeit „stark im Kommen". Es handelt sich dabei um Heilpflanzen, die einen Einfluß auf die Psyche haben, also zum Beispiel stimmungsaufhellend oder angstlösend wirken. Nicht, daß es sich bei den verwendeten Heilpflanzen um botanische Neuentdeckungen handelt. Im Gegenteil, die verwendeten Heilpflanzen werden meist schon lange eingesetzt. In den letzten Jahren wurden die Psychophytos sehr eingehend wissenschaftlich unter die Lupe genommen und auch mit synthetischen Psychopharmaka verglichen.

Die vorliegenden Studienergebnisse sind beeindruckend. Sie zeigen, daß Johanniskraut und Kava-Kava deutlich antidepressiv beziehungsweise angstlösend sind. Für die Wirkung von Johanniskraut wird zum einen die Beeinflussung der Botenstoffe des Gehirns verantwortlich gemacht. Zum anderen wird die Lichtausnutzung verstärkt; eine stimmungsaufhellende Wirkung, die zum Beispiel die Winterdepression günstig beeinflußt. Mit diesem Effekt hängt auch eine mögliche Nebenwirkung zusammen, nämlich eine erhöhte Empfindlichkeit gegen Sonnenlicht. Vorsicht also beim Sonnenbaden oder bei Solarienbesuchen! Entscheidend für die Wirkung ist, daß über einen Zeitraum von 2–3 Wochen eine bestimmte Mindestdosierung eingenommen wird. Angesichts der Nebenwirkungen von synthetischen Wirkstoffen sind bei Niedergeschlagenheit und depressiver Ruhelosigkeit die pflanzlichen Wirkstoffe von Johanniskraut und Kava-Kava in jedem Fall vorzuziehen.

Dabei darf man die Grenzen der Wirksamkeit der pflanzlichen Arzneimittel aber nicht aus dem Auge verlieren. Bei akuten Erregungs- oder Angstzuständen sowie Angstneurosen, Panikstörungen und schweren Depressionen sind pflanzliche Arzneimittel kein Ersatz.

Angstzustände und Depressionen

Johanniskraut

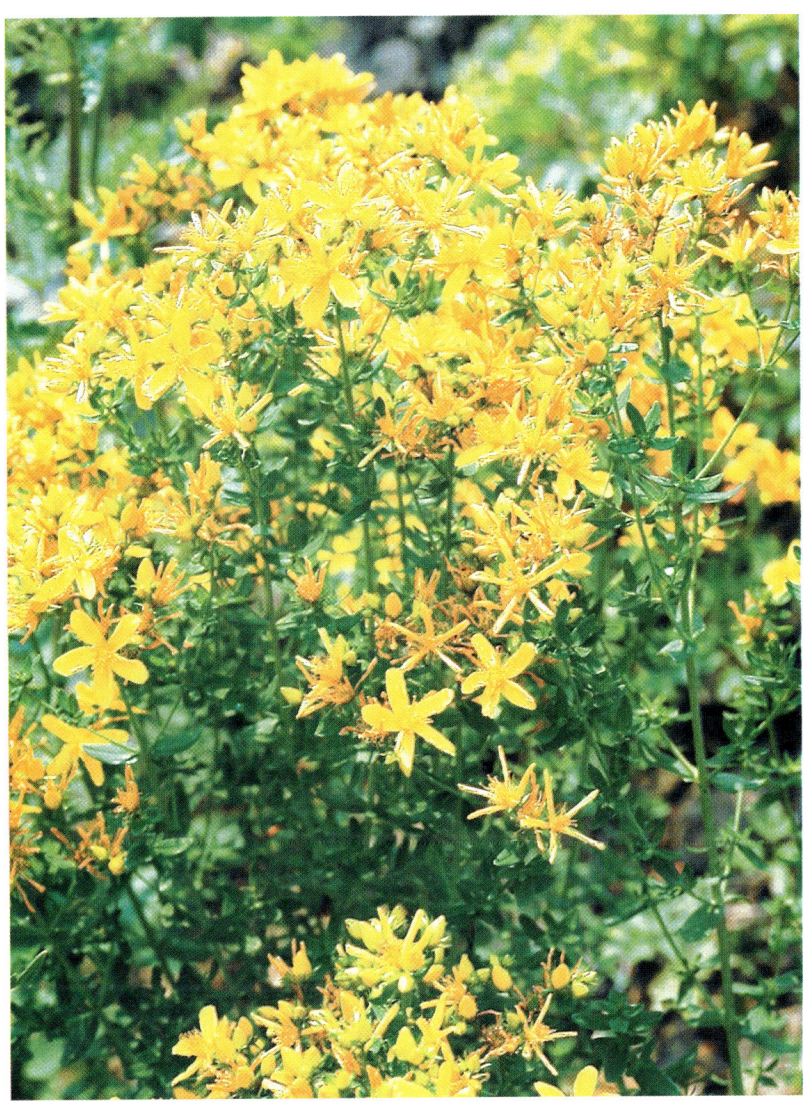

Andere Namen
Tüpfelhartheu, Hexenkraut, Teufelsflucht

Botanischer Name
Hypericum perforatum

Pflanzenfamilie
Hartheugewächse/Hypericaceae

Beschreibung der Pflanze
Das 50–60 Zentimeter hohe Kraut mit den verzweigten, 2kantigen Stengeln hat gegenständige Blätter mit durchscheinender Punktierung (Ölzellen). Die 5zipfligen, goldgelben Blüten stehen endständig in rispenähnlichen Blütenständen

Vorkommen
Nahezu weltweit verbreitet; in lichten Wäldern und an Wegrändern

Verwendete Pflanzenteile
Kraut

Blütezeit
Juni – August

Sammelzeit
Zur vollen Blüte

Wirkstoffe
Hypericin, Flavonoide, ätherisches Öl, Gerbstoffe

Wirkung
Innerlich: leicht beruhigend, antriebssteigernd, antidepressiv und angstlösend; Anwendung bei depressiven Verstimmungszuständen bis zu mittelschweren Depressionen;
Äußerlich: entzündungshemmend bei Muskelentzündungen

Nebenwirkungen
Besonders bei hellhäutigen Personen kann durch den Wirkstoff Hypericin eine erhöhte Empfindlichkeit gegenüber Lichteinwirkung auftreten

Übliche Darreichungsformen
Tees, Kapseln, Tropfen, Pflanzensaft

Teezubereitung
1 ½ Teelöffel Kraut mit 1 Tasse kochendem Wasser aufgießen, 10 Minuten abgedeckt ziehen lassen, abseihen

Tagesdosis
Morgens und abends 1 Tasse trinken, entsprechend 4 Gramm Droge. Wichtig ist die Anwendung über mehrere Wochen!

Nervenleiden und Erschöpfungszustände

Kava-Kava

Anderer Name
Rauschpfeffer

Botanischer Name
Piper methysticum

Pflanzenfamilie
Pfeffergewächse/Piperaceae

Beschreibung der Pflanze
Der Kava-Strauch ist 2–3 Meter groß mit herzförmigen Blättern und zahlreichen kleinen Blüten in ährenförmigem Blütenstand. Die mächtige Wurzel ist stark verästelt und wird bis zu 10 Kilogramm schwer

Vorkommen
Südpazifische Inseln, hier wird aus der Pflanze schon seit Jahrhunderten ein entsprechendes und beruhigendes Nationalgetränk gewonnen

Verwendete Pflanzenteile
Wurzelstock

Wirkstoffe
Kava-Pyrone (Kavain)

Wirkung
Angstlösend, schlafverbessernd, entspannend; Anwendung bei nervösen Angst-, Spannungs- und Unruhezuständen

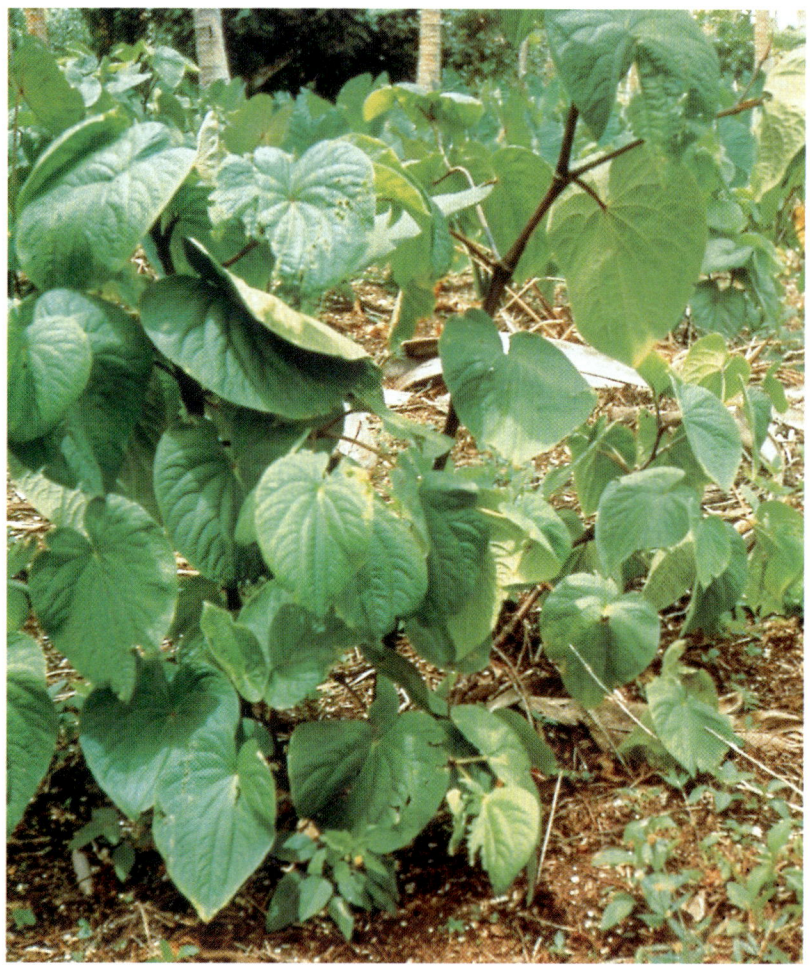

Nebenwirkungen
Selten treten allergische Hautreaktionen, Sehstörungen oder Gleichgewichtsstörungen auf. Bei längerer Anwendung kann sich die Haut gelblich verfärben.

Kava-Kava sollte nicht gleichzeitig mit Alkohol oder Psychopharmaka eingenommen werden. Während Schwangerschaft und Stillzeit sowie bei Depressionen mit Selbsttötungsgefahr ist von der Einnahme von Kava-Kava-Präparaten abzusehen.

Übliche Darreichungsformen
Kapseln, Tabletten

Teezubereitung
Wegen der leichten örtlich-betäubenden Wirkung nicht empfehlenswert

Tagesdosis
Sollte einer Menge von 60–120 Milligramm der Wirkstoffe Kava-Pyrone entsprechen

Rezepturen

Die Rezepturen für Beruhigungstees sollten nicht aus mehr als drei Komponenten bestehen, da sonst die einzelne Heilpflanze unterdosiert ist.

Beruhigende Mischung
Baldrianwurzel	40 Teile
Passionsblumenkraut	30 Teile
Melissenblätter	30 Teile

1 gehäuften Teelöffel der Mischung mit 1 Tasse kochendem Wasser übergießen, 5 Minuten abgedeckt ziehen lassen, abseihen

Baldrianwurzel	40 Teile
Melissenblätter	40 Teile
Hopfenzapfen	20 Teile

2 Teelöffel der Mischung mit 1 Tasse kochendem Wasser übergießen, 5 Minuten abgedeckt ziehen lassen, abseihen

Beruhigungstee für Kinder
Melissenblätter	30 Teile
Lavendelblüten	30 Teile
Passionsblumenkraut	30 Teile
Johanniskraut	10 Teile

1 knappen Eßlöffel der Mischung mit 1 Tasse kochendem Wasser übergießen, 5 Minuten abgedeckt ziehen lassen, abseihen. Je nach Alter 1–3 Tassen trinken

Kräutermischung für ein Schlafkissen
Lavendelblüten	40 Teile
Hopfenzapfen	30 Teile
Melissenblätter	30 Teile

Füllen Sie die Mischung in ein Leinensäckchen mit den Maßen 10 x 10 Zentimetern, das sich mit einem Reißverschluß verschließen läßt. Überziehen Sie das Kissen mit einem Kissenbezug, und legen Sie es direkt unter den Kopf oder unter das Kissen. Durch die Wärme steigen die beruhigenden Wirksubstanzen auf und werden eingeatmet. Die Füllung sollte wöchentlich erneuert werden

Kräutermischung zum Baden
Lavendel	40 Teile
Baldrian	40 Teile
Melisse	20 Teile

Gießen Sie die Teemischung mit 2 Litern kochendem Wasser auf und lassen Sie sie 20 Minuten abgedeckt ziehen. Seihen Sie anschließend ab, und geben Sie den Extrakt in ein Vollbad von etwa 38°C. Baden Sie darin etwa 15 Minuten

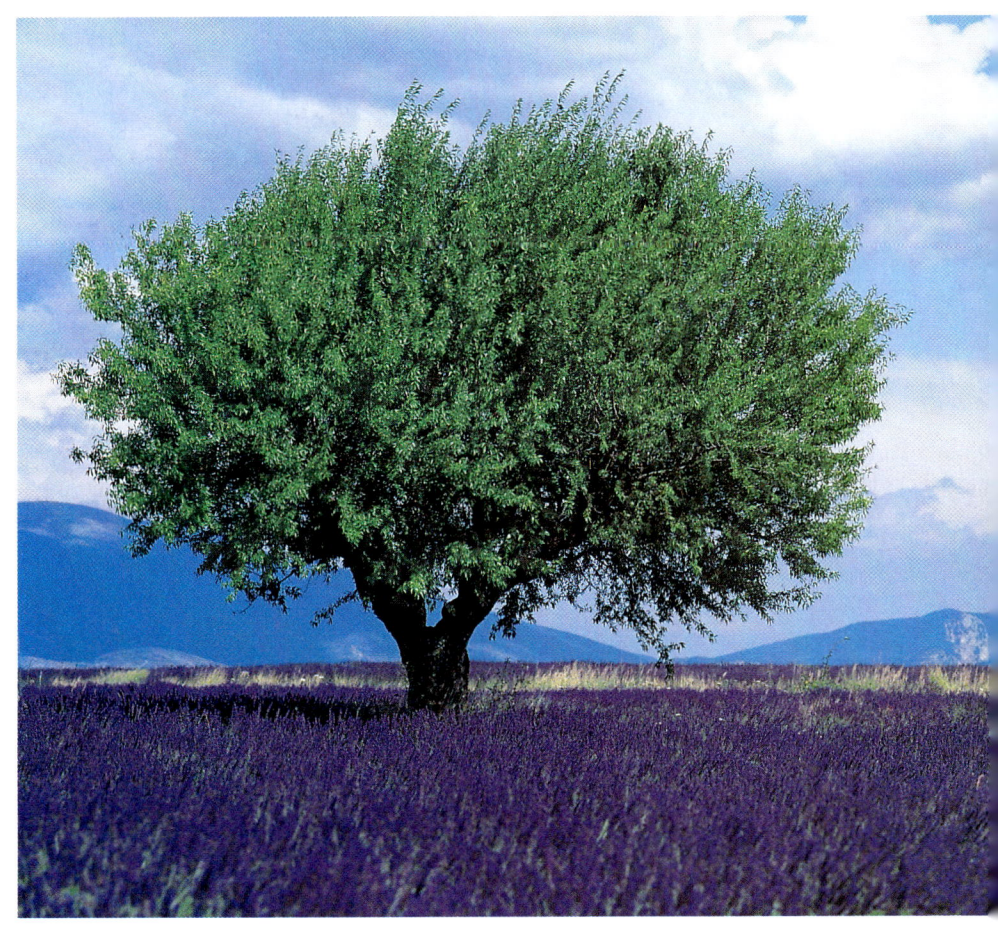

Nervenleiden und Erschöpfungszustände

Geistige und körperliche Erschöpfung

Das südamerikanische Nationalgetränk Mate regt die Konzentrationsfähigkeit angenehm an

Neben dem weltweit am meisten getrunkenen Pflanzenauszug aus schwarzem Tee und dem klassischen Muntermacher Kaffee gibt es noch weitere coffeinhaltige Pflanzen, die bei uns zunehmend an Beliebtheit gewinnen. Coffein ist ein Alkaloid, das die geistige Aufnahmefähigkeit und das Reaktionsvermögen erhöht. Es verdrängt die Müdigkeit, ohne die Urteilskraft zu vermindern, wie es bei zahlreichen Rauschgiften der Fall ist. Doch Vorsicht! Bei einer Überdosierung führt das Alkaloid zu Schlafstörungen, innerer Unruhe, Herzrasen und Magen-Darm-Beschwerden. Die Mengen, bei denen diese Symptome auftreten, sind – wie jeder wohl selbst schon erfahren hat – von Mensch zu Mensch unterschiedlich und manchmal auch von der Tagesform abhängig. Als Richtwert werden von den Wissenschaftlern 400 Milligramm angesetzt, was etwa 4–5 Tassen Kaffee entspricht. Interessant ist auch zu wissen, daß bereits bei regelmäßiger Einnahme von mehr als 250 Milligramm Coffein pro Tag, also mehr als 3 Tassen, zum Krankheitsbild Coffeinismus führen können, das sich beim Entzug durch Kopfschmerzen, Müdigkeit, Übelkeit und Schlaflosigkeit äußert.

Als Beispiel coffeinhaltiger Pflanzen ist Mate zu nennen, der grün oder geröstet auch gerne als Schlankheitstee propagiert wird. So wörtlich darf man diese Werbeaussage allerdings nicht nehmen, denn es gibt keine Belege für eine appetithemmende Wirkung. Trotzdem kann die belebende Wirkung des kalorienfreien, südamerikanischen Volksgetränks eine Diät oder Entwässerungskur unterstützen, denn Coffein wirkt auch harntreibend. Wie bei schwarzem Tee tritt auch bei Mate die Wirkung des Coffeins im Vergleich zu Kaffee verzögert ein und flacht langsam wieder ab.

Zu einer coffeinhaltigen Modepflanze hat sich Guarana entwickelt. Aus den Früchten wird ein Pulver gewonnen, das etwa doppelt so viel Coffein enthält wie Bohnenkaffeepulver. Deshalb Vorsicht bei der Einnahme von größeren Mengen, sie können zu einer Coffeinvergiftung führen.

Geistige und körperliche Erschöpfung

Zur Behandlung von Erschöpfungszuständen, besonders aber zum Wiedererlangen der Kräfte nach Krankheiten werden auch der Ginseng und seine nahe Verwandte, die Taigawurzel, eingesetzt. Lange Zeit als Wunderdroge für und gegen alles beworben, hat Ginseng ein ziemlich schlechtes Image bekommen. Zu unrecht: Denn sowohl an Tieren als auch an Menschen läßt sich zeigen, daß eine Ginsengkur den Körper „trainiert", um besser mit Streß umgehen zu können, ähnlich wie man es beim Ausdauertraining beobachtet (siehe dazu unten). Untersuchungen konnten darüber hinaus bestätigen, daß die Tätigkeit der Hirnrinde unter Einnahme von Ginseng erhöht ist. Die Konzentrationsfähigkeit und Aufmerksamkeit der Patienten nimmt während der Behandlung zu.

Die bei uns noch nicht so bekannte Taigawurzel wird in Rußland seit langem verwendet und ist dort bereits gut erforscht. Die Heilpflanze, die auch Eleutherokokkus oder sibirischer Ginseng genannt wird, gilt als Alternative zum früher sehr teuren echten Ginseng. Den Untersuchungen zufolge stimuliert die Wurzel bei regelmäßiger Einnahme nicht nur das Immunsystem, sondern hilft dem Körper außerdem, sich besser auf Streßsituationen einzustellen.

Es handelt sich bei den Streßfaktoren um Reize, welche das Gehirn dazu anregen, Substanzen auszuschütten, die den Körper in den Zustand höchster Alarmbereitschaft versetzen. Der Körper ist angespannt und wehrt den Reiz ab. War er erfolgreich, entspannt er sich wieder und regeneriert sich.

Steht ein Mensch unter Dauerstreß, ist das nicht möglich: Die Entspannungs- und Regenerationsphase fehlt, und die Widerstandskraft bricht schließlich zusammen. Um die Anspannungsphase zu trainieren, hat sich Ausdauertraining wie zum Beispiel Schwimmen oder Laufen bewährt. Eine maßvolle Beanspruchung des Körpers wirkt wie kleine Streßfaktoren, die langfristig die Streßbewältigung ganz deutlich erhöhen.

Warum es Anfang des Jahrhunderts noch keinen Streß gab? Ganz einfach: Das Wort wurde erst vor rund 60 Jahren von Professor Hans Selye erfunden

Was passiert bei Streß?

Mate

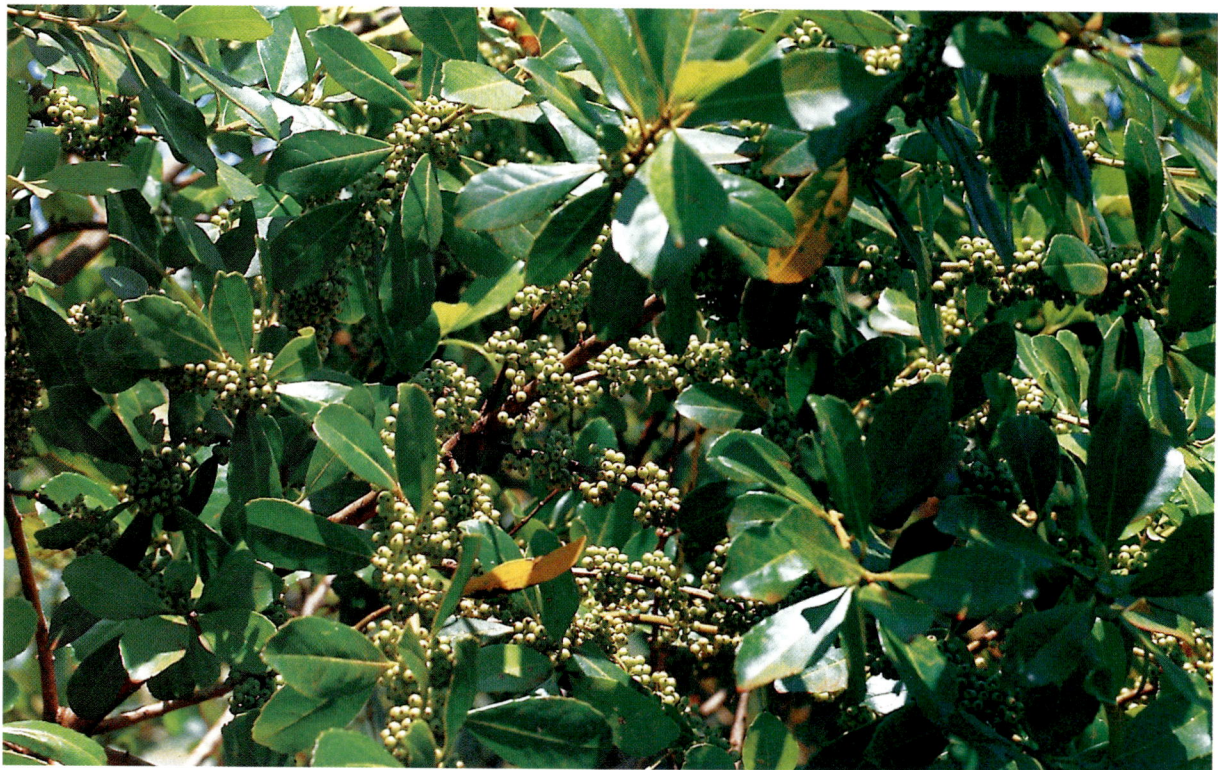

Der Name Mate ist vom Spanischen abgeleitet und bezeichnet eigentlich den Korb zum Aufbewahren des Tees

Botanischer Name
Ilex paraguariensis

Pflanzenfamilie
Stechpalmengewächs/Aquifoliaceae

Beschreibung der Pflanze
Bis 14 Meter hoher, immergrüner Baum oder Strauch mit ledrigen, länglich-elliptischen Blättern und unscheinbaren weiß bis gelblichen Blüten, die sich in eine Beerenfrucht verwandeln

Vorkommen
Südamerika

Verwendete Pflanzenteile
Blätter

Wirkstoffe
Coffein, Gerbstoffe, Chlorogensäure

Wirkung
Anregend für Gehirn und Herz, harntreibend

Nebenwirkungen
Sind bei bestimmungsmäßigem Gebrauch nicht zu erwarten

Übliche Darreichungsformen
Tees, Kapseln

Teezubereitung
1 Teelöffel Blätter mit 1 Tasse kochendem Wasser übergießen, 5 Minuten ziehen lassen, abseihen

Tagesdosis
Mehrmals täglich 1 Tasse trinken

Guarana

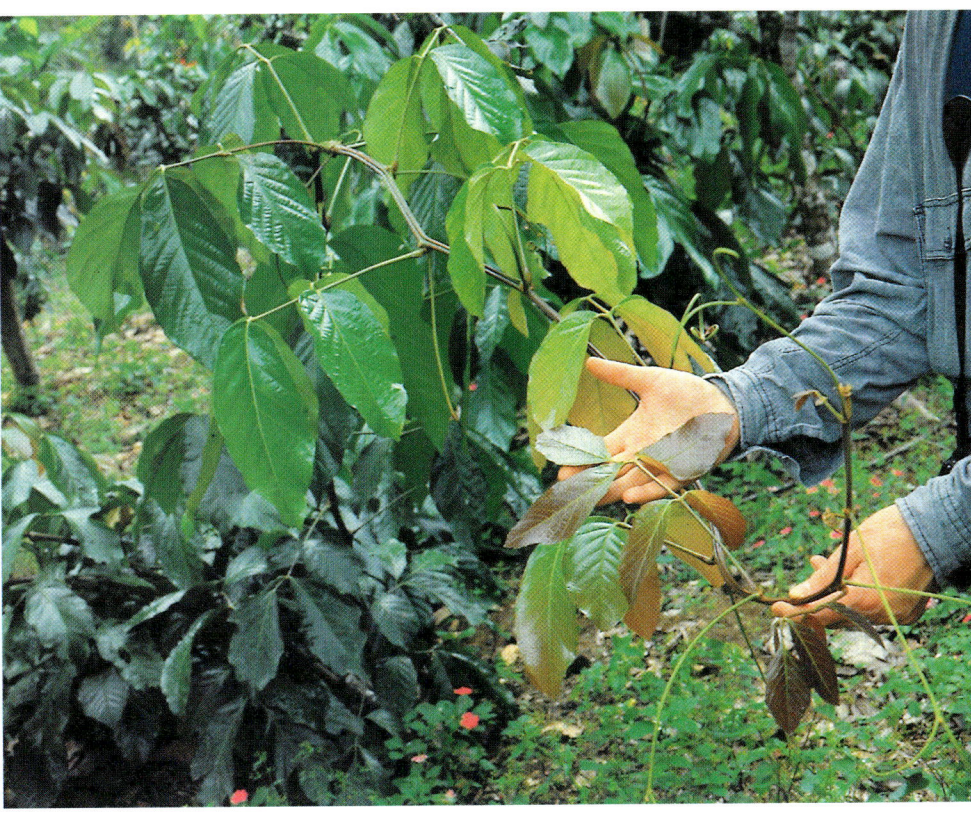

Botanischer Name
Paullina sorbilis

Pflanzenfamilie
Seifenbaumgewächse/Sapindaceae

Beschreibung der Pflanze
Schlingpflanze mit langstieligen, unpaarig gefiederten Blättern und orangen Früchten, die durch einen weißen Fleck mit einem schwarzen Punkt in der Mitte wie ein Auge aussehen und 1–3 Samen enthalten

Vorkommen
In den Tiefebenen des Amazonas

Verwendete Pflanzenteile
Samen

Wirkstoffe
Coffein, Gerbstoffe

Wirkung
Anregend, harntreibend

Nebenwirkungen
Kann bei hohen Dosierungen zu Nervosität, Schlafstörungen, Herzrasen führen

Übliche Darreichungsformen
Tees, Pulver, Kaugummis, Kekse

Teezubereitung
1 gestrichenen Teelöffel des Pulvers auf 1 Tasse kochendes Wasser geben

Tagesdosis
2 Tassen täglich trinken

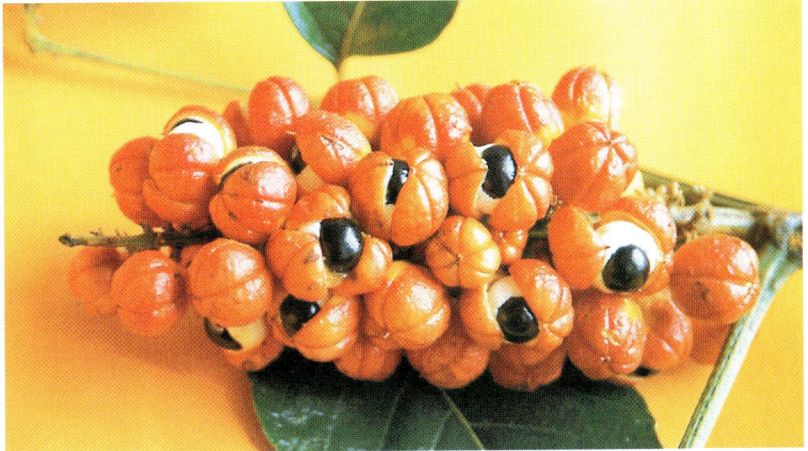

Nervenleiden und Erschöpfungszustände

Ginseng

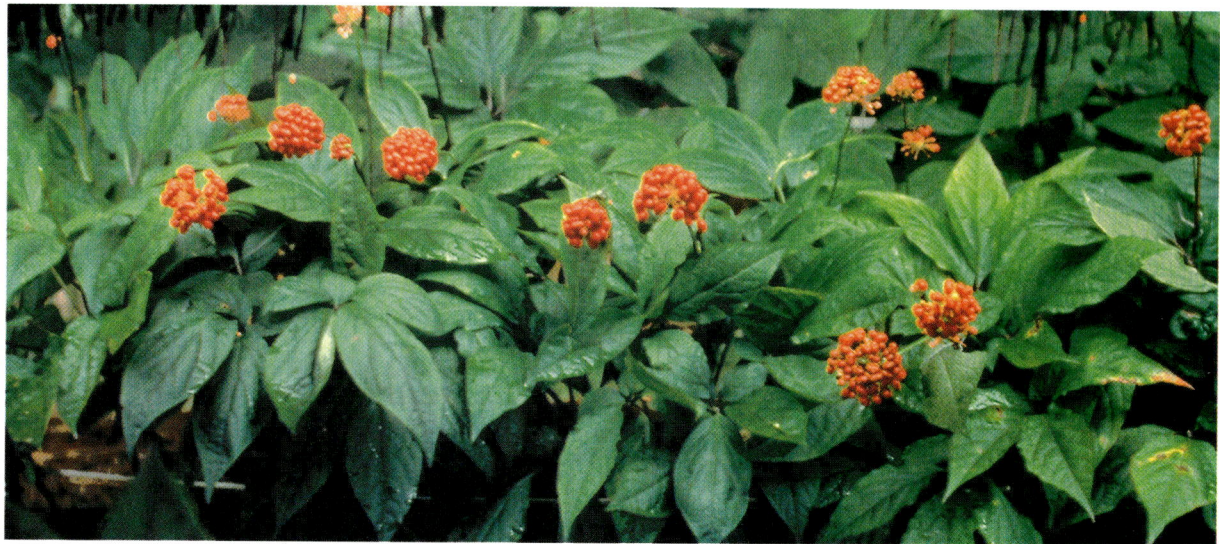

Botanischer Name
Panax ginseng

Pflanzenfamilie
Efeugewächse/Araliaceae

Beschreibung der Pflanze
Ginseng ist eine bis zu 80 Zentimeter hohe Staude mit kräftiger Pfahlwurzel, die sich später verzweigt. Die Stengel sind violett, die Blätter sind handförmig gelappt. Ginseng hat unauffällige, weißgrünliche Blüten, die in Dolden stehen, und rote Beeren

Vorkommen
Südostasien, auch Nordamerika

Verwendete Pflanzenteile
Wurzel

Blütezeit
Juli

Sammelzeit
August – September

Wirkstoffe
Saponine (Ginsenoide)

Wirkung
Erhöht die Konzentrationsfähigkeit und Aufmerksamkeit sowie die körperliche und seelische Belastbarkeit bei Streß

Nebenwirkungen
Nicht bekannt

Übliche Darreichungsformen
Tees sind unüblich, es stehen Fertigpräparate in Form von Kapseln oder Dragees zur Verfügung. Achten Sie dabei auf ausreichend hoch dosierte Präparate

Teezubereitung
1 Teelöffel Wurzel mit 1 Tasse kochendem Wasser übergießen, nach 10 Minuten abseihen

Tagesdosis
2mal täglich 1 Tasse nach den Mahlzeiten trinken; entsprechend 2–3 Gramm Ginseng. Die Anwendung sollte auf 3 Monate beschränkt bleiben und kann nach einigen Wochen Pause erneut aufgenommen werden

Die Heilpflanze kommt als roter oder weißer Ginseng in den Handel, abhängig von der Trocknungsart. Weißer Ginseng wurde an der Sonne oder bei hohen Temperaturen getrocknet, dabei löst sich die Korkschicht. Erhitzt man die frische Wurzel über Wasserdampf, verfärben die enthaltenen Zuckerverbindungen den Ginseng rot. Die meisten wissenschaftlichen Untersuchungen wurden mit dem weißen Ginseng durchgeführt

Geistige und körperliche Erschöpfung

Taigawurzel

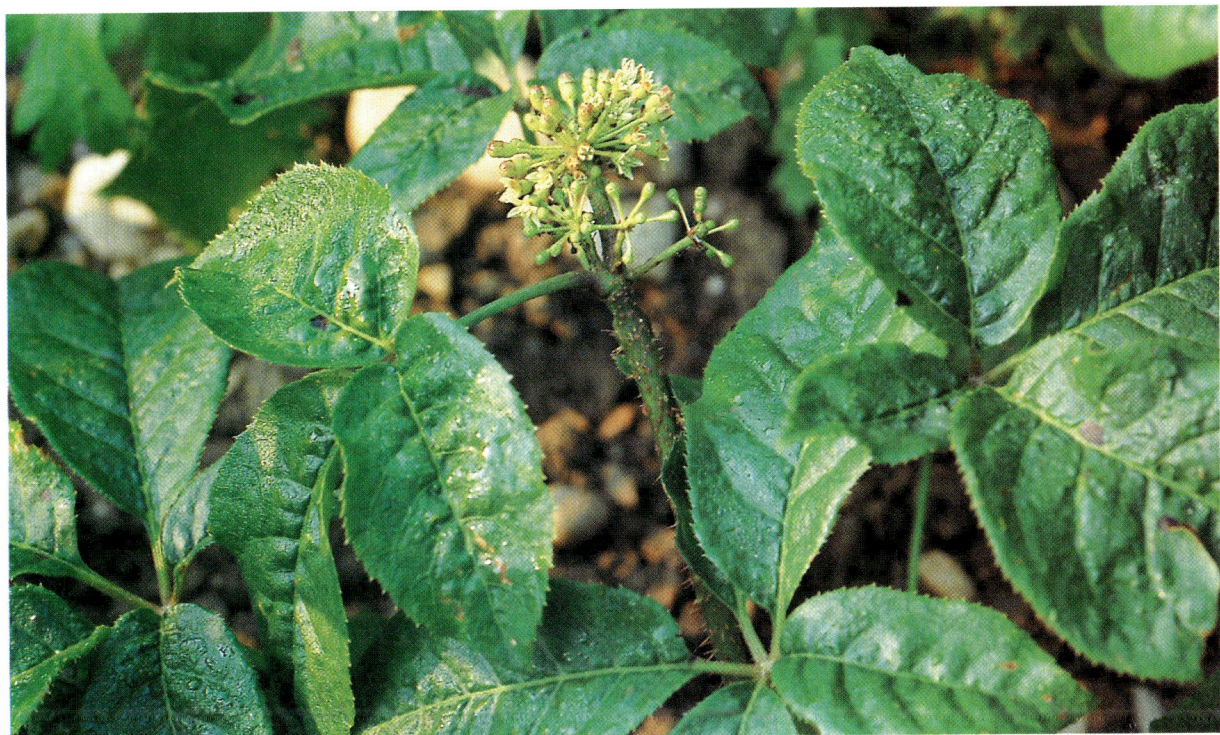

Andere Namen
Eleutherokokkus, sibirischer Ginseng, Teufelsstrauch

Botanischer Name
Eleutherococcus senticosus

Pflanzenfamilie
Efeugewächse/Araliaceae

Beschreibung der Pflanze
Der 2–4 Meter hohe, wenig verzweigte, dornige Strauch hat 5fingrige, langgestielte Blätter, in Dolden angeordnete violett-blaue Blüten und rundlich-ovale, schwarze Steinfrüchte

Vorkommen
China, Korea, Sibirien

Verwendete Pflanzenteile
Wurzel und Wurzelstock

Blütezeit
Juli – August

Sammelzeit
September – Oktober

Wirkstoffe
Polysacchararidgemisch, Lignane und Phenylpropane

Wirkung
Aktiviert die körpereigene Widerstandskraft, besonders bei geistigem und körperlichem Streß

Nebenwirkungen
Nicht bekannt

Gegenanzeigen
Bluthochdruck

Übliche Darreichungsformen
Dragees, Extrakte

Teezubereitung
1 Teelöffel Wurzel mit 1 Tasse kochendem Wasser übergießen, nach 15 Minuten abseihen

Tagesdosis
Mehrmals täglich 1 Tasse trinken

Eine Intervalltherapie ist auch hier sinnvoll. Die Behandlung sollte nicht länger als 3 Monate dauern

Hormonell bedingte Beschwerden bei Frauen

Pflanzen können sogar wie Hormone wirken. Sie bessern das prämenstruelle Syndrom und helfen bei Wechseljahrsbeschwerden

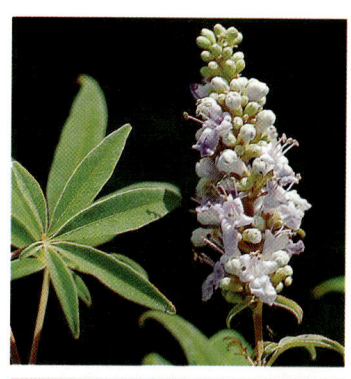

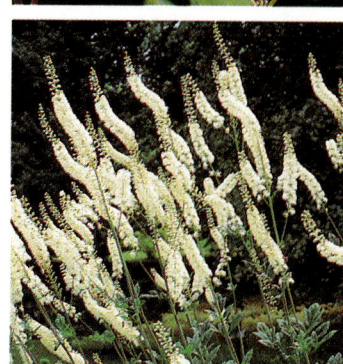

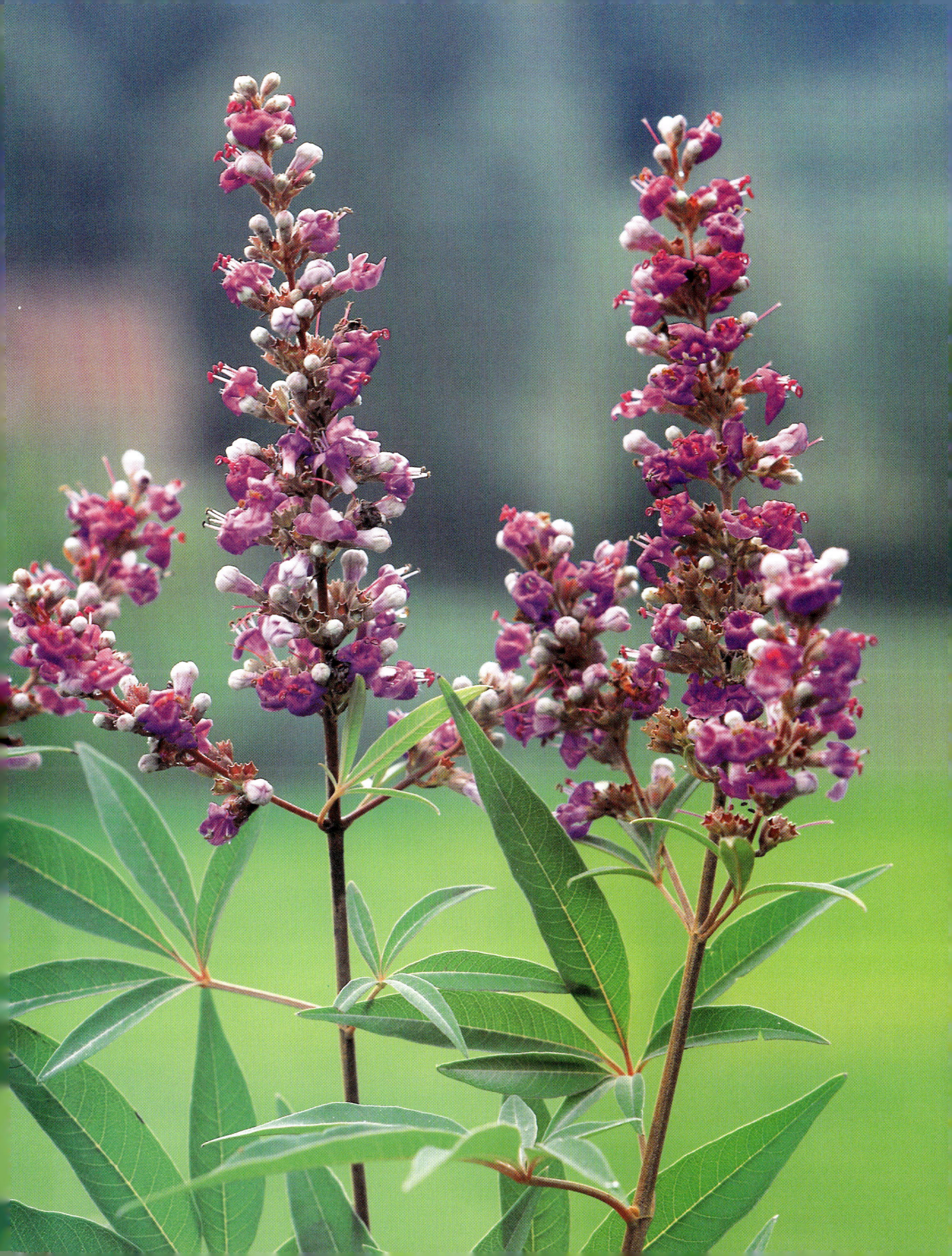

Prämenstruelles Syndrom

Mönchspfeffer sollte einst die Triebe der Ordensbrüder unterdrücken

Hormone (vom griechischen = antreiben) sind Botenstoffe, die über das Blut die Organe erreichen können und sowohl unseren Körper „antreiben" als auch unsere Gefühle bestimmen. Die natürlichen Schwankungen der Hormone im Körper einer Frau im Laufe eines Monats und im Laufe ihres Lebens sorgen deshalb bei vielen für körperliche „Unpäßlichkeiten", wie Spannungsgefühle in den Brüsten, Menstruationsschmerzen, Kreuzschmerzen sowie Hitzewallungen, und psychische Verstimmungen, wie leichte Depressionen, Ängstlichkeit oder Gereiztheit. Solche Symptome können aber auch Anzeichen für ernsthafte Erkrankungen sein, Sie sollten sie deshalb bei der halbjährlichen, routinemäßigen Untersuchung Ihrem Frauenarzt mitteilen. Ist die Ursache harmlos, bleiben die Symptome trotzdem lästig. Wer diese Befindlichkeitsstörungen nicht in Kauf nehmen will, kann sich mit Hormonen behandeln lassen oder es vielleicht erstmal mit der Kraft der Natur versuchen.

Von Bedeutung ist der Extrakt aus Keuschlammfrüchten (Mönchspfeffer). Wie beide Namen andeuten, wurden die Früchte früher zur Unterdrückung des sexuellen Verlangens von Mönchen verwandt. Heute weiß man, daß die Inhaltsstoffe das Verhältnis der Geschlechtshormone Östrogen und Gestagen regulieren.

Das sogenannte prämenstruelle Syndrom – also die Befindlichkeitsstörungen vor der Regel –, das für viele betroffene Frauen mit Brustschwellungen, Bauchbeschwerden, Gewichtszunahme durch Wassereinlagerung, Migräne oder Depressionen einhergeht, kann dadurch günstig beeinflußt werden. Neben Östrogenen und Gestagenen beeinflußt auch das Hormon Prolaktin Menstruation und Schwangerschaft. Liegt zuviel des Hormons vor, kommt es zu Blutungsstörungen oder Unfruchtbarkeit. Auch hier greift der Mönchspfeffer regulierend ein.

Dabei ist die Verträglichkeit sehr gut, was man von vielen synthetischen Hormonen nicht behaupten kann.

Wechseljahrsbeschwerden

Auch der Wurzelstock der Traubensilberkerze ist eine wirkliche Bereicherung in der Therapie von hormonbedingten Beschwerden bei Frauen. Besonders in den Wechseljahren ist er oftmals eine sehr gut verträgliche Alternative zu Hormonen – das zeigten die Ergebnisse zahlreicher wissenschaftlicher Studien. Der Traubensilberkerzen-Wurzelstock enthält Substanzen mit östrogenartiger Wirkung, die die sogenannten psycho-vegetativen Störungen, wie Hitzewallungen, depressive Verstimmungen, Herzklopfen, Schlafstörungen und Unruhe, deutlich verbessern. Frauenärzte berichten, daß sich während einer Behandlung mit standardisierten Traubensilberkerzen-Präparaten über einen Zeitraum von 3–6 Monaten bei etwa 80 Prozent der Patientinnen gute Behandlungserfolge einstellen. Zur Behandlung von Knochenschwund (Osteoporose), der bei einigen Patientinnen nach den Wechseljahren auftritt, ist die pflanzliche Therapie allerdings nicht ausreichend.

Sowohl für den Traubensilberkerzen-Wurzelstock als auch für die Keuschlammfrüchte gilt zu bedenken, daß die Wirkung nicht von heute auf morgen eintritt. Die Wirkstoffe sollten, am besten in Form von standardisierten Fertigpräparaten, über einen längeren Zeitraum eingenommen werden. Aber das gilt ja schließlich auch für Hormonpräparate.

Teemischungen

Bei Regelschmerzen

Traubenkerzenwurzelstock	40 Teile
Kamillenblüten	40 Teile
Gänsefingerkraut	20 Teile

1 Eßlöffel der Mischung mit 1 Tasse kochendem Wasser übergießen, 5 Minuten abgedeckt ziehen lassen, abseihen. 3–4mal täglich 1 Tasse trinken

Bei Wechseljahrsbeschwerden

Johanniskraut	40 Teile
Salbeiblätter	30 Teile
Traubenkerzenwurzelstock	30 Teile

1 Teelöffel der Mischung mit 1 Tasse kochendem Wasser übergießen, 10 Minuten abgedeckt ziehen lassen, abseihen. 3mal täglich 1 Tasse trinken

Hormonell bedingte Beschwerden bei Frauen

Keuschlamm

Anderer Name
Mönchspfeffer

Botanischer Name
Vitex agnus castus

Pflanzenfamilie
Eisenkrautgewächse/Verbenaceae

Beschreibung der Pflanze
Der etwa 3 Meter hohe Strauch hat 5fingrig geteilte, lanzettliche Blätter. Die kleinen weißen, rosa oder violetten Blüten stehen in dichten, rispenförmigen Blütenständen. Die Steinfrüchte werden als Pfefferersatz verwendet

Vorkommen
Mittelmeergebiet, Zentralasien

Verwendete Pflanzenteile
Früchte

Blütezeit
Juli – August

Wirkstoffe
Iridoide (Aucubin, Agnosid), Flavonoide

Wirkung
Reguliert das Verhältnis der weiblichen Hormone (gelbkörperhormonstimulierende Wirkung); Anwendung bei Menstruationsstörungen, prämenstruellem Syndrom, zyklusbedingtem Anschwellen der Brust

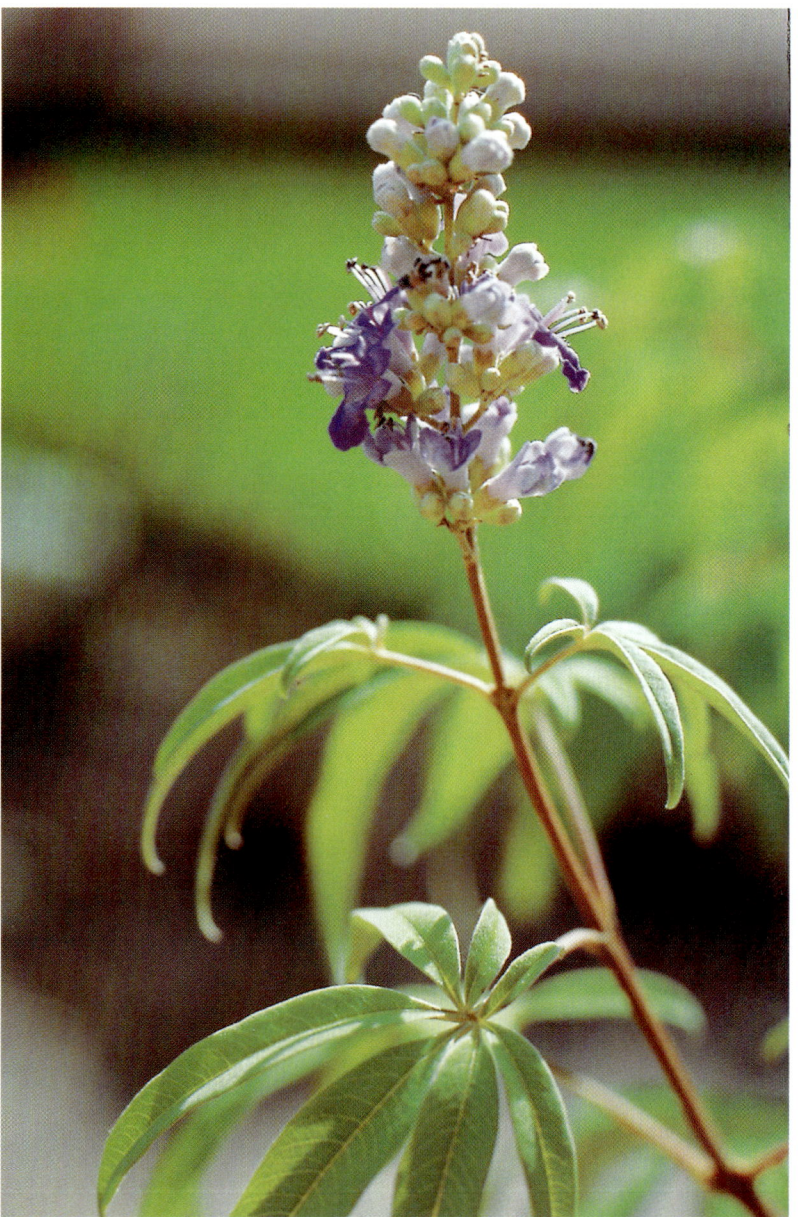

Nebenwirkungen
Selten kann Juckreiz auftreten

Mönchspfeffer sollte nicht oder nur nach Rücksprache mit dem Arzt während Schwangerschaft und Stillzeit eingenommen werden

Übliche Darreichungsformen
Tropfen

Tagesdosis
Der alkoholische Extrakt von 30–40 Milligramm der getrockneten Früchte

Wechseljahrsbeschwerden

Traubensilberkerze

Andere Namen
Amerikanisches Wanzenkraut, Klapperkraut

Botanischer Name
Cimicifuga racemosa

Pflanzenfamilie
Hahnenfußgewächse/ Ranunculaceae

Beschreibung der Pflanze
Bis zu 2 Meter hohe, krautige Pflanze mit etwa 2 Zentimeter dickem, braunem Wurzelstock und weißen Blüten, die in langgestielten, endständigen Trauben stehen. Die ovalen, lederartigen Fruchtkapseln, die bei Wind ein klapperndes Geräusch erzeugen, sind für den Beinamen Klapperkraut verantwortlich

Vorkommen
Östliches Nordamerika

Verwendete Pflanzenteile
Wurzelstock

Blütezeit
Juni – Juli

Sammelzeit
Herbst

Wirkstoffe
Triterpenglycoside (Actein, Cimicifugosid)

Wirkung
Östrogenartig; Anwendung bei Wechseljahrsbeschwerden, regelbedingten Bauch- und Kreuzschmerzen, Beschwerden vor und während der Menstruation

Nebenwirkungen
Nicht bekannt

Übliche Darreichungsformen
Meist in Kombination mit anderen Heilpflanzen in Tees, Tabletten, Tropfen

Teezubereitung
1 Teelöffel Wurzel mit 1 Tasse kochendem Wasser aufbrühen, nach 10 Minuten abseihen

Tagesdosis
3mal täglich 1 Tasse trinken

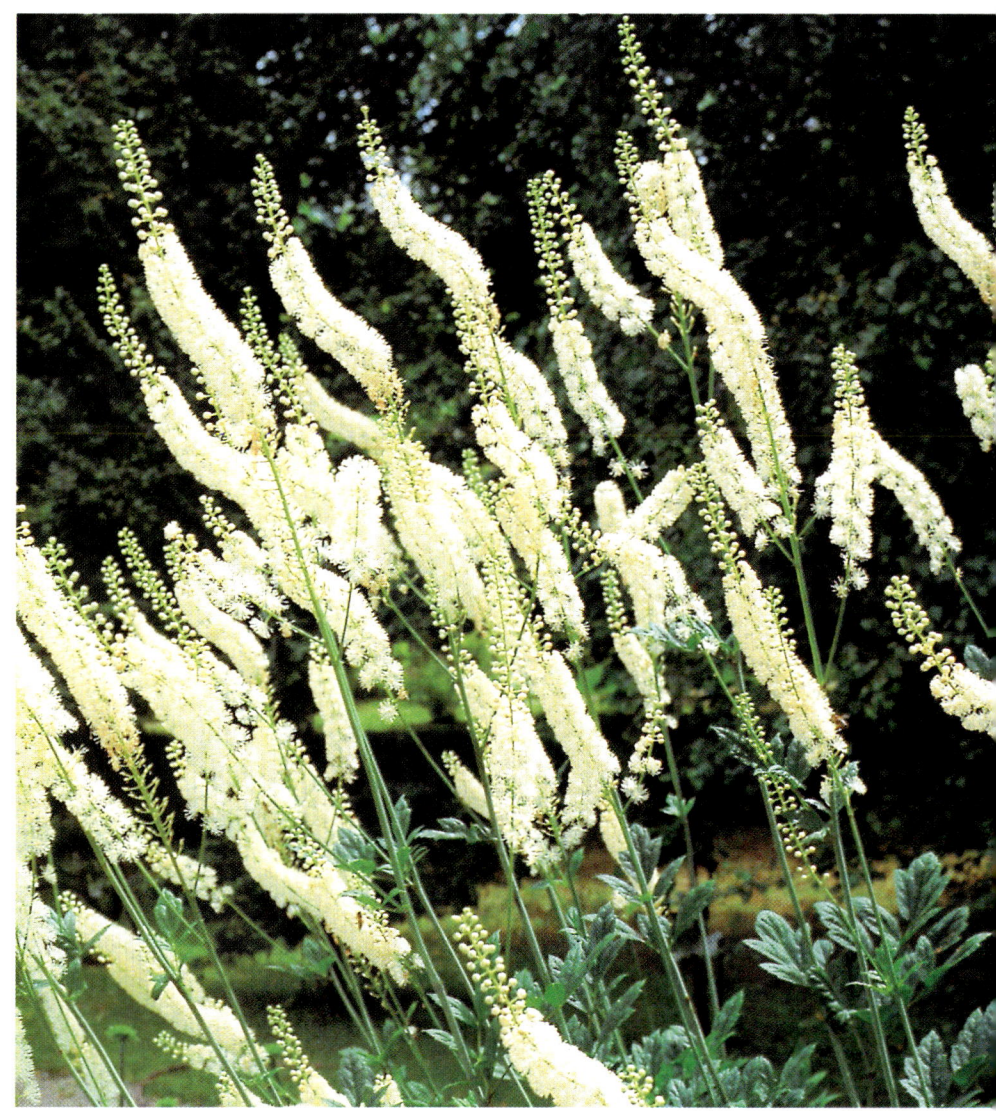

Rheumatische Erkrankungen

*Unterstützende Maßnahmen
zur innerlichen und äußerlichen
Anwendung bei
Entzündungen von Muskeln
und bei Gelenkerkrankungen*

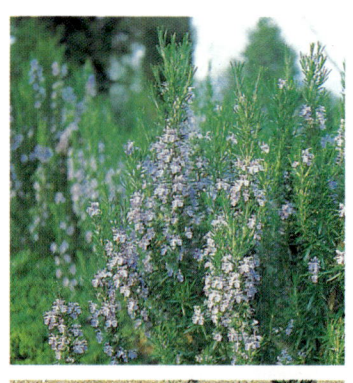
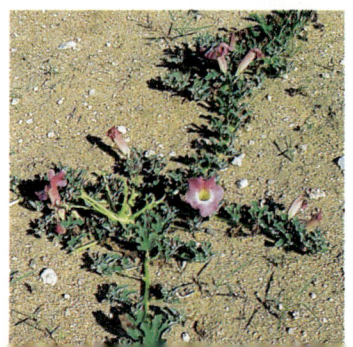

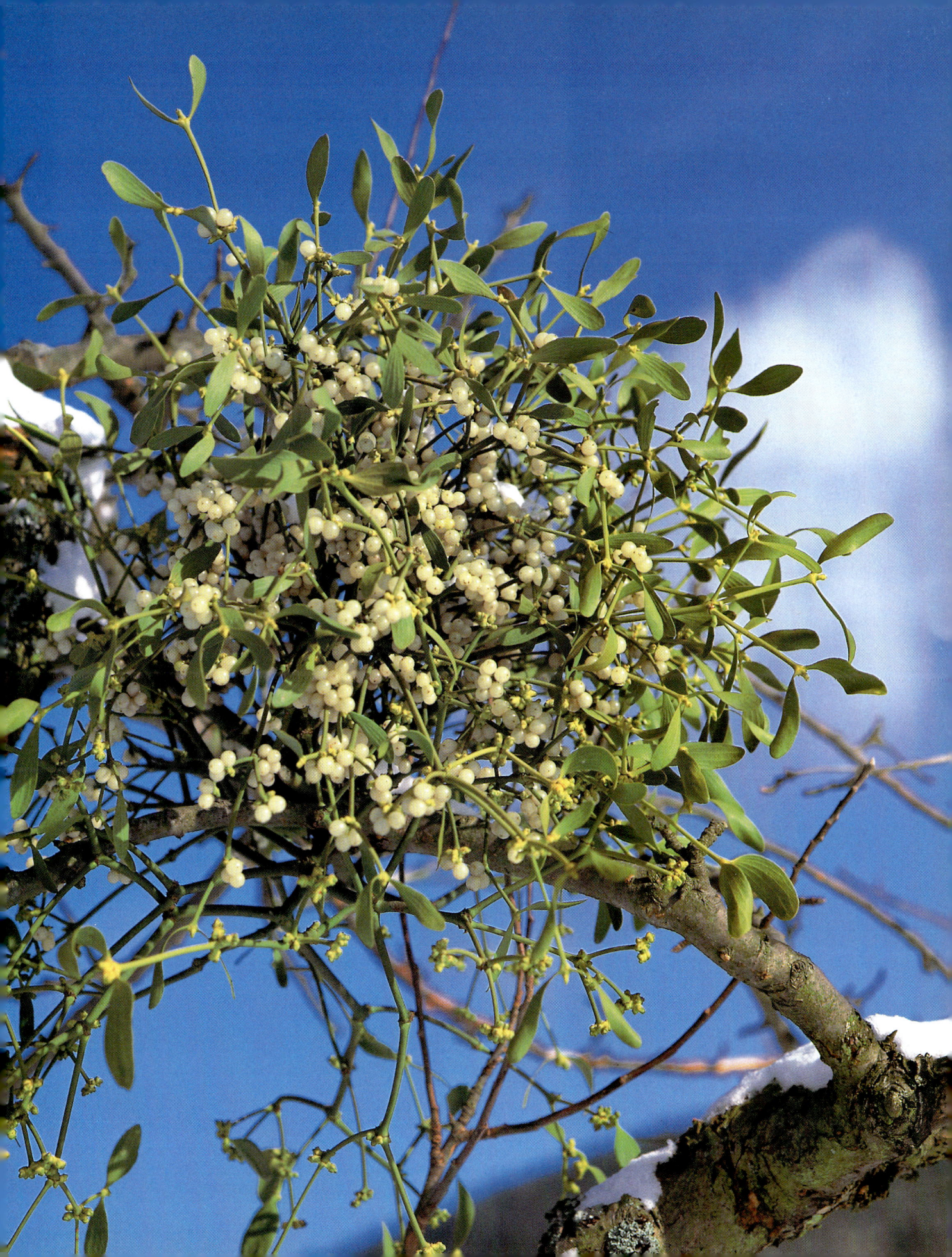

Muskelrheumatismus und Arthrose

Zur Unterstützung empfohlen: Teufelskralle und Mistel

Hinter dem Begriff Rheuma verstecken sich verschiedene Krankheitsbilder. Meist sind davon die Gelenke oder das umliegende Bindegewebe betroffen. Für eine Behandlung mit Heilpflanzen kommt eigentlich nur der Muskelrheumatismus in Frage. Dabei handelt es sich um eine chronische Erkrankung, die meist mit einer Entzündung von Muskeln und Knochenhaut, aber auch von Sehnen und Unterhaut verbunden sind. Zur Behandlung dieser Entzündungen kommen Fertigarzneimittel aus standardisierten Weidenrinden- oder Pappelrindenextrakte in Frage. Sie wirken gegen die Entzündung des Bindegewebes ähnlich wie die synthetischen Rheumamittel, werden aber besser als diese vertragen. Die dort häufig auftretenden Unverträglichkeiten werden bei dem Wirkstoff der Weidenrinde nicht beobachtet.

Widersprüchlich, aber dennoch interessant sind die Studien über eine afrikanische Savannenpflanze – die Teufelskralle. Einige Untersuchungen bestätigen ihr antirheumatische Wirkung. So nahmen beispielsweise in einer Studie 600 Rheumapatienten über ein halbes Jahr den Teufelskrallentee und aus dem Extrakt hergestellte homöopatische Zubereitungen ein. Bei einem Drittel der Patienten gingen die Morgensteifigkeit und die Schmerzen der Gelenke völlig zurück. Bei dem anderen Teil konnten die Rheumamedikamente reduziert oder ganz weggelassen werden. Zahlreichen ähnlich erfolgreichen Studien sind aber auch Studienergebnisse entgegenzuhalten, die diese Wirkung nicht bestätigen können. Es muß also noch weiter geforscht werden. Vom Bundesinstitut für Arzneimittel wird Teufelskralle insgesamt jedoch heute schon positiv beurteilt und zur unterstützenden Behandlung bei rheumatischen Beschwerden empfohlen, ebenso wie die Mistel. Ihre Wirkung bei rheumatischen Erkrankungen wird auf eine unspezifische Reiztherapie zurückgeführt. Dabei wird der Mistelextrakt gespritzt, wodurch eine örtliche Entzündung provoziert wird.

Muskelrheumatismus und Arthrose

Weide

Botanischer Name
Salix purpurea und andere *Salix*-Arten

(Die botanische Beschreibung der Pflanze finden Sie auf Seite 71)

Wirkstoffe
Salicin, das im Körper zur Salicylsäure umgewandelt wird

Wirkung
Antirheumatisch, schmerzhemmend, entzündungshemmend, fiebersenkend

Nebenwirkungen
Nur bei Salicylatempfindlichkeit zu befürchten

Übliche Darreichungsformen
Tees, Dragees

Teezubereitung
1 Teelöffel Rinde auf 1 Tasse kochendes Wasser geben, nach 20 Minuten abseihen

Tagesdosis
Mehrmals täglich 1 Tasse trinken, entsprechend 6–12 Gramm Droge

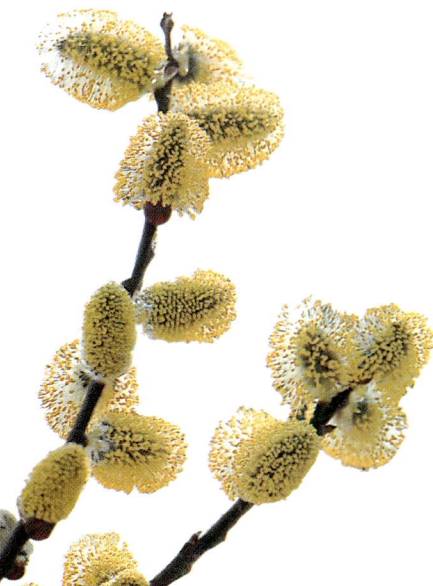

Mädesüß

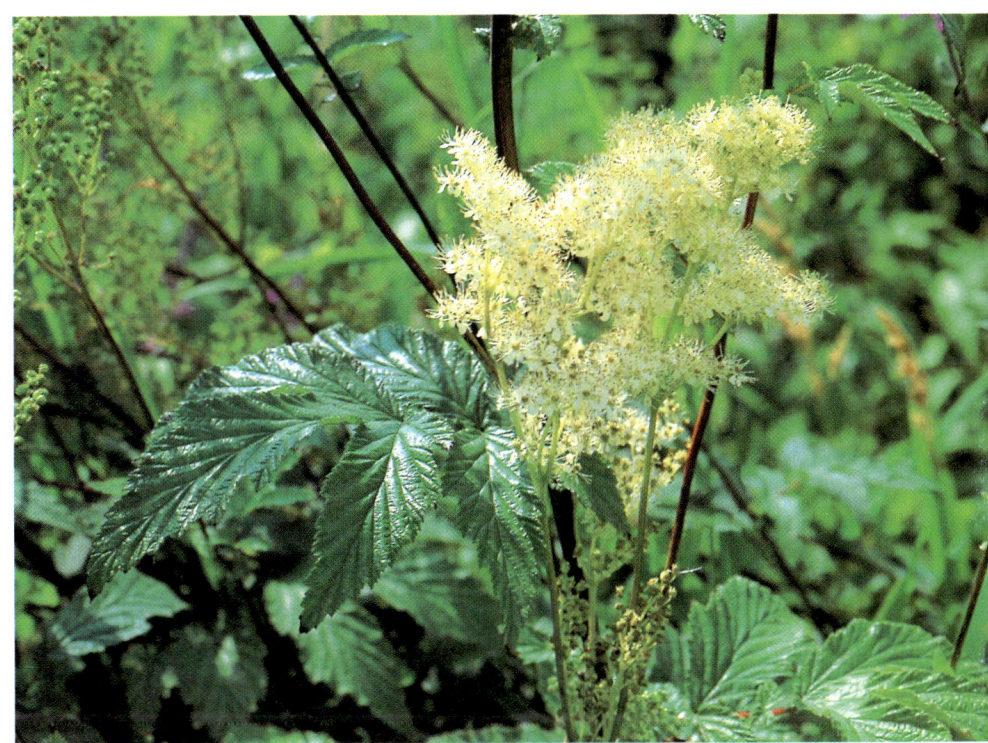

Andere Namen
Wiesenkönigin, Wiesengeißbart

Botanischer Name
Filipendula ulmaria

(Die botanische Beschreibung der Pflanze finden Sie auf Seite 72)

Wirkstoffe
Salicylsäureverbindungen, Flavonoide

Wirkung
Fiebersenkend, schmerzstillend, entzündungshemmend, leicht harntreibend

Nebenwirkungen
Nur bei Salicylatüberempfindlichkeit zu befürchten

Übliche Darreichungsformen
Tees

Teezubereitung
1 Eßlöffel Blüten auf 1 Tasse kochendes Wasser geben, 10–20 Minuten ziehen lassen, abseihen

Tagesdosis
Mehrmals täglich 1 Tasse trinken, entsprechend 2,5–3,5 Gramm getrockneter Blüten

Rheumatische Erkrankungen

Teufelskralle

Anderer Name
Trampelklette

Botanischer Name
Harpagophytum procumbens

Pflanzenfamilie
Sesamgewächse/Pedaliaceae

Beschreibung der Pflanze
Von einer Hauptwurzel zweigen die sehr wasserreichen, knolligen Speicherwurzeln ab. Die oberirdischen Sprosse breiten sich sternförmig am Boden aus und tragen gebuchtete Blätter, in den Blattachseln stehen die rosa Blüten. Den verholzten Früchten mit den ankerähnlichen Haken verdankt die Pflanze ihren Namen (harpago = Enterhaken)

Vorkommen
Südliches Afrika

Verwendete Pflanzenteile
Speicherwurzel

Wirkstoffe
Bitterstoffe (Iridoide, wie Harpagosid), Flavonoide

Wirkung
Entzündungshemmend, antirheumatisch; Anwendung: zur ergänzenden Therapie bei Erkrankungen des Bewegungsapparates, außerdem magensaft- und gallensaftanregend

Nebenwirkungen
Nicht bekannt; darf aber bei Magen- und Zwölffingerdarmgeschwüren nicht eingenommen werden, da die Magensäureproduktion angeregt wird

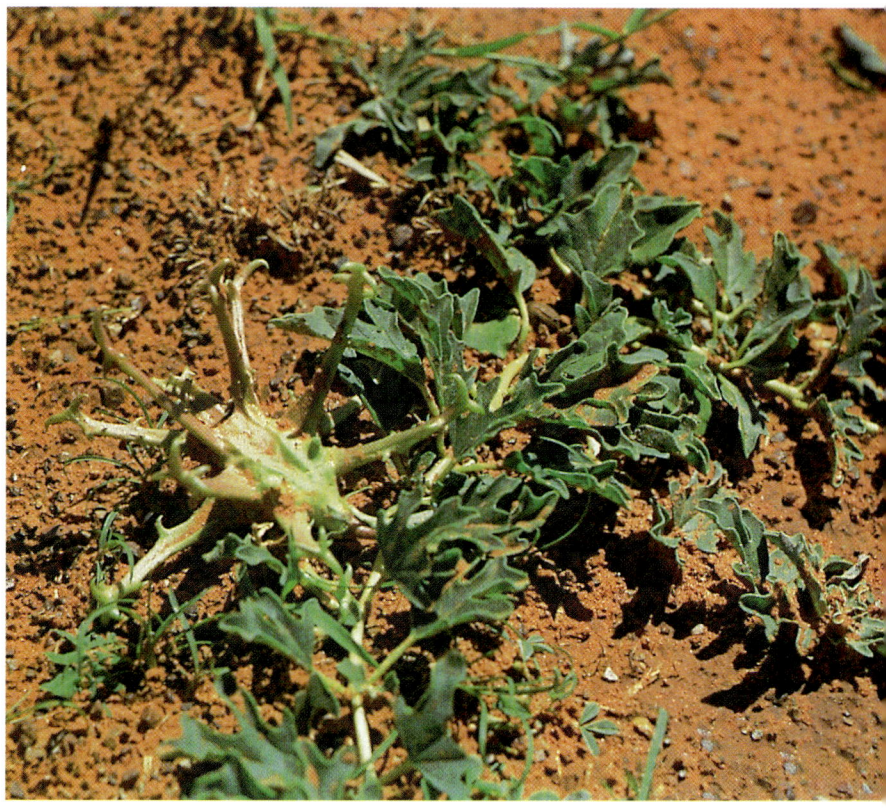

Übliche Darreichungsformen
Tee, Kapseln

Tagesdosis
Entsprechend 4,5 Gramm getrockneter Wurzel

Teezubereitung
1 Eßlöffel der feingeschnittenen Wurzel mit 2 Tassen kochendem Wasser übergießen und 8 Stunden stehenlassen, abseihen und in 3 Portionen kurz aufgekocht vor den Mahlzeiten einnehmen

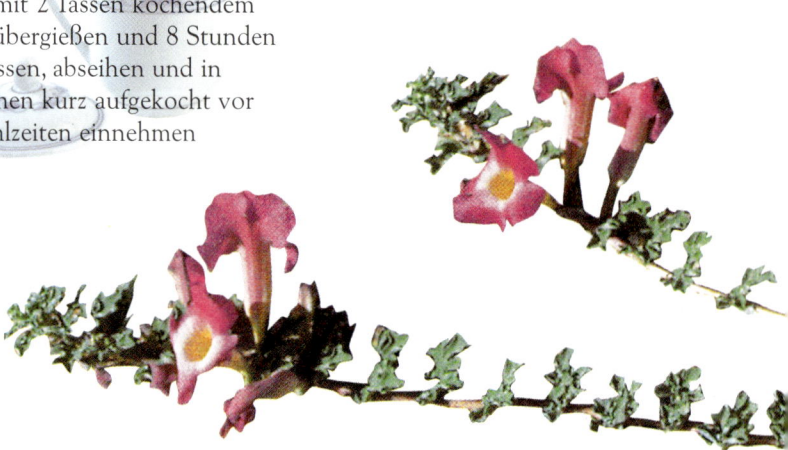

Muskelrheumatismus und Arthrose

Mistel

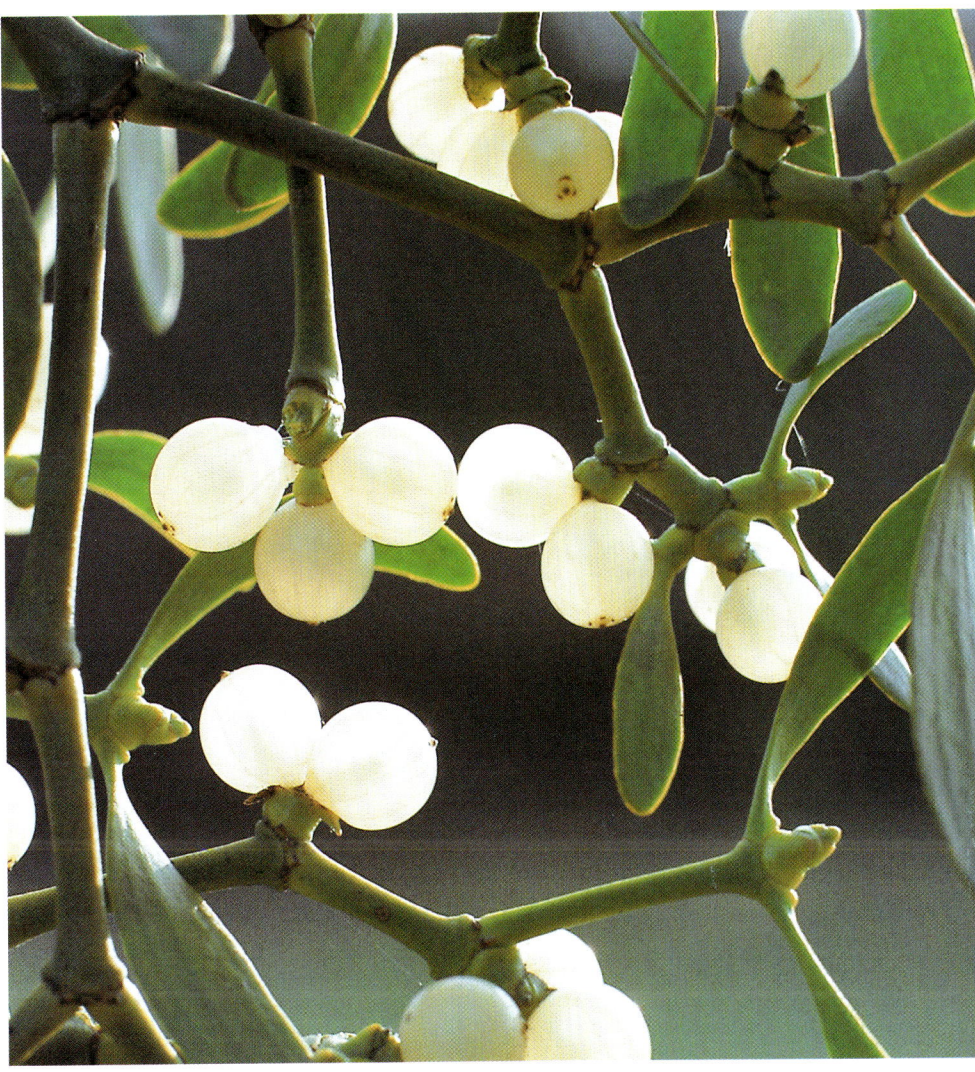

Andere Namen
Nistel, Wespe, Hexenbesen

Botanischer Name
Viscum album

Pflanzenfamilie
Mistelgewächse/Loranthaceae

Beschreibung der Pflanze
Immergrüner Baumschmarotzer, der in der Krone von Laub- und Nadelbäumen zu einem kugeligen Strauch mit etwa 1 Meter Durchmesser heranwächst. Die Zweige sind vielfach gegliedert und haben ledrige, länglich-abgerundete Blätter, die nicht abfallen. An den Zweigenden sitzen die unscheinbaren grünlichen Blüten, aus denen sich die erbsengroßen weißen bis gelblichen Früchte entwickeln

Vorkommen
Süd- und Mitteleuropa sowie Nord- und Westasien; auf Laub- und Nadelbäumen

Verwendete Pflanzenteile
Kraut

Blütezeit
Februar – April

Sammelzeit
April – Mai und September – Oktober

Wirkstoffe
Viscotoxine, Viscumsäure, Viscumproteine, Lektine, Flavonoide

Wirkung
Behandlung von rheumatischen Gelenkerkrankungen (Arthrosen); der Einsatz gegen Krebs entspringt der anthroposophischen Medizin; in der Phytotherapie wird Mistelextrakt zur unterstützenden Therapie bei nichtoperablen Tumoren gespritzt

Nebenwirkungen
Bei Injektionen können Schüttelfrost, Fieber, Kopfschmerzen, Kreislaufbeschwerden, Allergien sowie Angina-pectorisartige Beschwerden auftreten

Übliche Darreichungsformen
Nur die Injektionspräparate sind wissenschaftlich überprüft; die Inhaltsstoffe werden im Magen-Darm-Trakt zerstört

Rheumatische Erkrankungen

Einreibungen bei Muskelrheumatismus

Rheumatische Muskel- und Gelenkbeschwerden sprechen auch gut auf die äußere Einreibung mit Arnikaextrakten an. Arnika wirkt entzündungshemmend. Andere Substanzen, die die Durchblutung fördern, wie Kampfer, Fichtenspitzenöl, Kiefernnadelöl, Paprikafrüchte oder Rosmarinöl sorgen in Salben und Pflastern für ein brennend-heißes Gefühl. Haut und Muskeln werden dadurch gelockert und entspannen sich.

Kiefer

Botanischer Name
Pinus sylvestris

(Die botanische Beschreibung der Pflanze finden Sie auf Seite 45)

Wirkstoffe
Ätherisches Öl, Harze

Wirkung bei äußerlicher Anwendung
Fördert die Durchblutung der Haut

Nebenwirkungen
Beim reinen Öl können Reizungen der Haut- und Schleimhäute auftreten

Übliche Darreichungsformen
Salben, Einreibungen

Tagesdosis
Mehrmals täglich einige Tropfen auf der Haut verreiben

Kampfer

Botanischer Name
Cinnamomum camphora

(Die botanische Beschreibung der Pflanze finden Sie auf Seite 55)

Wirkstoffe
Ätherische Öle, Bornanon

Wirkung bei äußerlicher Anwendung
Durchblutungsfördernd; Anwendung bei Muskelrheumatismus

Nebenwirkungen
Die äußerliche Anwendung sollte nur auf unbeschädigter Haut erfolgen, da schmerzhafte Entzündungen und Kontaktekzeme entstehen können

Übliche Darreichungsformen
Salben, Kampferspiritus zum Einreiben

Tagesdosis
Mehrmals täglich einreiben

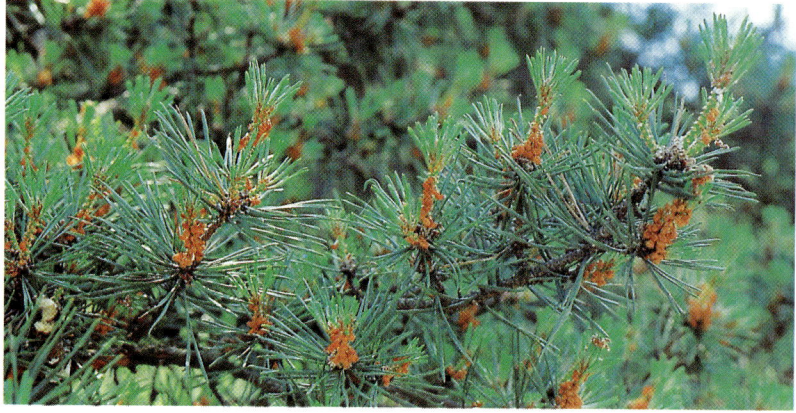

Arnika

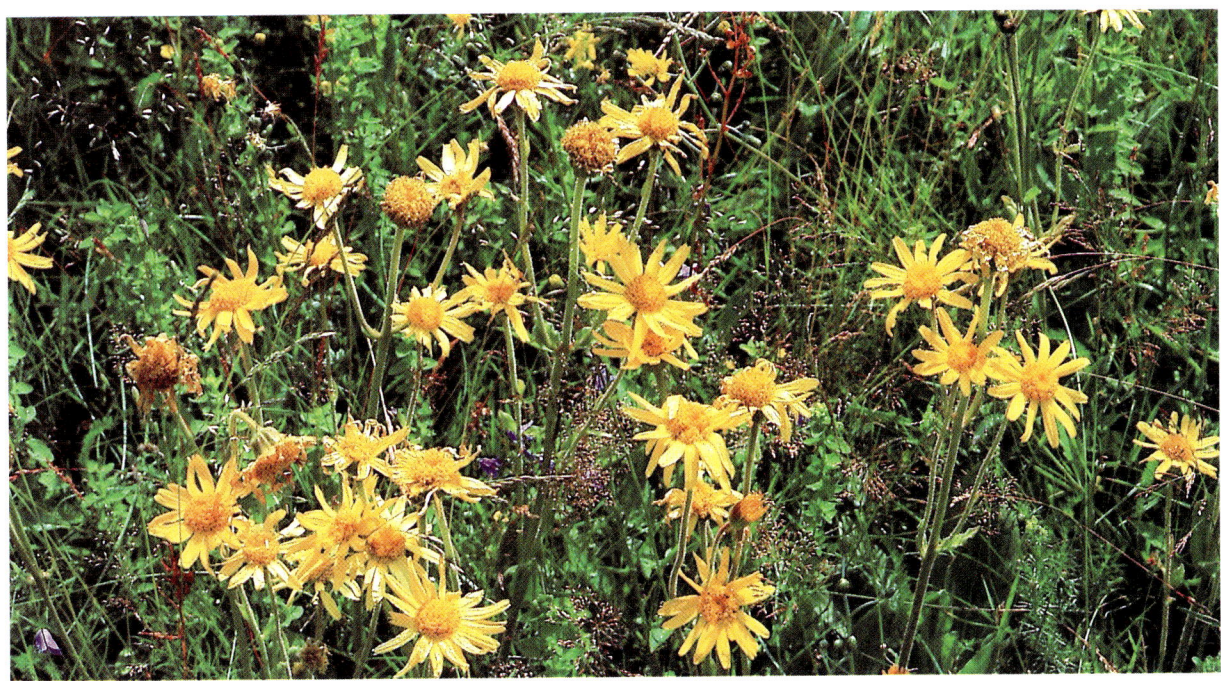

Andere Namen
Wohlverleih, Engelkraut, Bergwurz

Botanischer Name
Arnica montana oder *chamissonis*

Pflanzenfamilie
Korbblütengewächse/Asteraceae

Beschreibung der Pflanze
Bis zu 70 Zentimeter hohe Pflanze mit bodenständiger Blattrosette, aus der ein mit 2–3 Laubblattpaaren besetzter Stengel wächst. Er trägt eine sattgelbe, große Korbblüte

Vorkommen
Südosteuropa, mitteleuropäische Gebirge, Mittelasien; bei uns hauptsächlich auf Bergwiesen

Verwendete Pflanzenteile
Blüten

Blütezeit
Mai – August

Sammelzeit
Juni – Juli

Wirkstoffe
Flavonoide (Isoquercitrin, Astragalin), ätherisches Öl (Thymol), Sesquiterpenlaktone

Wirkung
Entzündungshemmend, schmerzhemmend, antibakteriell

Nebenwirkungen
Bei längerer Anwendung können Hautreaktionen wie Bläschen auftreten; auch Allergien kommen vor

Übliche Darreichungsformen
Umschläge, Salbe, Tinkturen, Öl

Zubereitung des Aufgusses
2 Teelöffel Blüten mit 1 Tasse kochendem Wasser übergießen und abgedeckt 10 Minuten ziehen lassen, abseihen

Tagesdosis
Mit diesem Aufguß mehrmals täglich Umschläge durchführen

Zubereitung der Tinktur
10 Gramm der getrockneten Blüten werden mit 90 Millilitern 70prozentigem Alkohol angesetzt. Mit der verdünnten Tinktur (1:10) werden Umschläge durchgeführt

Rheumatische Erkrankungen

Rosmarin

Anderer Name
Krankraut

Botanischer Name
Rosmarinus officinalis

Pflanzenfamilie
Lippenblütengewächse/Lamiaceae

Beschreibung der Pflanze
Der bis 1 ½ Meter hohe Halbstrauch hat dicht verzweigte Stengel mit kleinen, linearen Blättern, die am Rande eingerollt sind. Aus den Blattachseln der oberen Blätter entspringen die weiß bis zartvioletten Lippenblüten

Vorkommen
Mittelmeergebiet

Verwendete Pflanzenteile
Blätter

Blütezeit
Juli – August

Sammelzeit
Während der Blütezeit

Wirkstoffe
Ätherisches Öl (Cineol, Borneol, Campher), Rosmarinsäure

Wirkung bei äußerlicher Anwendung
Durchblutungsfördernd; Anwendung zur Unterstützung bei rheumatischen Beschwerden

Nebenwirkungen
Nicht bekannt

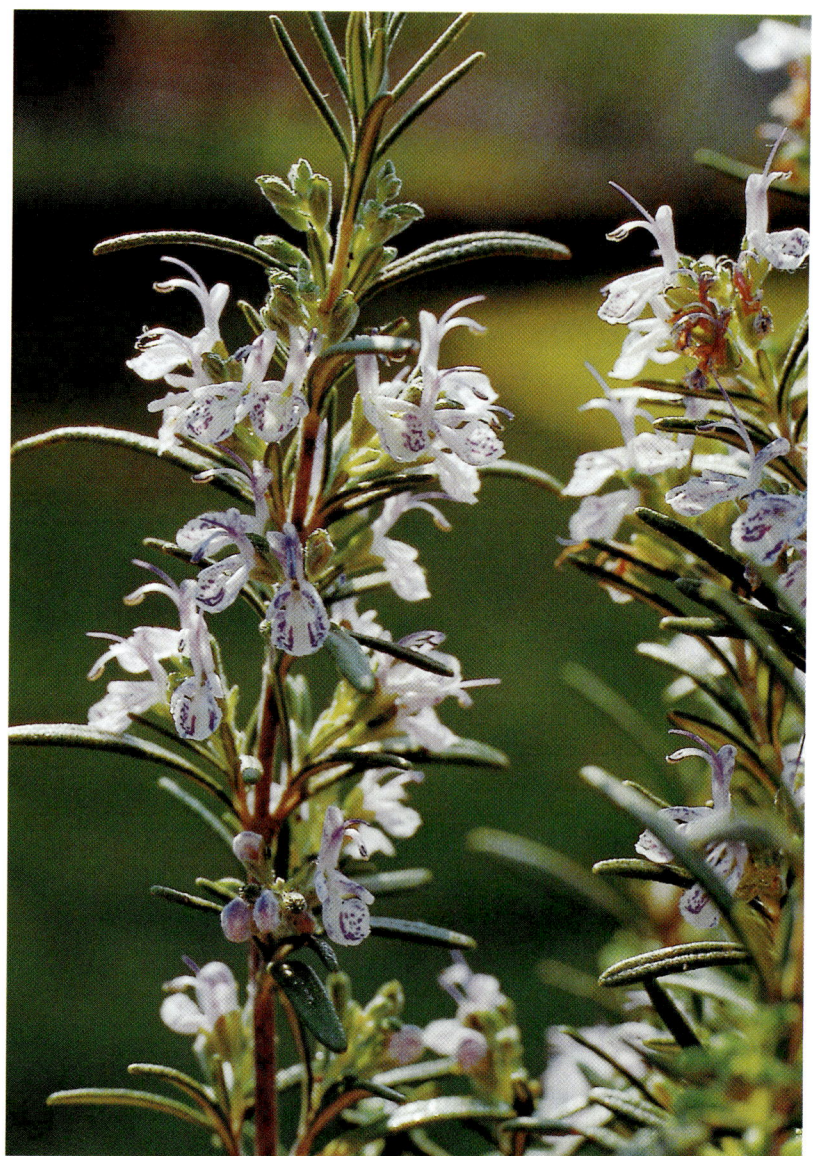

Übliche Darreichungsformen
Badezusatz, Salbe, Öl

Tagesdosis
Mehrmals täglich mit der Salbe oder dem Öl einreiben

Zum Baden
50 Gramm Rosmarin mit 1 Liter kochendem Wasser ansetzen, 30 Minuten abgedeckt ziehen lassen, abseihen. Den Extrakt in ein Vollbad von 38°C geben und 5–10 Minuten darin liegen. Danach 1 Stunde ruhen. Nicht abends durchführen, da das Bad belebt

Paprika

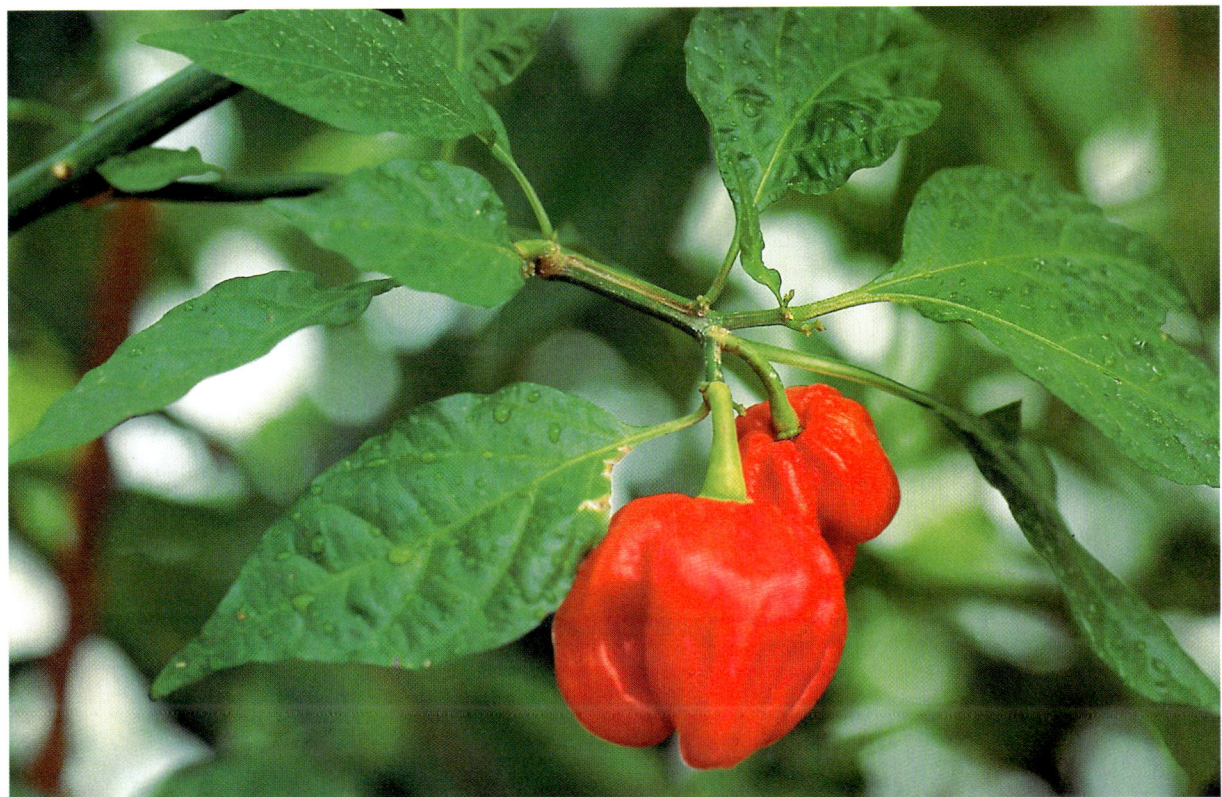

Botanischer Name
Capsicum anuum und *frutescens* (Cayennepfeffer)

Pflanzenfamilie
Nachtschattengewächs/Solanaceae

Beschreibung der Pflanze
Etwa 1 Meter hoher Halbstrauch mit länglich-lanzettlichen Blättern und einzeln stehenden grünlich-weißen Blüten mit 5 radförmig angeordneten Blütenzipfeln. Man unterscheidet die milderen Gemüsepaprikasorten und den scharfen, kleinfrüchtigen Cayennepfeffer (Chilis)

Vorkommen
Tropisches Amerika und Afrika

Verwendete Pflanzenteile
Früchte

Wirkstoffe
Scharfstoffe (Capsaicin), Karotinoide, Flavonoide

Wirkung bei äußerlicher Anwendung
Erregt die Nervenenden, sorgt für ein brennend-heißes Gefühl

Nebenwirkungen
Darf nicht auf Schleimhäute und offene Hautstellen aufgetragen werden

Übliche Darreichungsformen
Tinktur, Rheumasalben oder Pflaster

Tagesdosis
Mehrmals täglich einreiben

Äußerliche Anwendungen von Heilpflanzen

Wunden, Sportverletzungen, Lippenherpes: Pflanzen wirken auch von außen

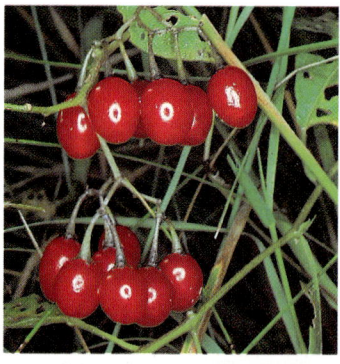

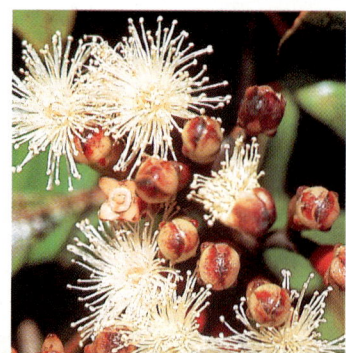

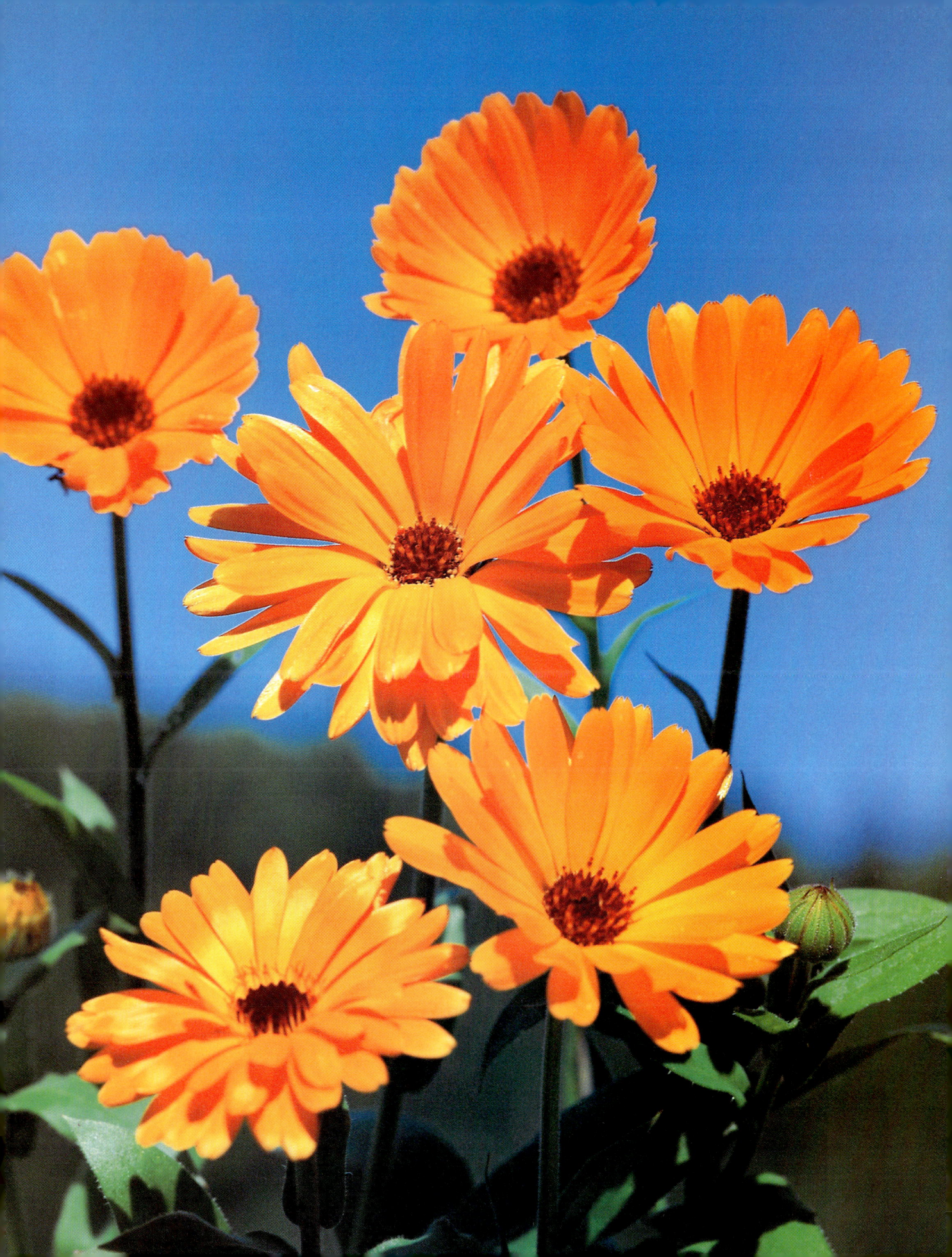

Äußerliche Anwendungen

Entzündungen von Haut und Schleimhäuten

Die Erfahrung zahlreicher Ärzte bestätigt die ursprüngliche Anwendung in der indianischen Medizin von Sonnenhut bei schlecht heilenden Wunden

Im wesentlichen wirken die hier vorgestellten Heilpflanzen entzündungshemmend oder adstringierend. Adstringierend bedeutet wörtlich übersetzt zusammenziehend und bezeichnet sehr gut das Gefühl, das man im Mund hat, wenn die geschädigten Schleimhäute mit den Pflanzenextrakten bestrichen werden. Die Gerbstoffe einer Pflanze sind für diese Wirkung verantwortlich. Sie verbinden sich mit den Eiweißen der Haut zu einer für Bakterien undurchlässigen Schutzschicht, unter der die Wunde heilen kann. Gerbstoffe sind zum Beispiel in Walnußblättern, Odermennigkraut, Ratanhiawurzel, Eichenrinde, Zaubernuß und Gänsefingerkraut enthalten. Üblicherweise werden diese Heilpflanzen bei entzündeter Haut und Schleimhaut verwendet, zum Beispiel bei Aphten – kleinen eitrigen Bläschen im Mund – oder Wundstellen von Zahnprothesen und bei Entzündungen im Anal- und Genitalbereich. Diese Heilpflanzen vermögen auch leichte Blutungen zu stoppen und den Juckreiz zu stillen, der mit zahlreichen Hauterkrankungen oder Sportverletzungen (siehe Seite 189) verbunden ist. Die speziellen Verwendungen sind bei den einzelnen Heilpflanzen aufgeführt.

Eine vergleichbare Wirkung zeigen auch die Wirkstoffe der Myrrhe. Ihre ätherischen Öle helfen besonders bei Mundentzündungen. Ätherische Öle sind auch die Wirkstoffe aus Pappelknospen, Ringelblumenblüten und der Kamille. Sie wirken vor allem wundheilungsfördernd, antibakteriell und gegen die Entzündung.

Im Zusammenhang mit Verbrennungen, Ekzemen, Neurodermitis, Akne, Windeldermatitis und Milchschorf soll die Kamille noch einmal hervorgehoben werden, da sie sich bei großen und kleinen Anwendern als besonders wirksam erwiesen hat. Zum Aufweichen von Milchschorfschuppen betupft man trockene Regionen mit Kamillenöl oder Kamillencreme. Bei nässenden Schuppen oder Bläschen am Kopf behandelt man mit Kamillentinktur oder dem wässrigen Kamillenauszug, anschließend mit Kamillenzinksalbe.

Auch die Wirkstoffe des Stiefmütterchenkrauts sind heilsam bei Entzündungen. Mit dem Aufguß getränkte Umschläge helfen bei der Behandlung stark fettender Haut und Milchschorf bei Säuglingen. Bei Juckreiz als Folge von Ekzemen, Schuppenflechten oder Neurodermitis wird auch die unterstützende Behandlung mit Bittersüßstengel empfohlen.

Herpes

Selbst gegen Herpes ist ein Kraut gewachsen – die Melisse. Für sie wurde die antivirale Wirkung gegen Lippenherpes beschrieben. Dabei sollen die Inhaltsstoffe der Heilpflanze die Anlegestellen besetzen, die der Virus benötigt, um in die Zelle eindringen zu können. In klinischen Studien stellten Hautärzte eine deutliche Verkürzung der Krankheitsdauer fest. Auch die vorbeugende Behandlung mit der Salbe ist möglich und verlängert das herpesfreie Intervall.

Zahnschmerzen

Erste Hilfe bei Zahnschmerzen leisten die Knospen der Gewürznelke. Ein altes Hausrezept ist es, auf den getrockneten Knospen zu kauen oder die schmerzenden Stellen mit Nelkenöl einzureiben. Der örtlich betäubende Effekt hat schon so manchen über die akuten Zahnschmerzen an Sonn- und Feiertagen gerettet. Trotzdem empfiehlt es sich, den Gang zum Zahnarzt so bald wie möglich anzutreten.

Sportverletzungen

Besonders beim Sport treten häufig Prellungen, Quetschungen, Zerrungen oder Verstauchungen auf, die mit dumpfen Schmerzen verbunden sind. Besonders Umschlagpasten und Salben aus Beinwellwurzel haben sich zur Behandlung bewährt. Das darin enthaltene Allantoin, aber auch seine Begleitstoffe wirken entzündungshemmend und beschleunigen die Zellerneuerung. Da Beinwellwurzel auch giftige Wirkstoffe enthält, darf sie nur äußerlich angewandt werden; die Behandlung muß auf 4 Wochen beschränkt bleiben und sollte nicht während der Schwangerschaft, Stillzeit und bei Kindern erfolgen.

Äußerliche Anwendungen

Hamamelis

Anderer Name
Zaubernuß

Botanischer Name
Hamamelis virginiana

Pflanzenfamilie
Zaubernußgewächse/Hamamelidaceae

Beschreibung der Pflanze
Bis zu 7 Meter hoher Baum oder Strauch mit ovalen Blättern, die am Rand gekerbt und an der Unterseite beflaumt sind. Erst im Herbst, wenn die meisten Blätter schon gefallen sind, erscheinen in den Blattachseln die gelben Blüten, deren Kronblätter schmale Bänder sind. Die Früchte sind haselnußähnliche Kapseln. Eine botanische Besonderheit ist, daß die Zaubernuß gleichzeitig blüht und Früchte aus dem Vorjahr trägt (hama leitet sich vom griechischen Wort für gleichzeitig ab)

Vorkommen
Ursprünglich Nordamerika; in Gärten und Parkanlagen

Verwendete Pflanzenteile
Blätter und Rinde

Blütezeit
September – Dezember

Sammelzeit
Herbst

Wirkstoffe
Gerbstoffe (Hamamelitannin), Flavonoide, ätherisches Öl

Wirkung
Zusammenziehend, entzündungshemmend, juckreizstillend, blutstillend; Anwendung bei Hämorrhoiden, leichten Verletzungen, Verbrennungen und Entzündungen der Haut, Ekzemen, Neurodermitis (siehe Seite 188/189); innerlich auch bei leichten Durchfällen

Nebenwirkungen
Nicht bekannt

Übliche Darreichungsformen
Salben, Zäpfchen, Extrakt, Hameliswasser

Zubereitung eines Badezusatzes für ein Sitzbad
10 Gramm Hamamelisblätter werden mit einem ¼ Liter Wasser aufgekocht, nach 15 Minuten abgeseiht und in ein Sitzbad gegeben. Entsprechend kann auch der fertige Extrakt verwendet werden

Aufguß für Umschläge
1 Eßlöffel Hamamelisblätter mit 1 Tasse Wasser übergießen und aufkochen, nach 15 Minuten abseihen und nach Bedarf erkalten lassen

Tagesdosis
Mehrmals täglich einen Umschlag auflegen

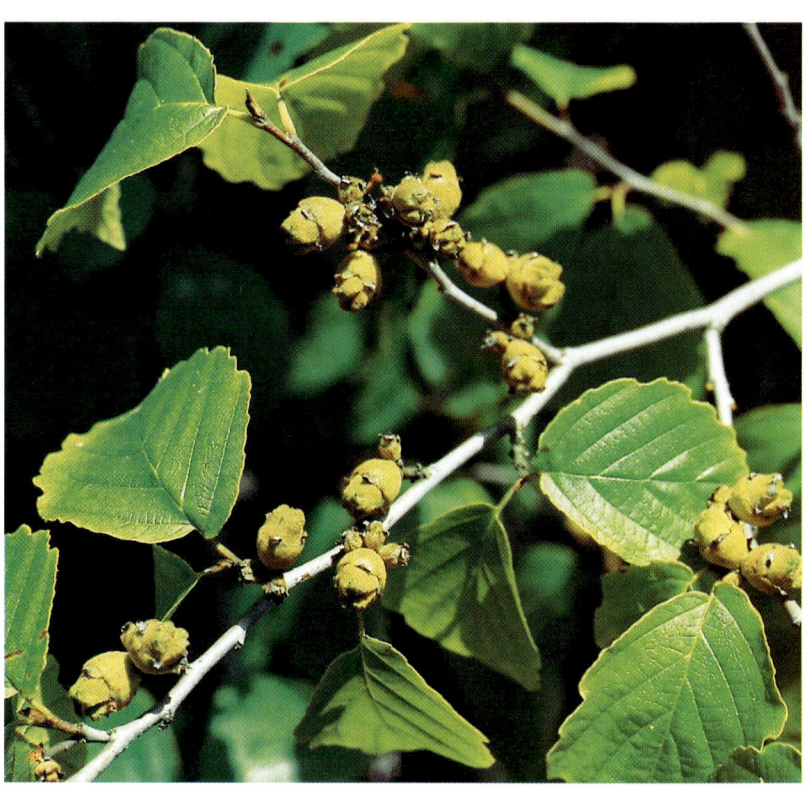

Äußerliche Anwendungen

Odermennig

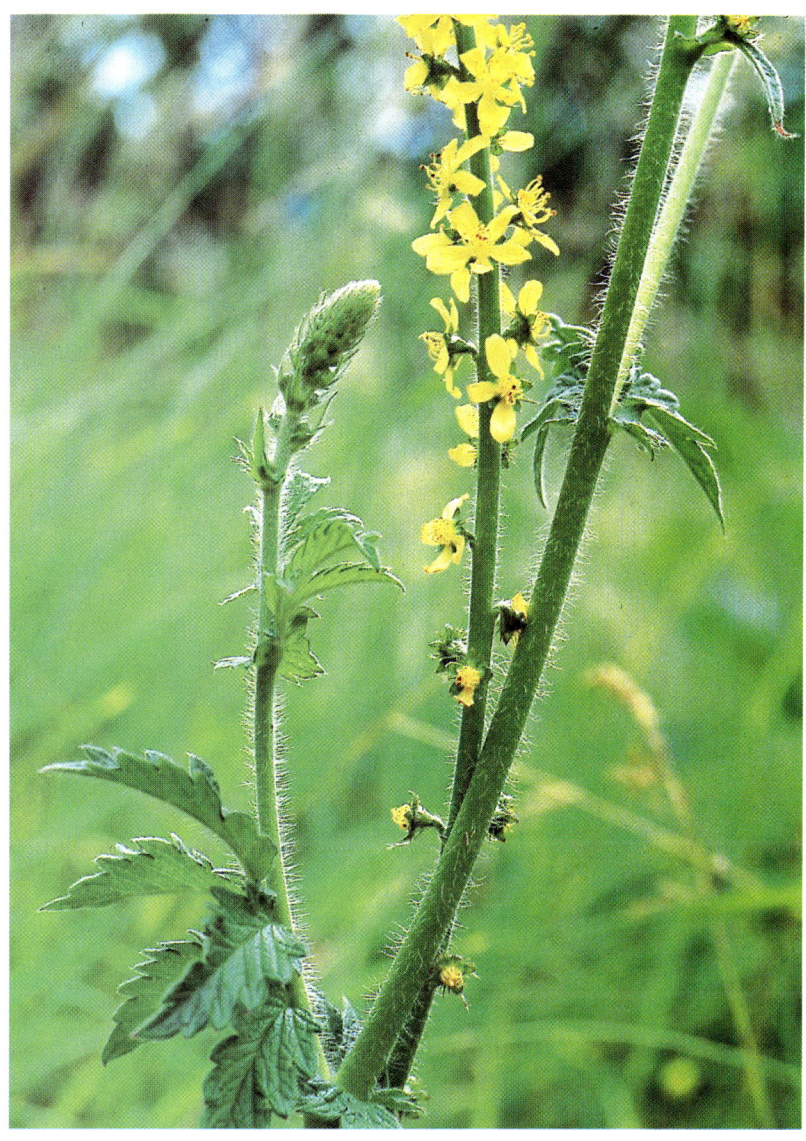

Andere Namen
Ackermeng, Ackerblume, Kletterkraut

Botanischer Name
Agrimonia eupatoria

Pflanzenfamilie
Rosengewächse/Rosaceae

Beschreibung der Pflanze
Etwa 50 Zentimeter hohe Staude mit aufrechtem, behaartem, kaum verzweigtem Stengel, an dessen Ende die radförmigen, gelben Blüten in ährenförmigen Trauben stehen. Die gefiederten Blätter stehen an der Basis

Vorkommen
Weltweit; auf trockenen Wiesen, in lichten Gebüschen und Wegrändern

Verwendete Pflanzenteile
Kraut

Blütezeit
Juni – August

Sammelzeit
Juni – August

Wirkstoffe
Gerbstoffe, Flavonoide

Wirkung
Zusammenziehend, leicht bakterienhemmend, entzündungshemmend; hilft bei Entzündungen der Haut, im Mund- und Rachenraum und bei Durchfällen

Nebenwirkungen
Nicht bekannt; allerdings kann die Aufnahme anderer Arzneimittel aus dem Magen-Darm-Trakt gehemmt werden

Übliche Darreichungsformen
Tees, Umschläge, Gurgel- und Spüllösungen

Teezubereitung
1 Teelöffel mit 1 Tasse kochendem Wasser übergießen, nach 5 Minuten abseihen

Tagesdosis
3mal täglich 1 Tasse trinken

Umschläge
Man taucht einen Mullappen in den abgekühlten Tee

Eiche

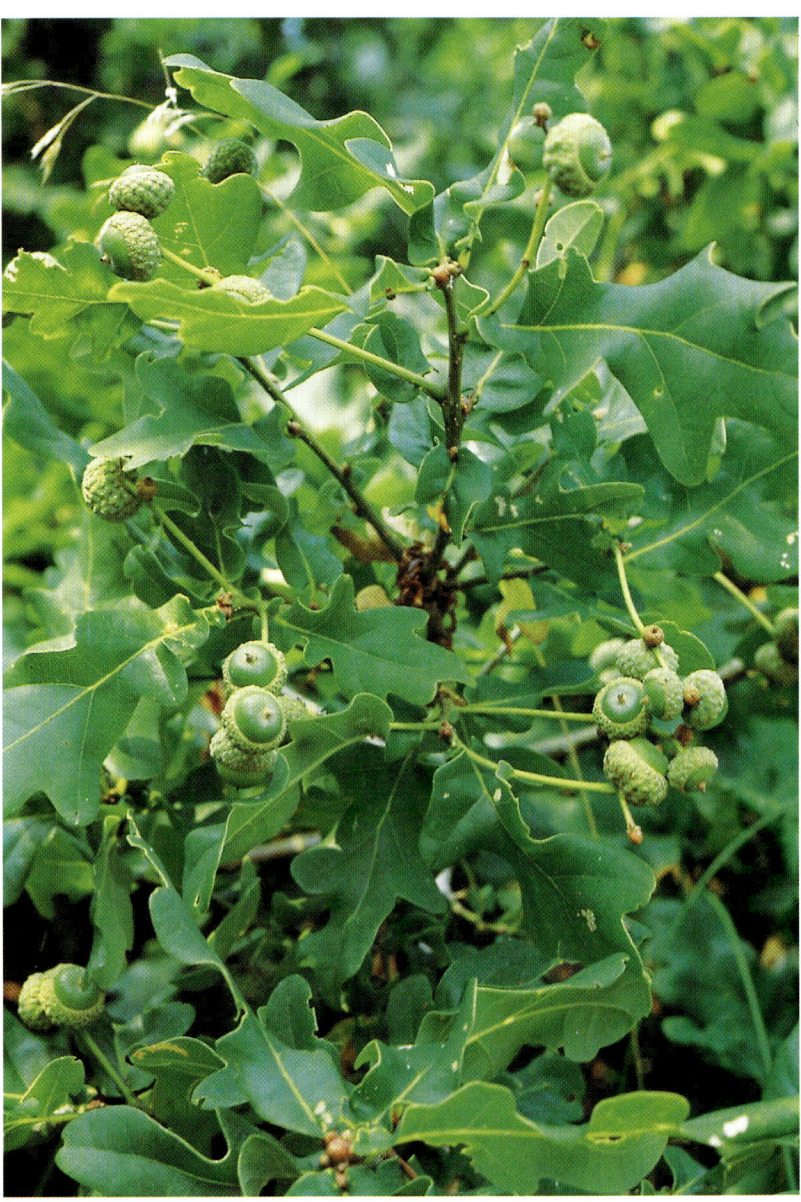

Botanischer Name
Quercus petraea oder *robur*

Pflanzenfamilie
Buchengewächse/Fagaceae

Beschreibung der Pflanze
Der bis zu 50 Meter hohe Baum mit der mächtigen Krone kann einen Stammdurchmesser bis zu 1 ½ Meter erreichen. Die graue Rinde ist anfangs glatt, später rissig, die Blattspreite buchig bis fiederlappig. Die männlichen Blüten sitzen in Kätzchen, die weiblichen in schüsselartigen Bechern, in denen später die Eichelfrucht sitzt

Vorkommen
Europa, Teile Asiens; in Mischwäldern auf feuchten Böden

Verwendete Pflanzenteile
Rinde

Blütezeit
Mai

Sammelzeit
März – April

Wirkstoffe
Gerbstoffe, Flavonoide

Wirkung
zusammenziehend, entzündungshemmend; Anwendung bei Haut-, Schleimhautentzündungen; innerlich auch bei leichten Durchfällen

Nebenwirkungen
Nicht bekannt

Übliche Darreichungsformen
Umschläge, Bäder, Mundspülungen

Zubereitung für Umschläge und Spülungen
2 Eßlöffel Eichenrinde mit 3 Tassen Wasser kalt ansetzen und aufkochen, nach 5 Minuten abseihen, abkühlen lassen

Tagesdosis
Mehrmals täglich anwenden

Badezusatz
5 Gramm Eichenrinde mit 1 Liter Wasser ansetzen, aufkochen, nach 20 Minuten abseihen und in ein Vollbad geben

Myrrhe

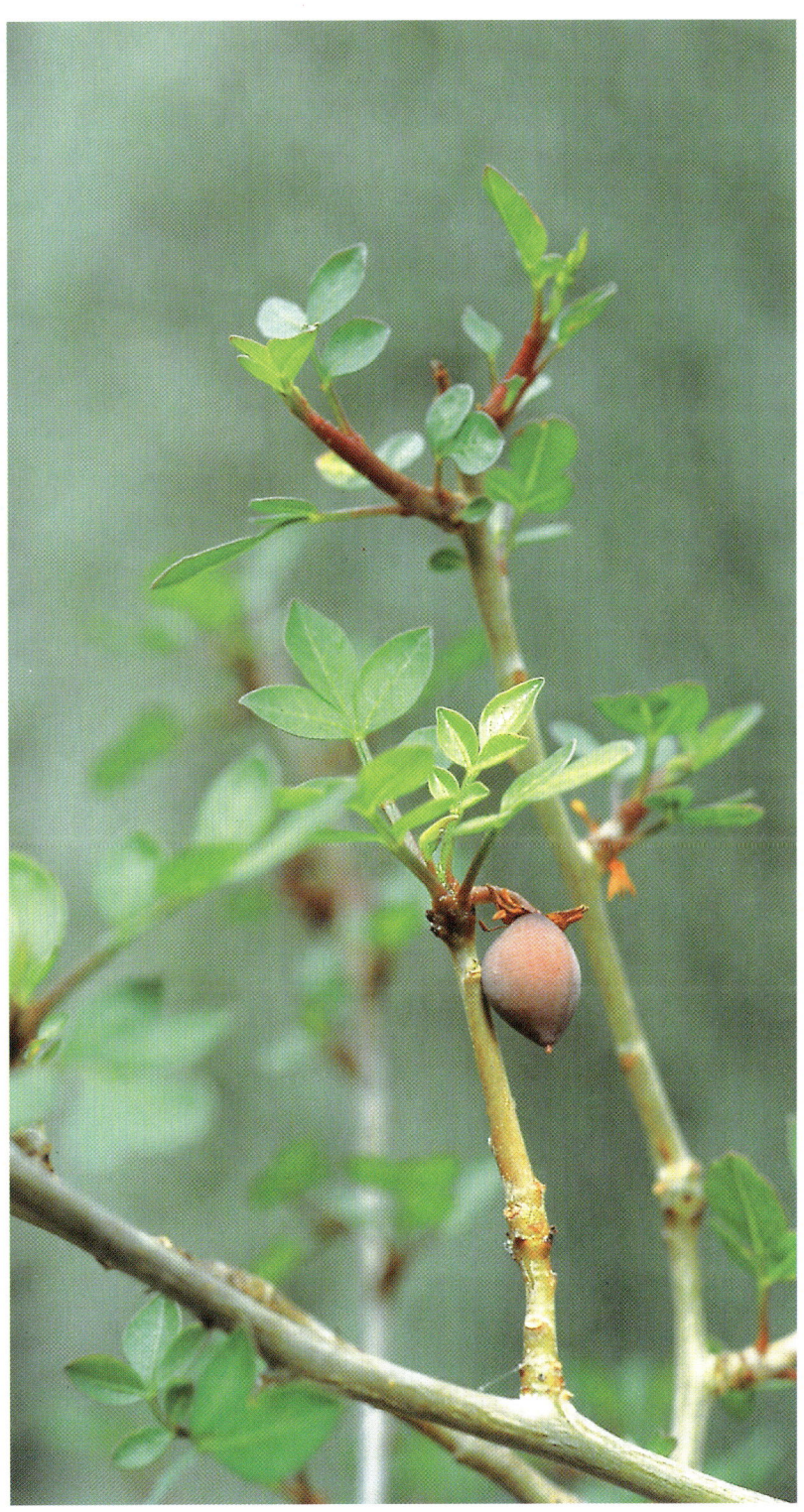

Botanischer Name
Commiphora molmol

Pflanzenfamilie
Balsambaumgewächse/Burseraceae

Beschreibung der Pflanze
Bis zu 3 Meter hoher, mit Dornen besetzter Baum oder Strauch mit ledrigen, eiförmigen, dreizähligen Blättern und weißen Blüten in rispenartigen Blütenständen; Steinfrucht

Vorkommen
Tropisches Afrika und Indien

Verwendete Pflanzenteile
getrocknetes Harz aus der Rinde

Sammelzeit
Nach der Regenzeit von Juni – August

Wirkstoffe
Ätherisches Öl

Wirkung
Adstringierend, desinfizierend, wundheilungsfördernd; Anwendung bei Schleimhautentzündungen im Mundbereich

Nebenwirkungen
Nicht zu erwarten

Übliche Darreichungsformen
Tinkturen, Salben, Tropfen

Tagesdosis
Mehrmals täglich auf das entzündete Zahnfleisch auftragen oder spülen

Schwarzpappel

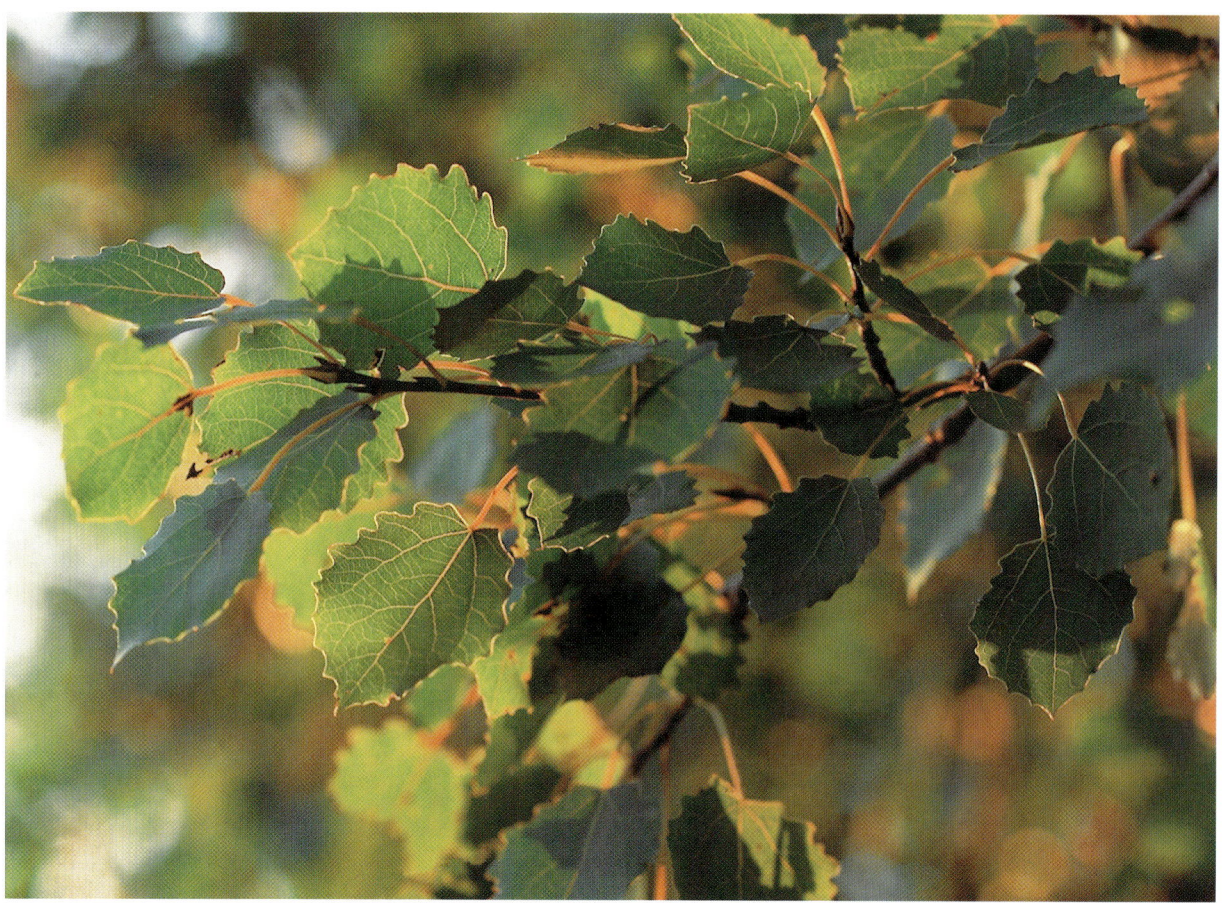

Botanischer Name
Populus nigra und andere Arten

Pflanzenfamilie
Weidengewächse/Salicaceae

Beschreibung der Pflanze
Bis zu 30 Meter hoher, schlanker Baum mit bis zu 2 Meter starkem Stamm. Die zunächst graue Rinde wird später schwarz. Die Knospen sind zugespitzt, die männlichen und weiblichen Blüten stehen getrennt in Kätzchen

Vorkommen
Mitteleuropa

Verwendete Pflanzenteile
Knospen

Blütezeit
März – April

Sammelzeit
März – April

Wirkstoffe
Ätherisches Öl (Bisabolol), Flavonoide (Apigenin) und Salicin

Wirkung
Entzündungshemmend, antibakteriell; fördert somit die Wundheilung

Nebenwirkungen
Es können allergische Hautreaktionen auftreten

Übliche Darreichungsformen
Salben

Tagesdosis
Mehrmals täglich auftragen

Äußerliche Anwendungen

Ringelblume

Andere Namen
Goldblume, Sonnenwende, Gartenbutterblume

Botanischer Name
Calendula officinalis

Pflanzenfamilie
Korbblütengewächse/Asteraceae

Beschreibung der Pflanze
Bis zu 50 Zentimeter hohe Pflanze mit lineal-lanzettlichen Blättern. Die orangegelben Einzelblüten sind zu großen Blütenkörbchen zusammengefaßt, die Früchte sichelförmig gebogene „geringelte" Schalenfrüchte (daher der Name)

Vorkommen
Ganz Europa; bei uns in Gärten als Zierpflanze

Verwendete Pflanzenteile
Blüten

Blütezeit
Juni – Oktober

Sammelzeit
Juni – August

Wirkstoffe
Saponine (Triterpenglykoside), ätherisches Öl, Flavonoide, Karotinoide

Wirkung
Entzündungshemmend, wundheilungsfördernd; Anwendung zur Wundheilung und zur Behandlung von Entzündungen der Mund- und Rachenschleimhäute

Nebenwirkungen
Nicht bekannt

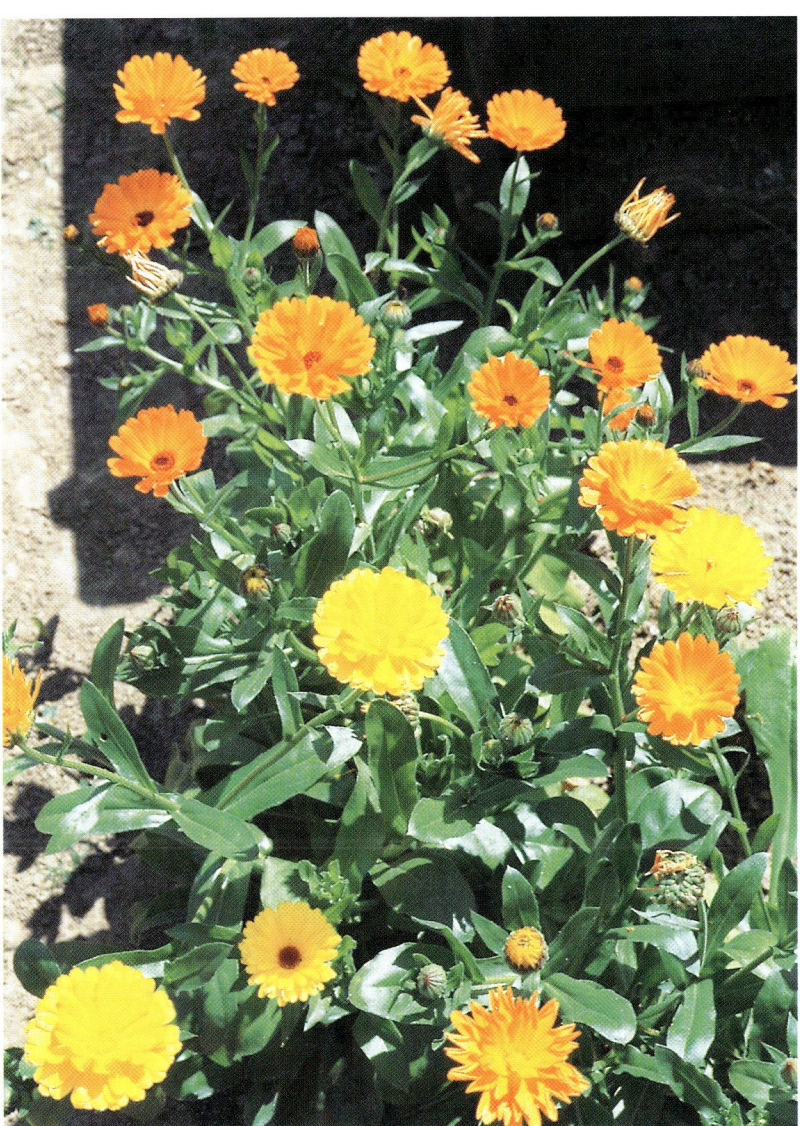

Übliche Darreichungsformen
Tinkturen, Salben, Umschläge, Spülungen

Umschläge und Mundspülungen
2 Teelöffel Ringelblumenblüten mit 1 Tasse heißem Wasser übergießen, 10 Minuten abgedeckt stehen lassen, abseihen

Tagesdosis
Mehrmals täglich anwenden

Tinktur
10 Gramm getrocknete Ringelblumenblüten mit 90 Gramm 20prozentigem Alkohol aufgießen

Tagesdosis
Mehrmals täglich anwenden

Stiefmütterchen

Botanischer Name
Viola tricolor

Pflanzenfamilie
Veilchengewächse/Violaceae

Beschreibung der Pflanze
Etwa 20 Zentimeter hohe Pflanze mit aufrechtem, kantigem Stengel und eiförmig-lanzettlichen, gesägt bis fiederspaltigen Blättern. Die 5 ungleichen Kronblätter sind meist dreifarbig, violett, gelb und weiß; das größte trägt einen Sporn

Vorkommen
Europa, Nordamerika, Nordasien, Nordafrika; auf Äckern und Wiesen

Verwendete Pflanzenteile
Kraut

Blütezeit
April – Oktober

Sammelzeit
Mai – Juli

Wirkstoffe
Flavonoide, Saponine

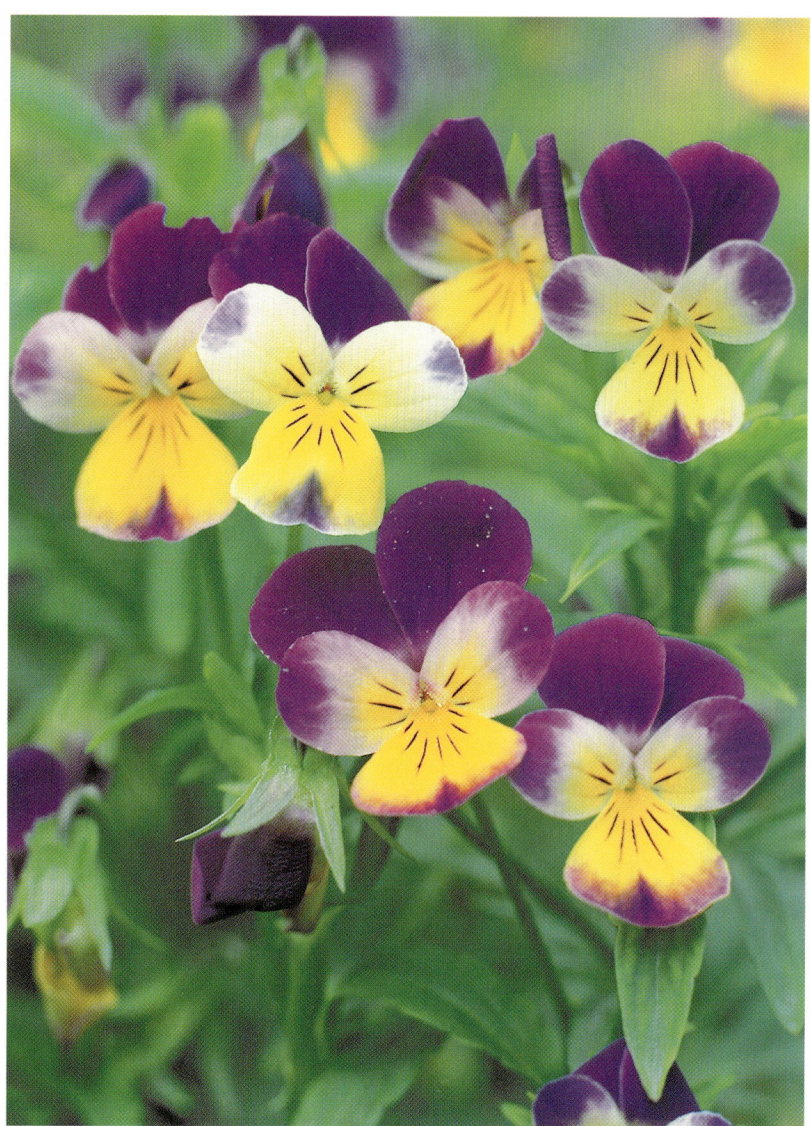

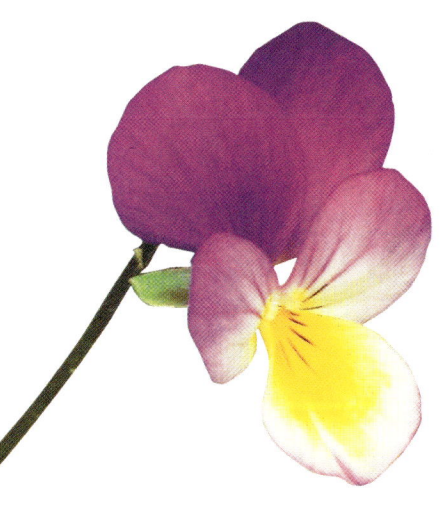

Wirkung
Entzündungshemmend; Anwendung bei Milchschorf von Säuglingen und übermäßiger Talgproduktion der Haut

Nebenwirkungen
Nicht bekannt

Übliche Darreichungsformen
Umschläge

Zubereitung
1 Teelöffel Kraut mit 1 Tasse kochendem Wasser übergießen, nach 5 Minuten abseihen

Tagesdosis
Mehrmals täglich eine mit dem Aufguß getränkte Mullkompresse auf die betroffenen Hautstellen auflegen

Äußerliche Anwendungen

Bittersüßer Nachtschatten

Botanischer Name
Solanum dulcamara

Pflanzenfamilie
Nachtschattengewächse/ Solanaceae

Beschreibung der Pflanze
Etwa 3 Meter hoher Strauch mit dreiteilig-lanzettlichen Blättern. Die trugdoldigen Blütenstände mit den violetten Blüten entspringen den Blattachseln; aus den Blüten entwickeln sich die eiförmigen, roten Beeren

Vorsicht, die Pflanze ist giftig!

Vorkommen
Europa

Verwendete Pflanzenteile
2–3jährige Stengel

Blütezeit
Juni – August

Sammelzeit
März – April, Oktober

Wirkstoffe
Gerbstoffe, steroide Alkaloide, Saponine

Wirkung
Adstringierend, entzündungshemmend, antimikrobiell; Anwendung zur unterstützenden Therapie bei Ekzemen

Nebenwirkungen
Nicht bekannt

Übliche Darreichungsformen
Salben, Umschläge

Umschläge
2 Teelöffel Stengel mit ½ Liter kochendem Wasser übergießen, 15 Minuten ziehen lassen und abseihen

Tagesdosis
Mehrmals täglich eine mit dem Aufguß getränkte Mullkompresse auf die betroffenen Hautstellen auflegen

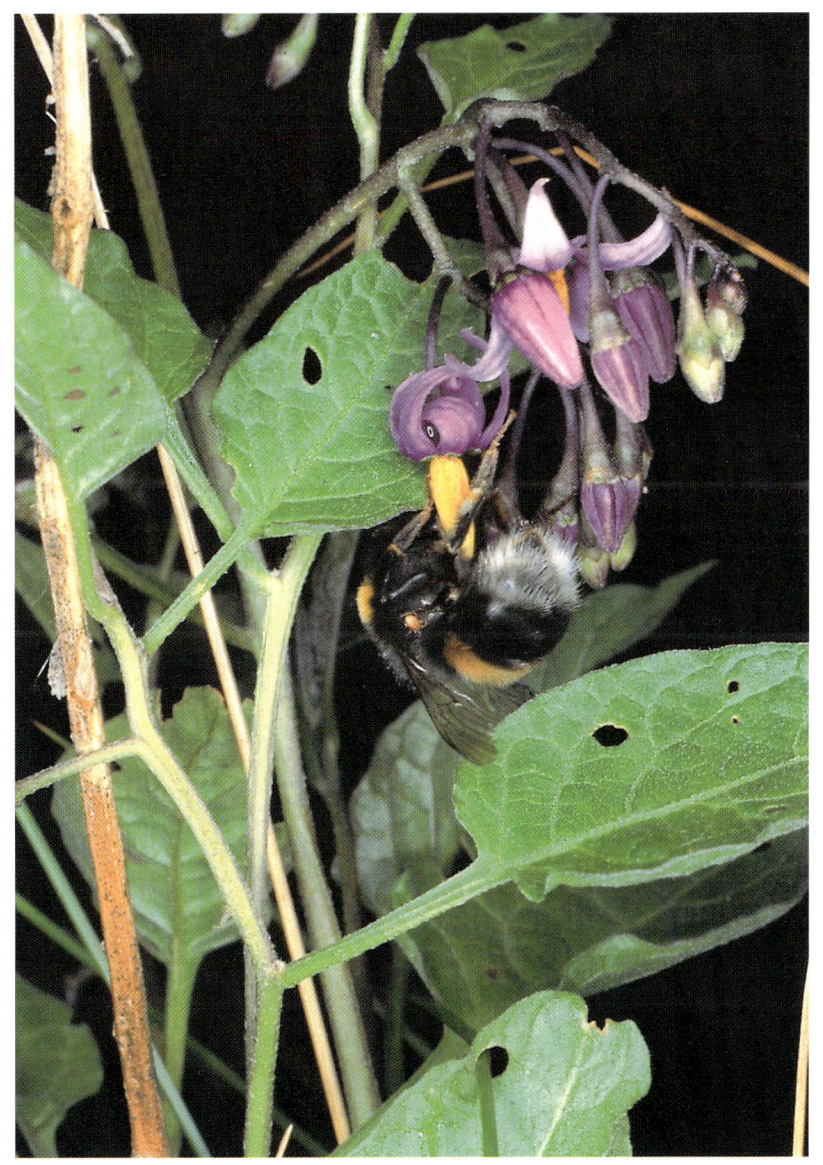

Äußerliche Anwendungen

Echte Kamille

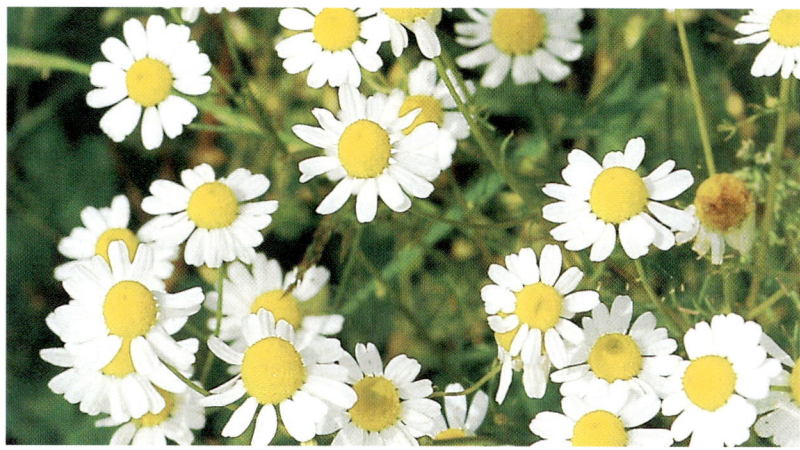

Botanischer Name
Matricaria recutita
(Die botanische Beschreibung der Pflanze finden Sie auf Seite 42)

Wirkstoffe
Ätherische Öle (hauptsächlich Bisabolol, Matricin), Flavonoide

Wirkung
Äußerlich: wundheilend, antibakteriell

Innerlich: entzündungshemmend, krampflösend (siehe Seite 42 und Seite 97)

Nebenwirkungen
Nicht bekannt

Übliche Darreichungsformen
Tees, Extraktkonzentrat, Badezusatz, Cremes, Mundspray, Kamillenöl

Mundspülung
1 Eßlöffel mit 1 Tasse heißem Wasser übergießen, abgedeckt 5–10 Minuten ziehen lassen, abseihen. Mehrmals täglich mit dem warmen Aufguß spülen

Badezusatz
50 Gramm Blüten mit 1 Liter heißem Wasser aufgießen, abdecken, nach 15 Minuten abseihen und ins Bad geben

Kamillenöl
1 Gramm ätherisches Öl der Kamille oder 5 Gramm standardisierter alkoholischer Auszug werden auf 100 Gramm mit fettem, neutralem Hautöl ergänzt

Melisse

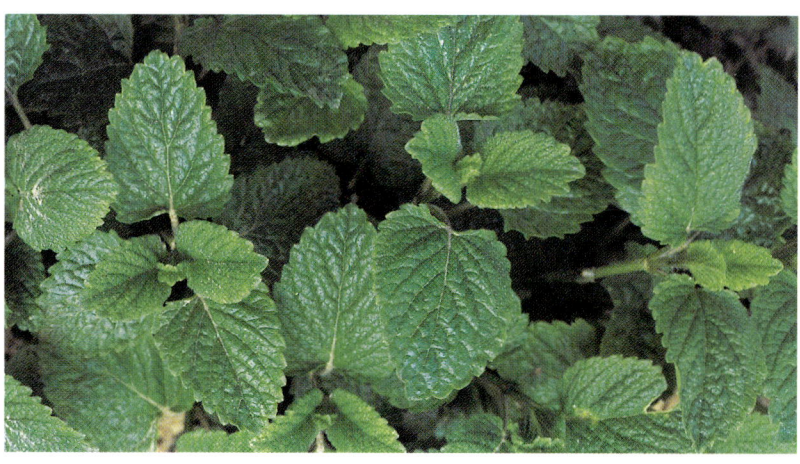

Botanischer Name
Melissa officinalis
(Die botanische Beschreibung der Pflanze finden Sie auf Seite 157)

Wirkstoffe
Ätherische Öle (Citronellal, Citral), Gerbstoffe

Wirkung
Gegen Viren, mild beruhigend, entblähend

Nebenwirkungen
Nicht bekannt

Übliche Darreichungsformen
Salbe

Tagesdosis
Mehrmals täglich anwenden

Gewürznelke

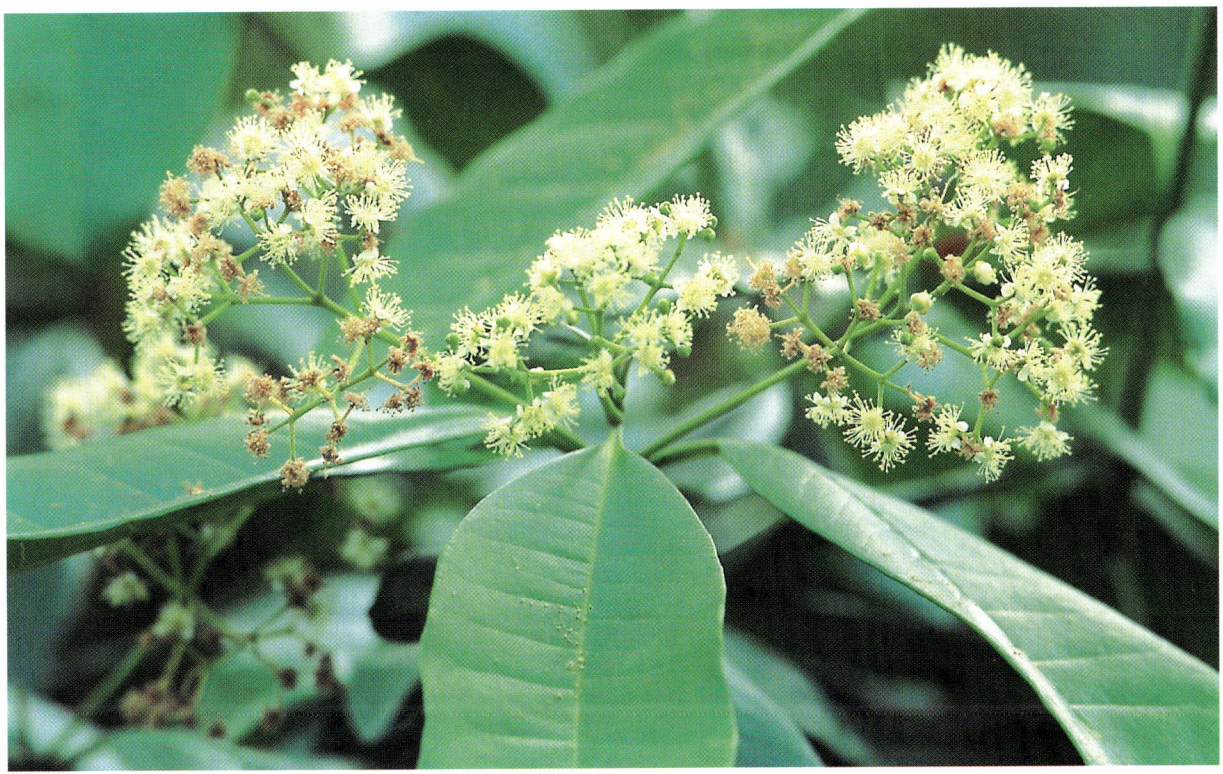

Botanischer Name
Syzygium aromaticum

Pflanzenfamilie
Myrtengewächse/Myrtaceae

Beschreibung der Pflanze
Bis zu 12 Meter hoher immergrüner Baum mit hängenden Ästen. Die ledrigen Blätter sind elliptisch-lanzettlich und mit punktartigen Öldrüsen besetzt. Die rötlichen Blüten sitzen in Trugdolden, aus denen sich purpurfarbene Beeren entwickeln

Vorkommen
Ostafrikanische Inseln, Indonesien

Verwendete Pflanzenteile
Blütenknospen

Sammelzeit
Kurz vor dem Aufblühen

Wirkstoffe
Ätherisches Öl

Wirkung
Gegen Bakterien, Pilze und Viren; lokal betäubend und krampflösend; Anwendung bei Entzündungen im Mund, Zahnschmerzen und zur Insektenabwehr

Nebenwirkungen
Selten treten beim konzentrierten Öl Schleimhautreizungen auf

Übliche Darreichungsformen
Öl zur konzentrierten Anwendung oder verdünnt als Mundwasser

Tagesdosis
Mehrmals betupfen oder spülen

Die Heilpflanzen im Überblick

Droge	Anwendung	Seite
Adoniskraut	leicht eingeschränkte Herzleistung, nervöse Herzbeschwerden	117
Anisfrüchte	Atemwegserkrankungen, Blähungen	52, 94
Arnikablüten	äußerlich: rheumatische Beschwerden, Sportverletzungen	183
Artischockenblätter	Verdauungsbeschwerden, lipidsenkend, leberschützend	87, 110
Baldrianwurzel	Angst- und Spannungszustände	155
Bärentraubenblätter	Harnwegserkrankungen	144
Birkenblätter	Durchspülungstherapie bei Harnwegsinfektionen und Nierengrieß	138
Bittersüßer Nachtschattenstengel	chronische Hautausschläge (Ekzeme)	197
Blutwurz (Tormentill)	Durchfall, Mund- und Rachenschleimhautentzündung	105
Boldo	Krampflösend; regt die Produktion von Gallen- und Magensaft an	93
Brennesselkraut, -blätter	Durchspülungstherapie bei Harnwegsinfektionen und Nierengrieß	139
Brennesselwurzel	Prostatavergrößerung	147
Efeublätter	Husten	59
Eibischwurzel	Husten	61
Eichenrinde	äußerlich bei entzündlichen Haut- und Schleimhauterkrankungen	192
Enzianwurzel	Appetitlosigkeit, Verdauungsbeschwerden	80
Erdrauchkraut	krampfartige Beschwerden von Gallenblase, Gallenwege und Magen-Darm-Trakt	92
Eukalyptusblätter	Erkältungskrankheiten der oberen Luftwege	54
Faulbaumrinde	starkes Abführmittel	102
Fenchelfrüchte	Atemwegserkrankungen, Blähungen	53, 94
Fichtenspitzen	Erkältungskrankheiten der oberen Luftwege, äußerlich: bei rheumatischen Beschwerden	44
Flohsamen	mildes Abführmittel	101
Gewürznelkenblütenknospen	äußerlich: bei Zahnschmerzen sowie bei entzündlichen Haut- und Schleimhauterkrankungen	199
Ginkgoblätter	Hirnleistungsstörungen, Durchblutungsstörungen	124
Ginsengwurzel	Erschöpfungszustände	168
Goldrutenkraut	Durchspülungstherapie bei Harnwegsinfektionen und Nierengrieß	140
Guarana	Müdigkeit	167

Die Heilpflanzen im Überblick

Droge	Anwendung	Seite
Hamamelisblätter und -rinde	äußerlich: bei entzündlichen Haut- und Schleimhauterkrankungen	190
Hauhechelwurzel	Durchspülungstherapie bei Harnwegsinfektionen und Nierengrieß	141
Heidelbeeren	Durchfallerkrankungen	106
Holunderblüten	Fieber, Husten	69
Hopfenzapfen	schlaffördernd, beruhigend	156
Huflattichblätter	Husten	65
Ingwerwurzelstock	Reisekrankheit, als Gewürz bei Appetitlosigkeit und Verdauungsschwäche	85
Isländisches Moos	Hustenreiz	62
Johanniskraut	depressive Verstimmungen, Angst, Unruhe	161
Kamilleblüten	Erkrankungen der oberen Atemwege; Magenschleimhautentzündungen, äußerlich: bei Haut- und Schleimhautentzündungen	42, 97, 198
Kampfer	Erkrankungen der oberen Atemwege, Kreislaufschwäche äußerlich: bei rheumatischen Beschwerden	55, 182
Katzenbartkraut	leicht harntreibend und krampflösend	142
Kava-Kavawurzelstock	depressive Verstimmungen	162
Keuschlammfrüchte	hormonelle Störungen, Menstruationsstörungen	174
Kiefernnadeln	Erkrankungen der oberen Atemwege; Durchblutung der Haut	45, 182
Knoblauchzwiebel	altersbedingte Gefäßveränderungen, senken erhöhte Blutfette	125
Königskerzenblüten	Hustenreiz	64
Kümmelfrüchte	Blähungen, Völlegefühl und Darmkrämpfe	95
Kürbiskerne	Prostatavergrößerung	148
Lavendelblüten	Nervosität, Unruhe	158
Leinsamen	mildes Abführmittel	100
Lindenblüten	Husten, fiebrige Erkältungskrankheiten	70
Löwenzahnwurzel und -kraut	Verdauungsbeschwerden (gallenproduktionsfördernd)	89
Mädesüßblüten und -kraut	fiebrige Erkältungskrankheiten	72, 179
Maiglöckchenkraut	leicht eingeschränkte Herzleistung, nervöse Herzbeschwerden	118
Malvebläten und -blätter	Husten	62
Mariendistelfrüchte	Leberschäden	111
Mateblätter	Müdigkeit	166

Die Heilpflanzen im Überblick (Fortsetzung)

Droge	Anwendung	Seite
Mäusedornwurzelstock	Venenschwäche, Hämorrhoiden	130
Melisseblätter	Unruhe, Nervosität, Herpes	157, 198
Mistelkraut	rheumatische Gelenkerkrankungen (Arthrose)	181
Myrrhe	Entzündungen des Zahnfleisches und der Mundschleimhaut	193
Odermennigkraut	Schleimhautentzündungen im Mund- und Rachenbereich	191
Pappelknospen	Hautverletzungen	194
Paprika	äußerlich: bei rheumatischen Beschwerden, Muskelschmerzen	185
Passionsblumenkraut	Nervosität, Unruhe	159
Pfefferminzblätter	Erkrankungen der oberen Atemwege, Krämpfe im Verdauungstrakt	43, 91
Pomeranzenschale	Appetitlosigkeit, Verdauungsschwäche	84
Rettichwurzel	Verdauungsbeschwerden	90
Ringelblumenblüten	Hautverletzungen, Wundheilung	195
Rosmarinblätter	Kreislaufschwäche, äußerlich: bei rheumatischen Beschwerden	184
Roßkastaniensamen	Venentherapie, Hämorrhoiden	129
Sägepalmenfrüchte	Prostatavergrößerung	149
Salbeiblätter	Halsentzündung	46
Schachtelhalmkraut	Durchspülungstherapie bei Harnwegsinfektionen und Nierengrieß	143
Schafgarbenkraut	Appetitlosigkeit und Verdauungsbeschwerden	83
Schlüsselblumenblüten und -wurzel	Husten	58
Schöllkraut	krampfartige Beschwerden der Gallenwege	88
Sonnenhut	Vorbeugung von Erkältungskrankheiten durch Steigerung der Abwehrkraft	74
Sonnentaukraut	Husten, Keuchkusten	66
Spitzwegerichkraut	Hustenreiz	63
Steinklee	verbessert den venösen Rückfluß und somit die Ödeme	131
Stiefmütterchenkraut	Hauterkrankungen	196
Süßholz	Husten, Magenschleimhautentzündung	57, 97
Taigawurzel	Erschöpfungszustände, Streß; Steigerung der Abwehrkraft	169
Tausendgüldenkraut	Appetitlosigkeit und Verdauungsschwäche	81
Teufelskrallenwurzel	rheumatische Beschwerden	180

Droge	Anwendung	Seite
Thymiankraut	Krampfhusten	56
Traubenkerzenwurzelstock	Wechseljahrsbeschwerden	175
Uzarawurzel	Durchfälle	107
Weidenrinde	Fieber, rheumatische Beschwerden	71, 179
Weißdornblätter und -blüten	Altersherz, leichte Herzbeschwerden	119
Wermutkraut	Appetitlosigkeit und Verdauungsschwäche	82

Literaturhinweise

Bundesverband der Arzneimittel-Hersteller (Hrsg.): Selbstmedikations-Liste 1999. Deutscher Apotheker Verlag, Stuttgart 1999. (In diesem Buch finden Sie Fertigpräparate zu den meisten aufgeführten Pflanzen)

Fintelmann, Volker / Menßen, Hans Georg / Siegers, Claus-Peter: Phytotherapie Manual. Hippokrates Verlag, Stuttgart 1993

Kestel, Erika / Schuhler, Carolin: Gesunde schöne Haut. Sanfte Pflege durch natürliche Kosmetik. Midena Verlag, Augsburg 1998

Linde, Nikolaus: Natürliche Hilfe bei Durchblutungsstörungen. Midena Verlag, Augsburg 1999

Schilcher, Heinz: Phytotherapie in der Kinderheilkunde. Wissenschaftliche Verlagsgesellschaft, Stuttgart 1999

Uphoff, Karin / Thiesemann, Heike: Darmvitalisierung – Selbsthilfe bei chronischer Verstopfung. Kilian Verlag, Marburg 1995

Wolff, Otto: Anthroposophisch orientierte Medizin und ihre Heilmittel. Verlag Freies Geistesleben, Stuttgart 1996

Register

Abführmittel 16, 98
Abgeschlagenheit 39
Abkochung 25
Absinth 82
Achillea millefolium 83
Adoniskraut 115, 117
Adonisröschen 117
Adonis vernalis 117
Aesculus hippocastanum 129
Agrimonia eupatoria 191
Akne 189
Alkaloide 19
Alkohol 109
Allium sativum 125
Aloe 16, 19, 99
Althaea officinalis 61
Ängstlichkeit 172
Angstzustände 152, 160–163
Anis 49, 52, 94
Anthraglykoside 19
Anthranoide 99
anthroposophische Medizin 8
Appetitmangel 39, 79–86
Arctostaphylos uva-ursi 144
Arnica montana (chamissonis) 183
Arnika 183
Artemisia absinthium 82
Arteriosklerose 120–125
Arthrose 178–185
Artischocke 87, 110
Artischockenblätter 86, 110
Arzneibuchqualität 30
Arzneimittel, standardisierte 31
Asthma 17
Atemwege
– Behinderungen 40–45
– Infektionen 17
Atropin 19
Aufguß 24
Auge, Anwendung am 27
Augentrost 12

Badezusatz 40
Bakterien 38
Baldrian 20, 153–155
– indischer 153
– mexikanischer 153
Ballaststoffe 98

Bärentraube 144
Bauchbeschwerden 172
Beifuß 12
Beinwell 189
Benediktenkraut 79
Beruhigungstee 28
Beschwerden s. betreffendes
   Körperorgan
Betula
– pendula 138
– pubescens 138
Birke 138
Birkenblätter 136
Bitterstoffe 20, 79
Bittersüßstengel 189
Blähungen 94–95
Blaubeeren 106
Blutdruck, erhöhter 17, 123
Blutfettwerte, erhöhte, Senkung 123
Blutung s. Menstruation
Blutwurz 104, 105
Boldo 93
Boldoblätter 91
Borretschblüte 12
Borretschkraut 12
Brennessel 136, 139, 147
Brennesselwurzel 146
Bronchien 48
Brustsalbe 40
Brust
– Schwellungen 172
– Spannungsgefühle 172

Calendula officinalis 195
Capsicum
– anuum 185
– frutescens 185
Carum carvi 95
Cayennepfeffer 79, 185
Centaurium minus 81
Cetraria islandica 62
Chelidonium majus 88
Christrose 19
Cimicifuga racemosa 175
Cinnamomum camphora 55, 182
Citrus aurantium 84
Codein 19, 51
Coffein 19, 164

Commiphora molmol 193
Convallaria majalis 118
Crataegus
– laevigata 119
– monogyna 119
Cucurbita pepo 148
Curry 79
Cynara scolymus 87, 110

Dampfvernebler, elektrischer 27
Darmträgheit 98
Depressionen 17, 160–163, 172
Diabetes 16–17
Digitaliswirkstoff 8
Dosierbarkeit 28
Dragee 28
Drogen 22
Drosera rotundifolia 66
Durchblutungsstörungen, venöse 126–131
Durchfall 103–107
Durchspülungstherapie 17, 134–145

Echinacea 73, 188
– angustifolia 74
– purpurea 74
Efeu 19, 50–51, 59
Eibisch 21, 50, 61
Eiche 192
Eichenrinde 20, 188
Einreibungen 182–185
Einschlafstörungen 152–160
Eisenhut, Blauer 12
Eisenkraut 14
Ekzeme 189
Elektrolytlösung 103
Eleutherococcus senticosus 169
Eleutherokokkus 165, 169
Enzian, Gelber 20, 79, 80
Equisetum arvense 143
Erbrechen 79
Erdbeerblätter 14
Erdnußsamen 21
Erdrauch 91–92
Erkältungsinfekte 38–39, 67–72
Erkrankungen s. betreffendes
   Körperorgan

Register

Erschöpfungszustände 152–160
– geistige 164–169
– körperliche 164–169
Essenzen, homöopathische 22
Eucalyptus globulus 54
Eukalyptus 40, 49, 54
Eukalyptusöl 41

Fächerbaum 124
Faulbaum 19, 102
Faulbaumrinde 16, 99
Fenchel 20, 49, 53
– Bitterer 94
Fettleber 110
Fichte 40, 44, 49
Fichtenspitzenöl 182
Fieber 39, 67, 68–72
Filipendula ulmaria 72, 179
Filterbeutel 25
Fingerhut 15, 19, 115
Flimmerhärchen 48
Flohsamen 98, 101
– Indischer 101
Flüssigkeitszufuhr 137
Foeniculum vulgare 53, 94
Frauenmantelkraut 104
Früchte 22
Fumaria officinalis 92

Gallenwegserkrankungen 17
Gänsefingerkraut 46, 104, 188
Gelenkbeschwerden 182
Gentiana lutea 80
Gerbstoffe 20, 46, 103–104, 188
Gereiztheit 172
Gewichtszunahme 172
Gewürznelke 189, 199
Ginkgo biloba 121–122, 124
Ginseng 19, 165, 168
Gliederschmerzen 39, 68
Glycyrrhiza glabra 57, 97
Goldrute 140
Goldrutenkraut 136
Grippe 39
Guarana 164, 167
Gurgeln 27, 46

Hagebutten 14
Hahnemann, Samuel 9
Halsschmerzen 46–47
Haltbarkeit 35
Hamamelisblätter 20
Hamamelis virginiana 190

Harnsteinleiden 134
Harnwege, Infektionen 17, 28, 134–136
Harpagophytum procumbens 180
Harze 22
Hauhechel 141
Hauhechelwurzel 136
Hautentzündungen 188
Hedera helix 59
Heidelbeerblätter 12
Heidelbeeren 104, 106
Heilpflanzen
– anpflanzen 33
– sammeln 33
Heiserkeit 38, 46–47
Hepatitis 110
Herbizide 33
Herbstzeitlose 15
Heroin 8
Herpes 189
Herz 114
– Beschwerden 17
– Kreislauf-Erkrankungen 114
– Leistung, Einschränkung 114
– Muskelschwäche 114–119
Herzglykoside 19
Hibiskusblüten 14
Himbeerblätter 14
Hitzewallungen 172–173
Holunder 69
Holunderblüte 67
Homöopathie 8–9
Hopfen 153–154, 156
Hormone 172
Huflattich 50–51, 65
Huflattichblüten 12
Humulus lupulus 156
Hundszungenkraut 12
Husten 28, 38, 48–66
– trockener 50
Hustenreizblocker 51
Hustentee 17
Hypericum perforatum 161

Ilex paraguariensis 166
Immunmodulatoren 73
Immunstimulantien 17
Immunsystem 38, 67, 73–75
Infektionen s. betreffendes Körperorgan
Ingwer 79, 85

Inhalation 24, 26–27, 40
Insektizide 33
Instanttee 25
Isländisches Moos 21, 50, 62

Johanniskraut 160, 161

Kamille, Echte 20, 40, 42, 96–97, 188–189, 198
Kampfer 40–41, 49, 55, 182
Kapseln 23, 28
Kardamom 79, 94
Katzenbart 142
Katzenbartblätter 136
Kava-Kava 160, 162
Keuchhusten 51
Keuschlamm 174
Keuschlammfrüchte 172
Kiefer 40, 45, 49, 182
Kiefernnadelöl 182
Kleie 99
klimakterische Beschwerden 17, 173
Kneipp, Sebastian 40
Kneippscher Kopfdampf 40
Knoblauch 17, 121–122, 123, 125
Knoblauchpräparate 123
Knollenblätterpilzvergiftung 17, 110
Kommission E 11
Kompressionsstrümpfe 127
Königskerze 51, 64
Konzentration, mangelnde 152
Konzentrationsmangel 120
Kopfschmerzen 68, 120, 122
Koriander 79
Kornblume 14
Krampfadern 126
Krämpfe 91–93
Krampfhusten 51
Krappwurzel 12, 137
Kratschmer-Reflex 41
Kräutersäckchen 24, 27
Krebs 16
Kreuzschmerzen 172
Küchenschellenkraut 13
Kümmel 79, 94, 95
Kürbis 148
Kürbiskerne 146
Kurkuma 79

Lagerbedingungen 35
Lakritzenwurzel 57, 97
Lavandula angustifolia 158
Lavendel 153, 158

Register

Leber 109
– Beschwerden 109–111
– Erkrankungen, chronische 110
Leberzirrhose 109
Leinsamen 21, 98, 100
Lindenblüten 67
Linum usitatissimum 100
Lipidsenker 123
Löwenzahn 86, 89

Mädesüß 68, 72, 179
Magen
– Drücken 86
– Geschwür 79, 96
– Schleimhautentzündung 96
– Schmerzen 96–97
Maiglöckchen 19, 115, 118
Majorankraut 13
Majoranöl 13
Malva
– neglecta 60
– sylvestris 60
Malve 51, 56
Mariendistel 109, 111
Mate 164, 166
Matricaria recutita 42, 97, 198
Mäusedorn 128, 130
Medizin
– anthroposophische 8–9
– homöopathische 8–9
Meerzwiebel 115
Melilotus
– altissimus 131
– officinalis 131
Melissa officinalis 157, 198
Melisse 20, 153, 157, 189, 198
Menstruation
– Schmerzen 172
– Störungen 173
Mentha
– arvensis 43
– piperita 43, 91
Menthol 41
Migräne 172
Milchschorf 189
Milchzucker 99
Mineralienverlust 16
Minze, Japanische 43
Mistel 178, 181
Mönchspfeffer 172, 174
Monographie 11
Morphin 8, 19
Muskat 79

Muskel
– Beschwerden 182
– Rheumatismus 178–185
Myrrhe 188, 193

Nachtschatten, Bittersüßer 197
Nasennebenhöhleninfektion 29
Negativmonographie 11–13
Nelken 79
Nervosität 152–160
Neurodermitis 189
Niedergeschlagenheit 160
Nieren 134
– Grieß 137
– Stein 137
Nierenbeckenentzündung 134
Nierentee, Indischer 142
Nikotin 19
Nullmonographie 11, 14

Ödeme 126
Odermennig 191
Odermennigkraut 188
Ohrensausen 120, 122
Öle
– ätherische 20, 46, 49
– fette 21
Oleander 19
Ononis spinosa 141
Orientierungsschwierigkeiten 120
Orthosiphon
– aristatus 142
– spicatus 142

Panax ginseng 168
Pappelknospen 188
Pappelrinde 178
Paprika 79, 185
Paprikafrüchte 182
Paracelsus 15
Passiflora incarnata 159
Passionsblume 153, 159
Paullina sorbilis 167
Petersilienfrüchte 13
Peumus baldus 93
Pfefferminze 40, 43, 49, 91
Phytopharmaka 8
Phytotherapie 8
Picea abies 44
Pimpinella anisum 52, 94
Pinie 40
Pinus sylvestris 45, 182
Piper methysticum 162

Placebo 14
Placeboeffekt 10
Plantago
– lanceolata 63
– ovata 101
– psyllium 101
Plastikinhalator 27
Pomeranze 84
Pomeranzenschale 20, 79
Populus nigra 194
Positivmonographie 11
Potentilla erecta 105
prämenstruelles Syndrom 172–175
Präparate, standardisierte 23
Primula
– elatior 58
– veris 58
Prinzip, allopathisches 8
Prostata 146
– Erkrankungen 134, 146–149
– Vergrößerung 17
Psychose 17

Qualität 30–31
Quellstoffe 98
Quendel 49
Quercus petraea (robur) 192

Raphanus sativus subspec. niger 90
Ratanhia 188
Raucher 49
Rauschpfeffer 162
Reinsubstanz 8
Reizblase 134
Reizhusten 51
Restharnbildung 146
Rettich 86
– Schwarzer 90
Rezepte
– Beruhigung 163
– Erkältungen 75
– Harnwegsinfekte 145
– Nierengrieß 145
– Wechseljahrsbeschwerden 173
Rhabarberwurzel 16, 99
Rhamnus frangula 102
Ringelblume 195
Ringelblumenblüten 188
Rizinussamen 21
Rollkur 96
Rosmarin 20, 184
Rosmarinöl 182
Rosmarinus officinalis 184

Register

Roßkastanie 129, 189
Roßkastanienextrakt 128
Ruhelosigkeit, depressive 160
Ruscus aculeatus 130

Sabal 149
Sägepalme 149
Sägepalmenfrüchte 146
Salbei 20, 46, 47
Salix
– Arten 71
– purpurea 71
Salvia officinalis 47
Sambucus nigra 69
Saponine 19, 50
Schachtelhalm 136, 143
Schafgarbe 79, 83
Schaufensterkrankheit 121
Scheinmedikament 14
Schlaf 153–160
Schlafmohn 8, 19, 51
Schlafstörungen 17, 152
Schlaftips 154
Schlehdornblüte 14
Schleimhaut 39
– Entzündung 188
Schleimstoffe 21, 25
Schluckbeschwerden 46
Schlüsselblume 19, 50, 58
Schmuckdroge 14, 32
Schnupfen 28, 38
Schöllkraut 86, 88
Schuppenflechte 189
Schwarzpappel 194
Schwermetall 33
Schwindel 120, 122
Schwitzkur 67
Seifenkraut 13
Senna 19
Sennesblätter 16, 99
Sennesfrüchte 16, 99
Serenoa repens 149
Silybum marianum 111
Sodbrennen 86
Solanum dulcamara 197
Solidago virgaurea 140
Sommerlinde 70
Sonnenhut 73–74

Sonnentau 51, 66
Spitzwegerich 51, 63
Sportverletzungen 189
Spülung 24, 46
Steiner, Rudolf 9
Steinerkrankungen 136–137
Steinklee 128, 131
Stiefmütterchen 196
Stiefmütterchenkraut 189
Stockmalvenblüte 14
Streß 165
Stützstrümpfe 127
Süßholz 19, 50, 57, 97
Syzygium aromaticum 199

Tabletten 23, 28
Taigawurzel 165, 169
Taraxacum officinale 89
Tasse 24
Tausendgüldenkraut 79, 81
Tee
– grüner 104
– Mischungen 32, 108
– schwarzer 104, 164
– tassenfertiger 23
– Zubereitung 24
Teilbad 22, 26, 28
Teufelskralle 178, 180
Thymian 49, 51, 56
Thymus vulgaris 56
Tilia
– cordata 70
– platyphyllos 70
Tinktur 23
Tollkirsche 19, 91
Tormentill 105
Traubensilberkerze 173, 175
Tropfen 28
Tussilago farfara 65

Übelkeit 79, 86
Überdosierung 115
Umschläge 24, 27–28
Unruhe, depressive 152
Urtica dioica (urens) 139, 147
Uzarawurzel 104, 107

Vaccinium myrtillus 106
Valeriana officinalis 155

Verbascum
– densiflorum 64
– phlomoides 64
Verbrennungen 189
Verdauung 78–86
– Schwäche 86–90
Verdauungstrakt 28
Vergeßlichkeit 120
Verstimmungen
– depressive 173
– psychische 172
Verstopfung 98–102
Viola tricolor 196
Viren 38
Virusgrippe 39
Viscum album 181
Vitex agnus castus 174
Vollbäder 24
Völlegefühl 86
Vorsteherdrüse 146

Wacholder 136
Wadenwickel 68
Walnußblätter 20, 104, 188
Wannenbad 26, 28
Wechseljahre, Beschwerden 173–175
Weide 71, 179
Weidenrinde 68, 178
Weißdorn 115–116, 119
Wermut 20, 79, 82
Windeldermatitis 189
Winterdepressionen 160
Winterlinde 70
Wirkstoffe 23
Wollblume 64
Wurmfarn 13

Xysmalobium undulatum 107

Yohimbeherinde 13

Zahnschmerzen 189
Zaubernuß 104, 188–189, 190
Zimt 79
Zingiber officinale 85
Zinnkraut 143
Zitronenmelisse 157

© der Originalausgabe by FALKEN Verlag
Die Verwertung der Texte und Bilder, auch auszugsweise, ist ohne Zustimmung des Verlags urheberrechtswidrig und strafbar. Dies gilt auch für Vervielfältigungen, Übersetzungen, Mikroverfilmung und für die Verarbeitung mit elektronischen Systemen.

Layout: Lohse Design, Büttelborn
Redaktion für diese Ausgabe: Ralf Labitzky
Herstellung für diese Ausgabe: Hermann Schneider
Fotos: Dr. Baumann, Institut für Pflanzenbiologie, Zürich: S. 167; **Beat Ernst,** Basel: S. 37, 54, 57, 62, 77, 85 u., 93, 149, 169, 170 o., 170 u., 175, 193; **Boehringer Ingelheim/Pharmaton Lugano:** S. 168; **FALKEN Archiv:** S. 10, 75 re., 132 u., 127 (Zöltsch); **Das Fotoarchiv,** Essen: S. 23 (Andreas Riedmiller); **HANSMANN,** München: S. 29; **Bildagentur Huber,** Garmisch-Partenkirchen: S. 21; **Prof. Dr. H.D. Ihlenfeld,** Institut für Allgemeine Botanik und Botanischer Garten, Hamburg: S. 176 u., 180; **Friedrich Jantzen,** Arolsen: S. 1, 16, 36 Mi., 36 u., 41, 42, 43, 44 u., 45 o., 47, 52, 53, 58, 61, 64, 65, 66, 69, 70, 71, 72, 74, 75 u., 76 o., 80, 81, 82/83, 86, 87, 88, 89, 90, 94, 101, 102, 105, 106, 110 u., 111, 118, 119, 130, 132 o., 138, 139, 142, 143, 145, 147, 148, 150 u., 157, 161, 170 Mi., 174, 176 o., 179, 182, 183, 184, 186 Mi., 190, 191, 192, 195, 196 li., 197, 198; **Dr. Rudolf König,** Kiel: S. 46, 55, 60, 63, 84, 85 o., 104, 132 Mi., 159 o., 166, 185, 194, 199; **Uwe Meilahn,** Niedernhausen: S. 159 u., 186 u.; **Ulrich Niehoff,** Bienenbüttel: S. 24, 42 u.; **Reinhard Tierfoto,** Heiligkreuzsteinach/Eiterbach: S. 2/3, 6, 7, 9, 11, 12, 13, 14, 15, 18, 19, 31, 33, 35, 36 o., 44 o., 45 u., 48, 56, 59, 73, 79, 82, 92, 95, 97, 100, 110 o., 112, 113, 115, 117, 124, 125, 128, 129, 131, 133, 140, 141, 144, 150 Mi., 151, 152, 153, 154, 156, 158, 163, 171, 176 Mi., 181, 186 o., 187, 196 o.; **Silvestris Fotoservice GmbH,** Kastl/Obb.: S. 25 (Gangl), 26, 28 o., 91 (Rausch), 28 u. (Scholz), 32 (Kiedrowsk), 38, 68 (Matheis); **STADA Arzneimittel AG,** Bad Vilbel: S. 107; **Dr. Willmar Schwabe,** Karlsruhe: S. 162

Die Ratschläge in diesem Buch sind von der Autorin und vom Verlag sorgfältig erwogen und geprüft, dennoch kann eine Garantie nicht übernommen werden. Eine Haftung der Autorin bzw. des Verlags und seiner Beauftragten für Personen-, Sach- und Vermögensschäden ist ausgeschlossen.

Satz und Lithografie: Grunewald GmbH, Kassel

048620196X8

10819X03 02 01 00